癌症患者及家属的实用宝典

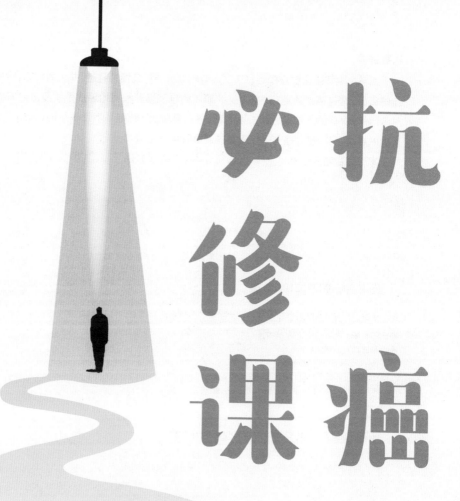

抗

癌

必修课

名誉主编　李　进　江泽飞　殷咏梅

主　　编　王碧芸　薛俊丽

组　　编　良医汇医学团队

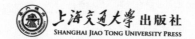
上海交通大學出版社
SHANGHAI JIAO TONG UNIVERSITY PRESS

内容提要

本书由中国临床肿瘤学会（CSCO）青年专家委员会倾力打造，共分为四篇，包括得了癌症怎么办、常见癌症的治疗方式、癌症患者的自我修养和写给癌症照护者。内容涵盖癌症患者治疗、康复的方法指导和常见问题，另创新增加了癌症患者家属指南，为癌症患者传播正确的寻医问药理念，提升癌症患者的健康管理水平。

本书适合癌症患者和家属阅读，愿这本书成为了解癌症、战胜癌症的有力助手。

图书在版编目（CIP）数据

抗癌必修课：癌症患者及家属的实用宝典 / 王碧芸，薛俊丽主编；良医汇医学团队组编. —上海：上海交通大学出版社，2024.4

ISBN 978-7-313-30491-9

Ⅰ.①抗… Ⅱ.①王… ②薛… ③良… Ⅲ.①癌－防治 Ⅳ.①R73

中国国家版本馆CIP数据核字（2024）第 056718 号

抗癌必修课——癌症患者及家属的实用宝典
KANGAI BIXIUKE——AIZHENG HUANZHE JI JIASHU DE SHIYONG BAODIAN

主　　编：王碧芸　薛俊丽		组　　编：良医汇医学团队	
出版发行：上海交通大学出版社		地　　址：上海市番禺路951号	
邮政编码：200030		电　　话：021-64071208	
印　　制：常熟市文化印刷有限公司		经　　销：全国新华书店	
开　　本：710mm×1000mm　1/16		印　　张：23	
字　　数：436千字			
版　　次：2024年4月第1版		印　　次：2024年4月第1次印刷	
书　　号：ISBN 978-7-313-30491-9			
定　　价：108.00元			

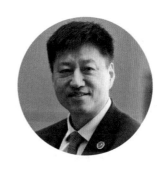
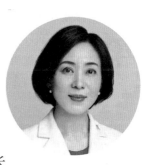

主编 ——————————————— 王碧芸 薛俊丽

王碧芸

复旦大学附属肿瘤医院肿瘤内科乳腺及泌尿肿瘤
专科主任
中国临床肿瘤学会（CSCO）青委会主任委员
中国临床肿瘤学会（CSCO）患教专家委员会秘书长
中国临床肿瘤学会（CSCO）乳腺癌专家委员会委员
上海抗癌协会癌症康复与姑息治疗专委会（CRPC）
副主任委员兼秘书长、候任主任委员
上海市抗癌协会乳腺癌专业委员会常务委员
上海市抗癌协会青年理事会常务理事

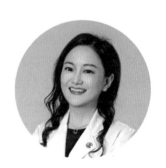

薛俊丽

同济大学附属东方医院 I 期临床研究中心副主任
国家卫生健康委员会能力建设和继续教育肿瘤专家
委员会委员兼秘书
中国医药创新促进会抗肿瘤药物临床研究专业委员
会秘书长
中国临床肿瘤学会（CSCO）青年委员会常委兼秘书长、
药物安全管理专家委员会常委兼秘书、患者教育专家委员会
常务委员、免疫治疗专家委员会常务委员
中国抗癌协会肿瘤支持治疗专业委员会委员
获上海市卫生系统青年医学人才最高荣誉"银蛇奖"

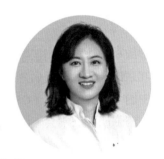

编委会

序 一

在过去的几十年里，医学界在肿瘤的治疗方面取得了巨大的进步。作为一名肿瘤医生，我见证了无数患者的康复之路。他们的故事激励着我，也激励着每一个与肿瘤战斗的人。

在临床实践中，我深刻体会到，每一位患者都是独一无二的，他们的治疗、康复之路也各不相同。但有一点是共通的，那就是拥有积极的态度和正确的治疗知识，对于战胜疾病至关重要。患者们通过积极调整生活习惯、遵循医嘱、保持良好的心态，认真配合治疗，都显著提高了治疗效果和生活质量。

这些经验告诉我们，癌症的治疗并非一道不可逾越的沟壑。早期诊断、科学治疗和良好的患者配合，可以大大提高癌症的治愈率，改善患者的生存质量。每一位成功战胜癌症的患者都是勇士，他们的故事激励着我们医生继续攀登科研高峰，也给予其他患者康复的信心和希望。

我坚信，《抗癌必修课——癌症患者及家属的实用宝典》这本书，将会为广大癌症患者和家属提供实用的信息和指导，帮助他们更好地理解癌症，更有信心地面对治疗，最终找到属于自己的康复之路。让我们携手并进，共同为战胜癌症贡献力量。

李 进

同济大学附属上海东方医院

2024.3

序 二

各位尊敬的读者：

在这个充满挑战的时代，癌症依然是我们共同面临的严峻课题。作为一名在肿瘤领域耕耘多年的医生，我见证了太多家庭在这场无声的战斗中的坚韧与勇气。因此，当《抗癌必修课——癌症患者及家属的实用宝典》这本书即将与大家见面之际，我感到无比的荣幸和期待，期待它能成为患者和家属们在抗癌路上的一盏明灯。

癌症的治疗不仅需要医学的进步，更需要患者和家属的共同努力。这本书的出版，正是为了提供一个全面的、易于理解的信息平台，帮助大家更好地认识癌症，掌握科学的治疗知识，以及如何在心理上给予患者最有力的支持。书中的每一章节都是由经验丰富的专家精心撰写，旨在让读者能够轻松掌握，从而在抗癌的征途上更加从容不迫。

在此，我想对所有正在与癌症抗争的患者说：请保持坚强和乐观。医学的发展让我们有了更多的治疗选择，而你们的勇气和决心是战胜疾病的关键。对于患者家属而言，你们的陪伴和支持是患者最宝贵的精神支柱。在这个艰难的旅程中，让我们共同学习，共同成长，为患者创造一个充满爱与希望的环境。

愿这本书能够成为抗癌路上的良师益友，无论在医院的病房，还是在家庭的温馨角落，都能为你们提供知识的力量和心灵的慰藉。让我们携手并肩，共同迎接每一个新的希望，共同创造生命的奇迹。

祝愿每一位读者都能够从中获得力量，愿每一个家庭都能感受到希望的温暖。

江泽飞

解放军总医院

2024.3

序 三

世界卫生组织曾提出：三分之一的癌症完全可以预防；三分之一的癌症可以通过早期发现得到根治；三分之一的癌症可以运用现有的医疗措施延长生命、减轻痛苦、改善生活质量。

根据2023年3月国家癌症中心发布的统计数据，我国癌症每年新发病例超过400万例，位居世界第一位，癌症仍然是一种严重威胁着大众健康的疾病。不过，随着这些年我们国内医疗水平的进步，癌症患者中恶性肿瘤的生存率也比10年前有了明显的提升，这说明癌症并不可怕，但也同样不可轻视。

在肿瘤临床几十年的工作中，我见过太多患者在治疗中"走弯路"甚至"走错路"，无不令人扼腕叹息。因此，面向大众、面向患者的教育始终不可或缺，科普图书、视频、音频等形式多样的患者教育内容是多多益善的。

但不可否认的是，患者教育的市场仍然鱼龙混杂，罹患癌症是一场严峻的考验，对患者及其家属而言，这是一段充满挑战和困惑的旅程，更需要专业的、可靠的信息指导。这本《抗癌必修课——癌症患者及家属的实用宝典》由中国临床肿瘤协会（CSCO）青年专家委员会的22位肿瘤医生参与审校，上海交通大学出版社编辑出版，兼顾了专业度和通俗性，适合癌症患者和家属阅读，能够为大家在癌症治疗中遇到的诸多问题指明方向。

衷心祝愿各位患者朋友们早日战胜病魔！

殷咏梅

江苏省人民医院肿瘤科

2024.3

前 言

　　我们都渴望拥有一个健康长寿的人生，但当"癌症"这个词出现在我们生活中时，一切似乎都变得不同了，无数家庭感受到了深深的担忧和挑战。幸运的是，随着医疗技术的不断发展，癌症的治疗逐步进入了"慢病化管理时代"。我们再也不必"谈癌色变"，更重要的是，学会如何"与癌共存"。

　　作为医生，我们深知，在面对癌症的过程中，患者和家属最需要的是希望和信心，您的每个选择和决定也都充满挑战。《抗癌必修课——癌症患者及家属的实用宝典》就是这样一本伴您前行的书，我们力求用通俗易懂的语言，详细解答您关心的问题，帮助您更加全面、科学地了解癌症的相关知识，从而能更有信心地面对治疗和康复之路，将实用的知识和温暖的关怀传递给每一个需要的人。

　　让我们携手同行，直面癌症，勇往直前！

编　者

2024 年 3 月

目 录

第一篇 得了癌症怎么办

第二篇

常见癌症的治疗方式

第三篇

癌症患者的自我修养

第四篇

写给癌症照护者

得了 癌症 怎么办

第一章　癌症就医有"门道"

一、就医前需要知道的几件事

① 国内医院有哪些类型?

答 医院按照不同的属性可以划分为多种类型,按所有制形式,分为公立医院和非公立医院;按综合性分为综合医院、专科医院;按专科功能属性划分为肿瘤医院、血液病医院、儿童医院、五官科医院、口腔医院、康复医院等;按服务对象分为儿童医院、妇幼保健院、老年医院等。

② 国内医院是如何分级的?

答 国内医院分为三级,即一级医院、二级医院和三级医院。每级医院划分为甲、乙、丙三等,三级医院增设特等,因此国内医院共分为三级十等。简而言之:

❀ **一级医院**:是直接向一定人口的社区提供预防、医疗、保健、康复服务的基层医院、卫生院。

❀ **二级医院**:是向多个社区提供综合医疗卫生服务和承担一定教学、科研任务的地区性医院。

❀ **三级医院**:是向几个地区提供高水平专科性医疗卫生服务和执行高等教学、科研任务的区域性以上的医院。

　　现行常见医院可划分为5个等级,即一级、二级乙等、二级甲等、三级乙等、三级甲等,目前国内最高级别的医院是三级甲等。一般来讲,处在国内医院顶端的都是各医科大学的附属医院及各省人民医院,还有军医大学附属医院和各大军区总医院。在中小城市,一般而言是该市的人民医院(或中医院)及解放军医院。

③ 如何选择就诊医院?

答 医院的选择对疾病诊断和治疗效果影响很大。对于癌症的诊断,由于病情较重，诊断疑难，建议选择专业的综合性三级医院或肿瘤专科医院。在综合医院和专科医院选择上，综合医院诊疗范围广，分科齐全；专科医院专门从事某一病种的诊疗，专业性强，如肿瘤医院。患者可根据自身的时间、经济状况、医院的口碑、医院的性质（公立或民营）、医院的级别、是否医保定点医院、地理位置的远近等综合选择。

④ 如何在医院选择就诊科室？

答 综合性医院的科室一般按照疾病系统和部位分类，如内科（呼吸内科、消化内科、肾内科、血液内科等），外科（胸外科、普通外科、泌尿外科、乳腺外科等），妇产科，儿科，耳鼻咽喉科，肿瘤科，皮肤科等。专科医院的科室一般按照治疗方法和疾病部位分类。

患者可根据所患疾病的部位和所属系统选择就诊科室。但对同一部位或系统，同时存在内、外科不同治疗科室的问题。以癌症患者为例，没有做过手术治疗的初诊患者，根据病变部位可先选择外科手术科室就诊，已经做过手术的患者或不能手术治疗的患者可选择肿瘤内科、放疗科等。患者在就诊前可以通过电话或网络查询各医院门诊科室设置，选择正确的就诊科室，也可在医院分诊台咨询工作人员，避免挂错号。

⑤ 如何选择医院的专家门诊？

答 目前大多数医院都设立了普通门诊、专科门诊或专病门诊、专家门诊和特需门诊等，以满足不同层次民众的需求。建议初诊的癌症患者先挂普通门诊，因为初诊时无论是专家门诊还是普通门诊，都要根据病情让患者做相应的检查，肿瘤性疾病还需要组织病理检查才能确诊。复诊或有疑难疾病并且检查资料完善者可选择专家门诊。患者可根据医院专家介绍栏或者医院官方网站上的专家介绍了解各专家的专业特长，结合自身病情选择合适的专家。

⑥ 如何挂号？

答 医院传统的挂号方式为窗口挂号，患者可携带身份证、医保卡、病历本到医院窗口挂号。对于非医保患者，在挂号时医院会提供就诊卡或医联码。部分医院在挂号窗口附近配置了自助挂号机，患者可以根据机器提示自助挂号。另外，很多医院已经推出了电话预约和网络挂号服务，患者可以在医院官方网站、医院微信公众号平台、医院APP，或是第三方挂号平台，如支付宝挂号平台、微信挂号平台、12320、微医等挂号平台上进行预约挂号。网络挂号成功后，患者应按照手机短信提示，在规定的时间内到医院窗口取号。

7 就医前需要做哪些准备？

答 由于国内二级以上医院门诊需求量大，出诊医生在短时间内通常需要接诊大量的患者，很难有充足的时间详细解答每一位患者提出的全部问题，因此患者在就诊前需要做一些准备工作，提前梳理好向医生介绍的病情，以及需要问医生的问题并按优先级进行排序。这样既可以节省时间，又可以避免遗漏重要的问题。此外，如果患者已在其他医院接受检查或治疗，建议在就诊时将已有的检查结果和病历资料带全，以便医生进一步诊断和治疗。

8 癌症的看病流程是怎样的？

答 外科手术是治疗癌症最普遍和最有效的方法之一，很多癌症在早期可以通过手术达到治愈。怀疑癌症时应当首先于外科就诊，评估是否有手术切除的机会或是否需要外科治疗。如具备手术条件则首先手术治疗。如果患者病情较重，无法手术治疗，则根据外科医生的初诊意见，到内科或者放疗科就诊。改善癌症治疗效果的有效途径是多学科诊疗，如患者病情需要，应通过多学科诊疗，对整体病情和治疗措施进行评估和整合，寻找最佳的治疗方案。

9 什么是多学科诊疗？

答 多学科诊疗（MDT）模式是建立在循证医学基础上的一种肿瘤治疗新模式。这种新型医疗模式由来自两个以上相关学科、相对固定的专家组成工作组，针对某一器官或系统疾病，通过定期、定时、定址的会议形式，提出适合患者病情的最适当诊疗方案，继而由相关学科单独执行或多学科联合执行诊疗方案。相对于传统的医疗模式，MDT的优势在于，不同学科（如肿瘤外科、肿瘤内科、放射科、影像科、病理科等）的医生可以在同一时间看到患者的全部资料，通过与来自不同学科背景的专家进行交流和讨论，制订个体化治疗方案，提高诊疗效率和患者满意度。

10 癌症治疗过程中的常见误区有哪些？

答 癌症患者在治疗过程中，患者本人及家属往往存在以下误区：

❀ **认为癌症是不治之症**：很多患者在知道自己患上癌症后，认为癌症不能治愈，会丧失治疗的信心。事实上很多早期癌症能够治愈，随着医学水平的提高，一些中晚期癌症也可能成为慢性病，有望实现长期生存。

❀ **不敢告知癌症患者实情**：很多家属担心患者不能接受患上癌症的事实，不敢告知癌症患者实情。但是肿瘤治疗需要患者的配合，如果患者不知情，不配合治疗，反而贻误治疗时机。家属可以根据患者的性格特点、文化层次和情感类型，使用适当的沟通技巧告知患者实情，让患者正视疾病，更好地配合治疗。

※ **照搬其他患者的成功经验**：每位患者的年龄，身体状况，肿瘤的大小、位置和生物学特性不同，治疗方法不同，因此需要制订个体化的治疗方案，而不是完全照搬其他患者的治疗经验。

※ **迷信民间秘方或偏方**：一些患者在确诊癌症后，会出现"病急乱投医"的情况，盲目相信民间秘方或偏方。结果不光损失了钱财，还耽误了正规的治疗。

※ **出院后不再复查**：部分癌症患者在出院后不再到医院复查，结果癌症复发没有得到及时治疗，而导致病情恶化。因此，癌症治疗后应定期到医院复查，以确保及时检测到复发情况并及时治疗。

⑪ 罕见肿瘤如何就诊？

答 罕见肿瘤是指年发病率低于6/10万的肿瘤。与常见肿瘤相比，针对罕见肿瘤的临床研究相对较少，治疗方案有限。建议罕见癌症患者到三级肿瘤专科医院或三级综合医院就诊。如果当地医院无法确诊和治疗，医生会推荐患者到北京、上海、广州等地的医院就诊。患者也可以在网络上查询能够治疗所患罕见肿瘤的医院，如果国外有已经上市或正在开展临床试验的新药物，有条件者可以尝试出国就医。

⑫ 医院排行榜是什么？目前国内有哪些排行榜？

答 医院排行榜是由专业人员综合考虑学科建设、临床技术、医疗质量、科研水平等因素，评选出的全国和区域医院综合实力及专科实力排名。目前国内最权威的医院排行榜有复旦大学医院管理研究所发布的《中国医院专科声誉排行榜》和《中国医院排行榜》，北京大学发布的《中国最佳临床学科评估排行榜》。

⑬ 如何参与临床试验？

答 癌症临床试验是为了试验治疗癌症的新方法，包括新的癌症治疗药物、治疗方式，或新的联合用药方式。所有这些临床试验的目的是找到更好的方法以帮助癌症患者延长生命。

即使患者没有从试验中直接获益，但他们为医生了解和治疗癌症提供了更多的信息，做出了重要的贡献。虽然临床试验可能会有一些风险，但医生会尽可能地保护他们的患者。

如果您对参与临床试验感兴趣，您可以向您的医生咨询。目前网络资源很丰富，各大医院官方网站、中国药物临床试验登记与信息公示平台（http://www.chinadrugtrials.org.cn/index.html）、北美临床试验数据中心（https://clinicaltrials.gov），以及影响力较大的微信公众号、APP等有相应癌症患者临床试验招募信息，例如"良医汇患者指南"公众号，您可以从中找到有用的信息。

⑭ 如何寻找支持资源？

答 在确诊患癌后，患者本人及亲友的生活将会发生改变。患者、家属以及朋友需要更多的帮助来应对这一情况所带来的情绪困扰。患者会关心治疗有效性和治疗副作用、住院时长和医疗费用，也会顾虑照顾家庭、继续工作或日常活动等问题。以下是患者可以得到帮助的资源：

❀ 医生、护士和其他医疗小组成员能够回答关于治疗、工作或其他活动方面的问题。

❀ 如果患者想找人倾诉想法或顾虑，社工、心理医生、亲朋好友等可以帮助。通常情况下，社工可以在经济援助、交通、家庭护理及情绪支持等方面给予建议。

❀ 患者组织或互助小组也会有帮助。患者组织或互助小组成员是癌症患者本人或其亲属，他们会分享处理疾病及治疗所带来的影响。患者组织或互助小组可以通过面对面、电话或互联网进行交流。患者可以向医生咨询合适的患者组织或互助小组。

❀ 如果患者经济有困难，大病筹款平台、公益组织等公信力较大的APP可在经济援助等方面给予建议和帮助。患者也可以参与临床试验，接受免费的药物治疗。

二、就诊科室这么选就对了

① 肺癌

答 就诊科室有胸外科、肿瘤科、呼吸内科等。

早期肺癌采用以外科手术为主，放化疗为辅的综合治疗，现在分子靶向治疗和免疫治疗也逐步应用到早期肺癌的治疗中。晚期肺癌采用化疗、放疗、分子靶向治疗、免疫治疗等多种治疗方法在内的多学科综合治疗。

医生会询问患者病史、吸烟情况、职业接触史、射线接触史、家族史等，依据症状、体征，进行胸部X线、CT、支气管镜、纵隔镜、胸腔镜等影像学检查，以及痰、胸腔积液、针吸细胞学、肺组织学活检等病理学检查。其中，病理学检查是诊断肺癌的金标准。肺癌患者一般建议进行基因检测，通过精准检测的结果指导治疗，如有明确基因突变，可使用对应的靶向治疗药物。

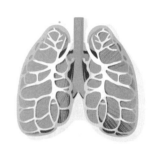

2 乳腺癌

答 就诊科室为乳腺外科、肿瘤内科、普外科、乳腺内科等。首次就诊一般看乳腺外科；如果有远处转移，一般就诊于肿瘤内科或乳腺内科。

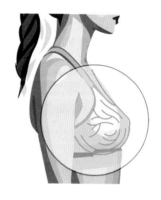

乳腺癌是目前治疗效果最佳的肿瘤之一。当前乳腺癌的治疗采用以手术为主的综合治疗方案，医生会根据患者的病情和治疗意愿，来确定实施部分乳房切除还是全部乳房切除，并选择合适的辅助治疗手段，如放疗、化疗、内分泌治疗（激素治疗）、靶向治疗和中医药治疗等。对于不适合手术的乳腺癌患者，治疗手段以化疗和内分泌治疗为主，必要时考虑放疗、免疫治疗等其他治疗方式。

3 甲状腺癌

答 就诊科室为甲状腺外科、普外科、肿瘤科、内分泌科等。

我国甲状腺癌整体预后较好，5年生存率约为84.3%，患者可实现长期生存。甲状腺癌确诊依赖于病理诊断，特别是术后病理证据。术前诊断主要依据超声引导下的细针穿刺或粗针穿刺，存在一定概率与术后病理不符，不是诊断的金标准。

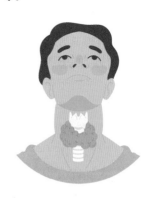

确诊甲状腺癌后一般采用以手术为主的综合治疗：手术为首选，能手术切除时尽可能手术治疗，术后辅以内分泌治疗，必要时选择放疗、化疗、靶向治疗、中医药治疗等在内的综合治疗。

4 食管癌

答 就诊科室为肿瘤科、消化内科、胸外科、普外科等。

食管镜检查加活检病理检查对诊断是否患有食管癌具有重要意义，影像学检查可以为临床分期提供可靠的依据。

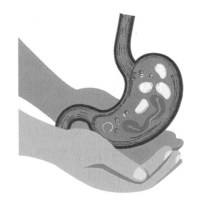

食管癌根据侵犯范围不同，治疗原则也不尽相同：

❁ 极早期食管癌患者在内镜治疗下就可获得良好的治疗效果。

❁ 早期食管癌患者通过外科手术治疗可以达到根治的目的。

❁ 中晚期食管癌患者采用以手术为主，辅以放疗、化疗、免疫治疗的综合治疗。

❁ 对于不能手术的中晚期食管癌患者，可采用根治性放化疗、免疫治疗的综合治疗模式。

❁ 对于复发或远处转移的食管癌患者，可以采用化疗或靶向治疗为主的综合治疗以延长生存时间。

需要注意的是，食管癌患者全程治疗中都需要高度重视患者的营养支持，其与生存时间及治疗效果密切相关。

5 胃癌

答 就诊科室为胃肠外科、普外科、消化内科、肿瘤内科、放疗科等。

需进行手术者，可就诊于胃肠外科或普外科；晚期不宜手术或手术后的继续治疗，则转至肿瘤内科进行后续治疗。少部分需要放疗的患者也可就诊于放疗科。

胃组织活检是胃癌诊断的金标准。在胃镜检查前须禁食8～12小时、禁水2小时。其他检查包括胸腹盆腔CT、MRI、腹腔镜探查、PET-CT等，有助于进一步明确疾病的范围。早期胃癌治疗以手术为主，部分患者术后需行化疗；晚期胃癌则采取综合性的治疗手段，包括姑息手术治疗、化疗、放疗、免疫治疗、分子靶向治疗、介入治疗等。晚期胃癌预后较差，应综合权衡利弊，坚持减少患者痛苦为先的原则，避免过度治疗。

6 肝癌

答 就诊科室为普外科、肿瘤科、肝胆外科等。

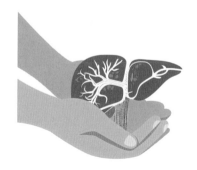

肝癌治疗的特点是多种治疗方法、多个学科共存，特别是对疑难复杂病例的诊治，要避免单科治疗的局限性。肝癌的治疗方案，应该由肝胆外科、肿瘤外科、器官移植外科、消化内科、介入科、肿瘤内科、放疗科、影像科、营养科等多学科会诊之后制订。

对于可切除的肝癌，应该完整切除肿瘤，并保留足够体积且有功能的肝组织；对于肝功能已经不能满足身体正常运转需求、不适合手术切除及局部消融治疗的早期肝癌患者，可以进行肝移植；部分不适合手术切除的患者，可以根据个体情况选择局部消融治疗、肝动脉插管化疗栓塞术（TACE）或放射治疗；对于晚期肝癌患者，有效的全身治疗可以改善肿瘤相关症状，提高生活质量，延长生存时间。

7 胰腺癌

答 就诊科室为消化内科、胰腺外科、普外科、肿瘤科等。

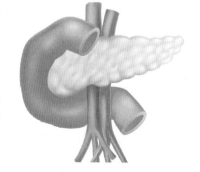

胰腺癌是治疗难度最大的肿瘤之一，目前唯一能够治愈的方法是外科治疗。另外，胰腺癌常伴有的黄疸和消化道梗阻也需要外科处理。目前部分胰腺癌患者经基因检测后可以获得靶向治疗机会。

怀疑胰腺癌时应当首先就诊于外科，尤其是肿瘤外科，进行胰腺癌的专项检查，评估是否有手术切除的机会和就诊时的状况是否需要外科治疗。如具备手术条件则首先手术治疗。考虑到胰腺癌手术的复杂性，《中国临床肿瘤学会（CSCO）胰腺癌诊疗指南2022》建议胰腺癌首次诊断和手术治疗应在一定规模的胰腺癌诊治中心进行（即胰腺癌手术量每年至少20台的医院）。

8 结肠癌

答 就诊科室为胃肠外科、普外科、消化内科、内镜专科、肿瘤科等。

结肠镜检查+活检是结肠癌确诊和治疗的依据。根据侵犯范围不同，结肠癌的治疗原则也相应不同：

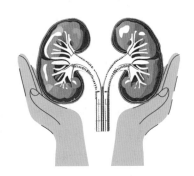

❀ 极早期结肠癌患者在内镜治疗下即可获得治愈。

❀ 早期结肠癌患者通过外科手术治疗可达到治愈。

❀ 中晚期结肠癌患者的治疗以手术为主，辅以放疗、化疗及靶向治疗等综合治疗。

❀ 对于无法手术的局部中晚期结肠癌患者，以化疗为主的综合治疗可提高生存质量，部分患者可能适合免疫治疗。

❀ 复发或远处转移患者，可采取化疗、靶向治疗、免疫治疗、手术治疗、介入治疗、放疗等综合治疗手段延长患者生存。结肠癌若转移相对局限，在采取积极治疗后，仍然可以获得较长的生存期。

⑨ 胃肠道间质瘤

答 就诊科室为消化内科、胃肠外科、普外科、肿瘤科等。

由于患者多因消化系统不适就诊，往往首先就诊于消化内科。当诊断明确，符合手术条件时，可转至胃肠外科、普外科进行手术治疗；如果有远处转移，可于肿瘤科综合治疗。

手术治疗是局部可切除原发胃肠道间质瘤的主要治疗手段，也是唯一可达到治愈的治疗手段，此外，还可配合基因检测指导的靶向药物等治疗。

⑩ 肾癌

答 就诊科室为泌尿外科、肿瘤科。

对于局限性和局部进展性肾癌患者，手术治疗仍然是首选的可能使患者获得治愈的治疗方式；对于晚期转移性肾癌患者，应以全身药物治疗为主，辅以原发灶或转移灶的姑息手术或放疗。随着靶向治疗的发展及新型免疫治疗药物的兴起，晚期肾癌的疗效也逐步得到改善。

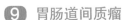

⑪ 膀胱癌

答 在确诊之前一般就诊于泌尿外科，确诊后可就诊于泌尿外科、肿瘤内科、放疗科、中医科等。

膀胱镜是诊断膀胱癌最重要的检查，而膀胱镜下组织病理学活检是诊断膀胱癌的金标准。

在膀胱癌治疗中，手术切除仍是最主要的方式。一般先通过膀胱镜进行经尿道膀胱肿瘤刮除手术，并根据病理报告明确是表浅性膀胱癌还是已侵犯肌层的浸润性膀胱癌。若只是表浅性膀胱癌，且肿瘤用膀胱镜就能全部刮除，则再加上定期膀胱内药物灌注治疗即可。若是侵犯性膀胱癌或是肿瘤无法用膀胱镜全部刮除，就必须接受部分膀胱切除或是根除

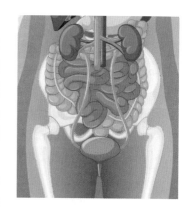

性膀胱全切除手术，部分患者可选择术前新辅助化疗，术后根据病理结果的高危因素决定是否辅以术后全身化疗和（或）放疗。而一旦肿瘤已发生远处转移，通常仅有全身性化疗或仅对转移病灶进行姑息性手术、放疗的方式。

⑫ 前列腺癌

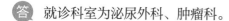

答 就诊科室为泌尿外科、肿瘤科。

如果被诊断为早期前列腺癌且肿瘤生长缓慢，或者患者年龄较大或存在其他健康问题，医生可能建议患者主动监测或观察等待，定期进行直肠指诊和前列腺特异性抗原（PSA）等相关检查，直至疾病出现进展后开始治疗。

对于局限性前列腺癌，可以选择根治性前列腺切除和根治性外放射治疗，高龄患者建议首选根治性外放射治疗。

晚期前列腺癌的主要治疗方法为内分泌治疗。对于前列腺癌骨转移患者，放疗是一种有效的姑息疗法。在患者对传统内分泌治疗出现抵抗之后，可以使用新的抗雄激素药物治疗、化疗和免疫治疗等手段。部分前列腺癌患者可以使用靶向治疗。

⑬ 子宫内膜癌

答 就诊科室为妇科、妇瘤科、肿瘤科等。

子宫内膜癌的最终确诊依赖病理学检查。目前子宫内膜癌的治疗以手术治疗为主，辅以放疗、化疗和内分泌治疗等综合治疗。具体治疗方案需根据病理诊断和组织学类型，以及患者的年龄、全身状况、有无生育要求、有无手术禁忌证、有无内科合并症等进行综合评估。近年来，随着子宫内膜癌年轻化的趋势，患者保留生育功能意愿强烈，促使子宫内膜癌的治疗更加人性化，在手术方式上也更加微创化和精确化。晚期子宫内膜癌的治疗包括化疗、

内分泌治疗、靶向治疗、免疫治疗等综合治疗手段。

⑭ 宫颈癌

答 就诊科室为综合医院、妇幼保健院妇科门诊，或肿瘤专科医院的妇瘤科或宫颈疾病专科。

阴道镜或直视下的宫颈活检病理检查是宫颈癌最终确诊的金标准。宫颈癌的治疗需要根据临床分期、患者年龄、生育要求、全身情况、医疗条件等情况综合考虑，采用以手术和放疗为主，全身治疗（化疗、靶向治疗、免疫治疗）为辅的综合治疗和个体化治疗。

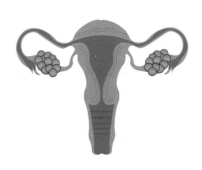

⑮ 卵巢癌

答 就诊科室为妇科、妇瘤科、肿瘤科等。

确诊卵巢癌后一般采用以手术为主的综合治疗，极少数患者可经单纯手术而治愈，大部分患者需要接受化疗、抗血管生成治疗、靶向治疗等辅助治疗。绝大部分中晚期卵巢癌患者容易出现复发，并经过以铂类为基础的化疗方案治疗后可能发展为对铂类化疗耐药。近年来，随着靶向药物的出现及相关研究的进展，抗血管生成药物、多腺苷二磷酸核糖聚合酶（PARP）抑制剂，叶酸受体（FR）α抑制剂等为代表的靶向治疗药物逐渐成为卵巢癌治疗的新选择。

⑯ 白血病

答 就诊科室为血液科。

白血病的诊断主要依赖骨髓涂片计数原始细胞比例。白血病的治疗主要取决于患者所患白血病的类型、年龄及患者的整体健康状况。白血病患者有很多治疗方面的选择，并且可能会接受不止一种类型的治疗。目前白血病的治疗方法包括：观察等待疗法、化疗、靶向治疗、放疗、造血干细胞移植、免疫治疗。

对于白血病患者来说，应该选择正规的医疗中心和有经验的专科医生，以接受专业的治疗。

霍奇金淋巴瘤

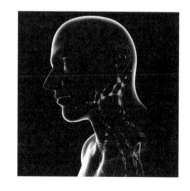

答 就诊科室为血液科、肿瘤科。

　　霍奇金淋巴瘤是一种相对少见但治愈率较高的恶性肿瘤，是第一种用化疗就能治愈的恶性肿瘤。治疗上主要采用化疗加放疗的综合治疗。对于复发/难治经典型霍奇金淋巴瘤，仍有约50%的患者可通过大剂量化疗联合自体造血干细胞移植获得治愈。近年来，新的治疗药物涌现，如靶向CD30的抗体-药物偶联物（ADC）、PD-1抑制剂等显著改变了霍奇金淋巴瘤的治疗格局。

 非霍奇金淋巴瘤

答 就诊科室为血液科、肿瘤科。

　　合适的治疗方案主要取决于非霍奇金淋巴瘤的分型、分期、惰性或侵袭性、患者年龄以及是否伴有基础疾病。

❋ 对于不伴有临床表现的惰性淋巴瘤，可以不立即采取治疗，仅定期复查，即观察和等待。

❋ 对于伴有临床表现的惰性淋巴瘤，需要立即采取化疗及靶向治疗和（或）免疫治疗，Ⅰ、Ⅱ期的患者可以采取放疗。

❋ 侵袭性淋巴瘤以化疗、靶向治疗和（或）免疫治疗为主，可以联合放疗，以及必要的手术治疗。

❋ 治疗后复发的患者一般采取挽救治疗（大剂量的化疗、放疗）后行造血干细胞移植。

 多发性骨髓瘤

答 就诊科室为血液科或肿瘤科，在出现较为严重的骨破坏如骨折时需要骨科协助治疗。

　　无症状的多发性骨髓瘤暂不推荐进行治疗。对于有症状的多发性骨髓瘤多采用系统治疗，包括诱导治疗、巩固治疗（含干细胞移植）及维持治疗。多发性骨髓瘤目前无法治愈，生存期差别较大。

 口腔癌

答 初诊可至口腔科，确诊后可至口腔颌面外科、头颈外科、肿瘤内科、放疗科等诊治。

口腔癌是发生在口腔的恶性肿瘤的总称，可发生于口腔（口和嘴唇）的任何部位或口咽（口腔后部咽喉的一部分）。

口腔癌的治疗根据疾病进展及患者个体情况，采取不同的治疗策略。早期口腔癌患者采用手术作为主要的根治手段，不适合手术的患者可考虑局部放疗。对于局部晚期的口腔癌患者，手术仍然是主要的根治手段，术后辅以放疗或同期放化疗。对于复发的口腔癌患者，仅有少部分患者能再次接受根治性局部治疗如手术或放疗，大部分或转移性患者一般需要接受姑息性系统治疗或最佳支持治疗。在口腔癌的治疗过程中，多学科诊疗（MDT）非常重要，应贯穿在治疗始终。

㉑ 喉癌

答 就诊科室为耳鼻咽喉科、头颈外科、肿瘤科等。

喉癌的生存率与肿瘤的分期、病变范围、侵犯深度以及身体状况等因素有关，早期患者的5年生存率约为90%，中期患者为50% ～ 60%，晚期患者仅为30%左右。近年来，喉癌的治疗策略发生很大改变，早期喉癌可通过手术或单纯放疗治疗，而晚期病变则需要综合考虑患者全身状况，常综合运用手术、放疗、化疗、靶向治疗等手段，尽可能保留喉功能，在提高生存率的同时不断提高患者的生活质量。

㉒ 鼻咽癌

答 就诊科室为综合医院的耳鼻咽喉科或肿瘤科，肿瘤专科医院的头颈放疗科等。

鼻咽癌对放疗非常敏感，放疗是其首选的根治性治疗手段。早期鼻咽癌经过单纯放疗即可治愈，中晚期鼻咽癌可选择放疗联合化疗、免疫治疗等综合治疗模式。目前鼻咽癌的5年总生存率高达80%以上。

㉓ 神经胶质瘤

答 就诊科室为神经外科或肿瘤相关科室，可能需要在康复科进行后续治疗。

神经胶质瘤治疗方式的选择主要依赖于胶质瘤的位置、性质，分级以及患者的一般健康状况。目前神经胶质瘤治疗以手术切除为主，并结合放疗、化疗、抗血管生成治疗等综合治疗。神经胶质瘤治疗需要神经外科、神经影像科、放疗科、神经肿瘤科、病理科和神经康复科等多学科合作。

24 软组织肉瘤

答 就诊科室为骨科、肿瘤科、普外科等。

软组织肉瘤采用以外科为主的综合治疗策略。软组织肉瘤的治疗模式有针对原发肿瘤的局部治疗和作用于全身肿瘤细胞的全身治疗。局部治疗手段包括手术治疗和放疗，全身治疗手段包括化疗、抗血管生成治疗、靶向治疗和免疫治疗等。

目前，只有早期软组织肉瘤（未转移）经外科手术完整切除的患者能被治愈。对于无法接受手术的患者，其他治疗可以起到延长患者生命、提高患者生活质量的作用。

25 骨肉瘤

答 就诊科室为骨肿瘤科、肿瘤科。

由于骨肉瘤较少见且需要多种手段联合治疗，因此所有怀疑骨肉瘤的患者都应转诊至具有丰富治疗经验的医院进行诊疗。目前骨肉瘤治疗通常采用术前化疗—外科手术—术后化疗的综合治疗模式，患者5年生存率可达到60% ～ 80%。骨肉瘤对放疗不敏感，单纯放疗效果差，但对于因内科疾病不可外科手术的骨肉瘤，骶骨、骨盆等部位不可或难以手术切除的骨肉瘤以及切缘阳性的骨肉瘤，可将放疗作为综合治疗的一种手段。

26 皮肤癌（恶性黑色素瘤等）

答 就诊科室为皮肤科、肿瘤科。

病理活检是皮肤癌诊断和治疗的依据。手术是皮肤癌最常用的治疗方法，其他治疗方式还包括化疗、光动力治疗、放疗或靶向治疗。恶性黑色素瘤患者手术后可能还需要接受辅助放疗、全身化疗或免疫治疗。皮肤癌的治疗涉及多种方法和多个学科，如病理科、放疗科、肿瘤内科、肿瘤外科或整形外科等，因此皮肤癌的诊疗还需重视多学科诊疗团队的模式。

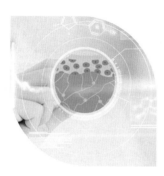
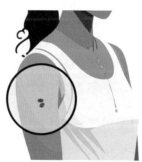

27 儿童肿瘤

答 发生于儿童和青少年的肿瘤统称为儿童肿瘤。儿童肿瘤主要分为三大类：白血病（造血细胞癌变所形成）、淋巴瘤（淋巴系统癌变所形成）和实体瘤（骨骼、肌肉、大脑等其他器官或组织癌变所形成）。

　　儿童肿瘤的治疗策略与成人肿瘤不尽相同，应尽量前往专门收治儿童肿瘤的机构（如儿童医院）和肿瘤专科医院中的儿童肿瘤科等。儿童肿瘤的治疗，通常需要多学科团队协作，例如儿童血液肿瘤治疗，需要化疗专家、肿瘤外科医生、病理科医生、影像科医生、放疗科医生，甚至生物基础研究的专家以及护理团队的整体协作。儿童肿瘤尤其实体瘤治疗需要多学科综合治疗，不是某一单个科室就能完成。

　　儿童肿瘤（包括淋巴瘤）总体治疗效果较好，传统化疗对于成人而言仅40% ～ 50%的患者能够治愈，但在儿童肿瘤却可达到80% ～ 90%的治愈率。部分儿童肿瘤伴有明确的驱动基因突变（如 *NTRK* 基因融合等），可以使用对应的靶向药物延长生存期。

三、专科 *vs* 综合，国内医院的"尖子生"们

（一）国内肿瘤学排名前十医院

　　（*此排名为复旦大学医院管理研究所发布的《2021年度中国医院专科声誉排行榜》）

1 中国医学科学院肿瘤医院

❀ **地　址**：北京市朝阳区潘家园南里17号
❀ **官　网**：http://www.cicams.ac.cn/
❀ **公众号**：中国医学科学院肿瘤医院
❀ **挂号方式**：自助机预约：挂号大厅；诊间预约：医生工作站；现场预约：诊断楼二层预约窗口；114电话平台：010-114；北京市网络挂号平台：公众号北京114预约挂号；微信预约：微信公众号"中国医学科学院肿瘤医院服务号"；医院APP：医科院肿瘤医院。

2 复旦大学附属肿瘤医院

❀ **地　址**：上海市徐汇区东安路270号

❈ 官网：https://www.shca.org.cn/

❈ 公众号：复旦大学附属肿瘤医院

❈ 挂号方式：网络预约：肿瘤医院官网，www.shca.org.cn 进入"大众版"，点击"预约挂号"（免费）；挂号网：shca.guahao.com（免费），114名医导航：http://www.114-91.com/；电话预约：拨打021-114（每天7：30—21：00健康会员制），拨打95169（每天24小时免费预约）；现场预约：医院门诊一楼便民服务中心（周一至周五，上午7：30—11：30，下午13：00—16：00免费预约）；自助预约：医院自助预约机（周一至周五，7：00—17：00免费预约）；诊间预约：由医生完成门诊预约；移动医疗新媒体：微信，请关注肿瘤医院官方微信；手机APP（微医），请先下载该软件，然后进入预约；支付宝，请先关注复旦大学附属肿瘤医院官方生活号进行预约。

❸ 中山大学肿瘤防治中心

❈ 地址：广东省广州市东风东路651号

❈ 官网：http://www.sysucc.org.cn/

❈ 公众号：中山大学肿瘤防治中心

❈ 挂号方式：线上预约："中山大学肿瘤防治中心"小程序，中肿掌上就医APP，官网预约（https://www.sysucc.org.cn/），广州市统一预约挂号系统（020-12320）（https://guahao.wjw.gz.gov.cn/）；现场预约。

❹ 北京大学肿瘤医院

❈ 地址：北京海淀区阜成路52号（定慧寺）

❈ 官网：https://www.bjcancer.org/Html/Index.html

❈ 公众号：北京大学肿瘤医院

❈ 挂号方式：微信预约："北京大学肿瘤医院"公众号预约；电话预约：拨打010-114进行预约，每日8：15开放号源，可预约一周内号源；APP预约："北肿云病历"APP，每天8：00开放号源，可预约一周内的号源（仅可预约在线复诊）；现场预约：就诊者可在院内的自助机上进行预约，每天8：00开放号源，可预约一周内的号源。

❈ 诊间或出院复诊预约：门诊患者就诊时或住院患者出院时，可在医生工作站进行预约，可预约4周内的号源。

❺ 天津医科大学肿瘤医院

❈ 地址：天津市河西区体院北环湖西路

* 官网：http://www.tjmuch.com/
* 公众号：天津医科大学肿瘤医院
* 挂号方式：微信公众号预约："科瑞泰Q医"；手机APP预约：科瑞泰Q医；网络预约：https://zlyy.careate.cn；微医：http://www.guahao.com；医指通：http://www.eztcn.com。

6 山东省肿瘤医院暨山东省肿瘤防治研究院

* 地址：山东省济南市济兖路440号
* 官网：http://www.sd-cancer.com/
* 公众号：山东省肿瘤医院
* 挂号方式：医院微信公众号预约或现场预约。

7 四川大学华西医院

* 地址：四川省成都市武侯区国学巷37号
* 官网：http://www.wchscu.cn/public/index.html
* 公众号：四川大学华西医院
* 挂号方式："四川大学华西医院"公众号、下载"华医通"APP、医院内自助服务机、电话拨打028-114、电话拨打028-12349（仅针对60岁以上老人），医院网页预约（https://www.wchscu.cn/index.html）。

8 浙江省肿瘤医院

* 地址：浙江省杭州市拱墅区半山东路1号
* 官网：http://www.zchospital.com/index.php/Index/indexa
* 公众号：浙江省肿瘤医院
* 挂号方式：通过医院官方网站的专家介绍、科室介绍、专家排班，点击专家名字均可直接进入预约平台；微信公众号查找关注：浙江省肿瘤医院—就医服务—就医首页—预约挂号；支付宝、浙里办APP预约；网上预约：https://guahao.zjol.com.cn/（浙江在线），http://www.zj12580.cn（浙江诊疗预约平台）；电话预约：0571-114，12580；医生诊间、门诊服务台、自助机；杭州市范围内有"双向转诊"功能的社区卫生服务站。

9 江苏省肿瘤医院

* 地址：江苏省南京市百子亭42号
* 官网：http://www.jszlyy.com.cn/Home/index.html

※ 公众号：江苏省肿瘤医院

※ 挂号方式："江苏省肿瘤医院"微信公众号预约，医院官网预约，"我的南京"手机APP，电话拨打025-12320、95169预约，诊间预约，出院预约，自助机预约，门诊服务台及各楼层导医台现场预约。

⑩ 北京协和医院

※ 地址：（东单院区）北京市东城区帅府园一号；（西单院区）北京市西城区大木仓胡同41号

※ 官网：https://www.pumch.cn/patient.html

※ 公众号：北京协和医院

※ 挂号方式：提前7天预约。APP预约挂号；院内自助机预约挂号；拨打114/010114电话预约；北京市网络挂号平台：公众号"北京114"预约挂号。

（二）国内十大综合性医院

（*此排名为复旦大学医院管理研究所发布的《2021年度中国医院综合排行榜》）

① 北京协和医院

※ 地址：（东单院区）北京市东城区帅府园一号；（西单院区）北京市西城区大木仓胡同41号

※ 官网：https://www.pumch.cn/patient.html

※ 公众号：北京协和医院

※ 挂号方式：提前7天预约。APP预约挂号；院内自助机预约挂号；拨打114/010114电话预约；北京市网络挂号平台：公众号"北京114"预约挂号。

② 四川大学华西医院

※ 地址：四川省成都市武侯区国学巷37号

※ 官网：http://www.wchscu.cn/public/index.html

※ 公众号：四川大学华西医院

※ 挂号方式："四川大学华西医院"公众号、下载"华医通"APP、医院内自助服务机、电话拨打028-114、电话拨打028-12349（仅针对60岁以上老人），医院网页预约（https://www.wchscu.cn/index.html）。

③ 中国人民解放军总医院

❀ 地址：北京市海淀区复兴路28号

❀ 官网：http://www.301hospital.com.cn/

❀ 公众号：解放军总医院

❀ 挂号方式：微信公众号：微信中搜索"解放军总医院301医院""北京114预约挂号"公众号挂号；APP：下载"中国人民解放军总医院APP"挂号；电话：010-114（24小时）挂号；北京市网络挂号平台：公众号"北京114"预约挂号。

④ 上海交通大学医学院附属瑞金医院

❀ 地址：上海市瑞金二路197号

❀ 官网：http://www.rjh.com.cn/2018RJPortal/main/rjsy/index.shtml

❀ 公众号：上海瑞金医院

❀ 挂号方式：微信：微信内搜索"上海瑞金医院"挂号（推荐）；支付宝预约：支付宝搜索"上海瑞金医院电子医疗卡"挂号；电话：96886（申康医联平台）挂号，医院咨询预约服务热线021-64370045转600105、64664140（服务时间：周一至周六7：30～17：00）。

⑤ 复旦大学附属中山医院

❀ 地址：上海市徐汇区枫林路180号

❀ 官网：http://www.zs-hospital.sh.cn/

❀ 公众号：复旦大学附属中山医院

❀ 挂号方式：电话预约：021-32790266（助医网），95169（微医），021-114（名医导航）；网络预约：上海中山医院手机APP（通过手机应用市场下载）：助医网、微医、114名医导航、医联网；现场预约：西院区门诊：1楼便民服务中心、8楼2区，东院区门诊：1楼便民服务中心；诊间预约：门诊医生工作站；出院复诊预约：住院医生工作站；社区转诊预约：社区卫生服务中心。

⑥ 华中科技大学同济医学院附属同济医院

❀ 地址：武汉市东湖新技术开发区高新大道501号

❀ 官网：https://www.tjh.com.cn/

❀ 公众号：华中科技大学同济医院

⊛ **挂号方式**：掌上同济App、官方微信公众号、官方支付宝生活号进行预约挂号。

7 华中科技大学同济医学院附属协和医院

⊛ **地址**：湖北省武汉市解放大道1277号

⊛ **官网**：http://www.whuh.com/

⊛ **公众号**：武汉协和医院

⊛ **挂号方式**：可使用微信预约挂号或者手机APP挂号：关注相应官方微信"武汉协和医院"或下载安装APP协和医院微官网。医生工作站预约：就诊结束时或出院时由医生为患者开具复诊预约申请单。自助预约：门诊所有楼层自助预约挂号机均可现场预约挂号，支持支付宝、微信、银联付款。

8 复旦大学附属华山医院

⊛ **地址**：上海市乌鲁木齐中路12号

⊛ **官网**：https://www.huashan.org.cn/

⊛ **公众号**：复旦大学附属华山医院

⊛ **挂号方式**：微信服务号预约：华山医院门诊微信服务号提供门诊科室专家介绍、预约挂号、线上支付、检查预约、报告查询、就医咨询、门诊导航、候诊查询、排班查询等功能；上海市级医院互联网总平台预约：yuyue.shdc.org.cn；现场预约：凭患者本人身份证/社保卡等有效证件原件，至门诊二楼自助预约机预约；诊间预约由看诊专家/医生，在看诊结束前，按需预约该专家的门诊进行复诊；出院预约：出院患者建议复诊的，凭出院小结上的预约提示，预约复诊医生；电话预约可拨打：4008203137或021-96886（上海市互联网总医院）、95169（微医）、021-114（114名医导航），按语音提示进行预约；第三方预约：微医 huashan.guahao.com，中国电信114。

9 中山大学附属第一医院

⊛ **地址**：广东省广州市中山二路58号

⊛ **官网**：http://gzsums.net/

⊛ **公众号**：中山一院

⊛ **挂号方式**："掌上中山一院"APP；中山大学附属第一医院微信公众号；门诊楼1～8楼自助服务机；复诊预约；诊间预约，门诊现场开放当日诊间预约加号服务。

⑩ 浙江大学医学院附属第一医院

❀ 地址：杭州市上城区庆春路79号（庆春院区）

❀ 官网：https://www.zy91.com/main

❀ 公众号：浙大一院

❀ 挂号方式：网上预约渠道：支付宝、"浙里办"app，微信搜索"浙大一院"官方公众号；省预约挂号平台；电话预约渠道：拨打0571-114、0571-12580、0571-96365及医院电话0571-87236309进行预约；现场预约：（1）自助机预约挂号：院内门诊各楼层自助机可预约挂号，每日15：00开放第7日号源；门诊2楼挂号时间为6：30～20：00；3～8楼挂号时间为6：30～18：00;（2）人工窗口预约：可在医院门诊6～8楼的人工挂号缴费窗口进行预约挂号，挂号时间为6：45～17：30。

四、和医生沟通是一门艺术

（一）肿瘤医生的职责

肿瘤医生是专门从事肿瘤治疗的专业医疗卫生人士，并不仅局限于肿瘤科，罹患不同的肿瘤可能面对不同科室的肿瘤医生，比如肺癌患者的肿瘤医生可能在呼吸科或者胸外科。然而不管是哪个科室的肿瘤医生，他们的职责并不仅仅是给予治疗方案如化疗或者靶向治疗药物来控制疾病进展，他们更是"以人为本的医生"，致力于用临床综合治疗手段来帮助晚期癌症患者活得更长，活得更好，活得更有尊严。

患者通过与肿瘤医生建立良好的沟通关系，利用医生专业的医疗建议和医疗关系帮助您和家人更好地治疗癌症，应对挑战。当您就诊时，与肿瘤医生分享您的个人信息很重要。除了疾病外，您还需要分享以下信息：

❀ 您的家人。

❀ 您的兴趣。

❀ 您的希望。

❀ 您的恐惧。

❀ 您想要实现的重要目标。

❀ 其他您想要提供的信息。

您与肿瘤医生建立良好的沟通关系，可能对您在以下方面非常有帮助：

❀ 他们可以帮助指导您选择更经济有效的治疗方案。

* 他们可以帮您评估是否可以加入临床研究，评估您接受最新治疗方案的可能性。
* 他们可以为您的疾病管理提供专业指导，成为您院内或院外自我管理的有力支持。

您与肿瘤医生的关系将根据您的需要一直持续：

* 您与肿瘤医生的关系将是一种长期的关系，即使您治疗期间需要更换肿瘤医生。
* 如果您的疾病可以治愈，那么您仍然需要治疗后的长期随访。
* 如果您的病情无法治愈，那么您需要更好的对症治疗或最佳的护理和支持，这个过程也需要医护团队的支持和建议。

（二）肿瘤治疗团队及其作用

大多数肿瘤医生会与多学科专家一起合作，共同治疗癌症。如果您选择了多学科诊疗（MDT），您的治疗建议会由整个团队共同讨论后给出。多学科团队是建立在循证医学基础上的一种肿瘤治疗新模式。这种新型医疗模式由来自两个以上相关学科、相对固定的专家组成工作组，针对某一器官或系统疾病，通过定期、定时、定址的会议形式，提出适合患者病情的最适当诊疗方案，继而由相关学科单独执行或多学科联合执行诊疗方案。相对于传统的医疗模式，MDT的优势在于，不同学科的医生可以在同一时间看到患者的全部资料，通过与来自不同学科背景的专家进行交流和讨论，保障最佳治疗方案的实施，从而获得肿瘤治疗的最佳性价比。

MDT团队成员除肿瘤科医生外，可能还包括：放疗科医生、影像科医生、病理科医生、外科医生、护士等。

1 放疗科医生

一些患者既往做过放疗，或即将要做放疗。放疗科医生会根据患者的疾病制订放疗方案如勾画靶区等，若患者既往接受过放疗，则MDT团队中的放疗科医生可以帮助评估既往放疗对现在的治疗方案是否有影响。

2 影像科医生

几乎每个癌症患者都会做影像学检查，比如CT、MRI等。影像科医生会根据影像报告给出诊断建议和治疗建议。

3 病理科医生

大部分肿瘤的诊断金标准是病理诊断，因而病理科医生的参与也十分重要。若涉及疑难病例或基因改变的情况，也需要病理科医生给出建议。

④ 外科医生

外科医生需要根据患者情况判断手术价值及手术方案等。

⑤ 护士

肿瘤科护士拥有专业的医护知识，可帮助处理癌症治疗相关副作用或癌症并发症。肿瘤科医生一般比较繁忙，如果您觉得您的需求或顾虑没有得到医生的重视，您可以寻求专业护理团队中肿瘤护士的建议。

（三）向医生了解病情

癌症不是一种疾病，300多种不同类型的恶性肿瘤统称为癌症。和医生准确地沟通，了解您患何种癌症及您身体哪一部分罹患癌症，有助于您更好地了解自己的病情，以及如何得到最好的帮助。

通常，得知这个消息后人的情感处于非常复杂的状态，您可能当时很难记住医生所说的话。此时，有家人或朋友陪同往往更有帮助。许多患者发现记笔记甚至是录音（如果医生没有异议的话）是很有用的。

4个最基本的问题包括：

❀ 我得了什么癌症（它是什么）？

❀ 这是什么时候发生的？

❀ 它是否扩散了？如果是，扩散到哪儿了？

❀ 现在有什么有效的治疗措施可以帮到我？

① 敏感问题

有些问题特别敏感，因为涉及疾病的严重性及未来的预后情况。

许多患者认为，他们很想充分了解自己的病情，在获得全面信息的基础上做出对治疗方案和生活的明智决定。

有的患者认为目前的情况难以承受，他们宁可不讨论这些问题，或仅仅想知道大概情况。如果您现在不想讨论这些问题，请告诉您的医生。您不想现在讨论这些问题，并不意味着以后也不想讨论。

② 多数患者发现以下问题非常实用且重要

❀ 我是否随时会有危险？

❋ 我的病有机会治愈吗？

❋ 我能期望的最好结果是什么？

❋ 如果我需要做最坏的打算，对我而言最糟糕的情况是什么？

❋ 有没有可以改善我预后的治疗方法？

3 我的家人应该知道什么？

大多数患者会邀请家人参加上述问题的讨论，这样可以获得家人的支持。然而，也有些患者希望自己和医生探讨，不希望家人知道这些敏感问题，这也是很正常的。一般来说，家庭成员共同处理这些问题是最好的，良性的、开放的沟通可以很好地支持患者。

患者常常关心如何向父母或子女解释。如果您所爱的人知道您因自身健康状况向他们撒谎或隐瞒时会非常焦虑。基于这些原因，我们鼓励您和家庭成员坦诚沟通。

如果您不知道该说什么或者如何解释，可以咨询医护团队的建议。最好可以安排一次家庭会议，让每个家庭成员参与讨论是很有用的。

4 保密性

您有权要求保密，但必须让医生知道能否谈论您的病情。

（四）向肿瘤医生了解治疗方案

对于晚期癌症患者来说，没有一种普适性的方案能适合所有患者，比如放疗、化疗、靶向治疗、免疫治疗等，这些治疗手段有各自适合的患者和优缺点，您需要足够的信息来帮助您做出决策。您的肿瘤医生有职责向您解释可选的治疗方案及潜在的获益或风险，以帮助您制订一个最适合的治疗方案。

每个人做决定的方式不同。有些患者想了解所有信息，然后和医生一起做出决定，有些患者希望医生直接告诉他们最适合的治疗方案是什么。不管您喜欢哪种方式，您都需要告诉医生您希望他们如何参与您的决定。

为了确保您在和医生沟通时可以全面了解所需要的信息，以下问题供您参考：

1 概述

❋ 这是什么类型的治疗，它对我和家人有什么样的要求？

❋ 这是国际权威机构或专业指南推荐的被广泛应用的治疗方案吗？

❋ 这种治疗方法能让我活得更久的可能性有多大？

❋ 如果治疗有帮助，我什么时候开始会感觉好点？

2 优点

✿ 如果治疗效果不错，我可以期待的最好的结果是什么？

✿ 平均而言，治疗能帮助我多活多久？

✿ 如果治疗不能让我活得更长，它能让我感觉更好并且提高我的生活质量吗？

✿ 这种治疗帮助到我的概率有多大？

✿ 如果治疗有帮助，它会持续多久？

3 潜在风险

✿ 如果我接受这种治疗，会产生什么样的副作用？这些副作用有多严重？会持续多久？

✿ 这些副作用可以预防吗？

✿ 任何副作用都有潜在风险吗？如果有的话，它们发生的概率是多少？可以采取什么措施来减少这些风险呢？这些副作用是可逆的吗？

4 替代治疗方案

✿ 有没有其他可供选择的治疗方案？

✿ 目前有没有其他创伤性更小的治疗？

✿ 目前有没有适合的临床试验可以参与？

✿ 目前有没有适合的补充和替代治疗？

✿ 有没有不是针对肿瘤治疗的其他对症治疗？

（五）向肿瘤医生了解能否加入临床试验

有一些治疗方案可以使部分晚期癌症患者极大获益，然而也有一些目前的标准治疗方案给患者带来的获益甚微，特别是在延长生命方面非常有限。

鉴于目前治疗手段的局限性，现代医学研究可以拓展治疗的范围，让更多患者有可能获益。医学研究的进步需要患者极大的配合，以帮助研究清楚新开发药物或者治疗方法的潜在疗效或风险。

患者加入临床试验的不同原因：

✿ 希望有新的试验疗法比目前的治疗方法更好。

✿ 参与"前沿"医学。

✿ 希望其他人能从他们的治疗经验中获益。

✿ 经济条件受限，无法获得上市的类似药物治疗。

除了能够接受最先进的护理之外，参与临床试验也能让您为社会做出贡献，如果没有这方面的研究，就不会有医学上的进步。

"医学研究需要拓展可开展治疗的界限。这是极其重要的。"

并非每个人都愿意参与临床研究，一些人可能会担心以下因素而被劝阻：

❀ 副作用的未知风险。

❀ 额外的血液检查、影像学检查和问卷调查的需求。

❀ 对被通过"掷硬币"的方式选择治疗方案的顾虑。患者将被随机分配到试验治疗组或标准治疗组，以比较二者的疗效。

① 考虑参加临床试验

为了判断临床研究是否适合您，您应该向所在医疗机构或肿瘤医生咨询可能适合您实际情况的临床研究。

如果您考虑参与一个临床试验，您会得到一个详细的关于该试验的口头告知，以及这些信息的纸质版本，以供您做出最后的决定。

如果您同意参加临床研究，您要明白您签署的知情同意书不是合同，您有权改变主意，在任何时候以任何理由退出研究。您退出临床试验不会以任何方式影响您的后续治疗或改变医生对您的态度。

② 帮您找到可能与您相关的临床试验的工具

任何人都可以访问互联网上的信息，以寻找是否有正在进行的与自己病情相关的研究。这个信息可以在主要的试验注册机构查找。如果您找到一个可能与您病情相关的感兴趣的临床研究，您应该和您的肿瘤医生讨论。

主要试验机构举例：

❀ https://clinicaltrials.gov —— 这是一个在世界各地开展的临床试验注册网站。它提供了试验的目的、哪些患者可以参加、研究中心的位置及电话号码等详细信息。

❀ https://www.clinicaltrialsregister.eu —— 这是在欧盟成员国和欧洲经济区（EEA）开展的临床研究注册网站。这个网站远不如https://clinicaltrials.gov有用，因为它只表明有哪些国家参与，没有提供有关参与试验的具体中心或提供它们的详细联系信息。

❀ http://www.chinadrugtrials.org.cn/index.html —— 中国药物临床试验登记与信息公示平台，包含了获得国家市场监督管理总局临床试验批准并在我国进行的所有临床试验。

❀ 其他信息渠道包括：国内各大医院官方网站、官方微信公众号，以及一些影响力较大的微信公众号、APP 等也会有相关癌症患者临床试验招募信息。

（六）当与肿瘤医生的关系存在问题时

有时患者因为对需要的信息、护理、沟通或预约看诊的需求没有得到充分的满足而感到沮丧。希望这本书能帮助您提出合适的问题，并且与您的护理团队尤其是治疗您的肿瘤医生建立牢固的关系。

1 试图解决的问题

如果在这些方面存在问题，以下是一些有用的建议：

❀ 列出您的具体问题和想讨论的事情，与肿瘤医生充分讨论这些问题。

❀ 没有计划的沟通或直接在医院走廊里拦住医生讨论不是一个好方法。

❀ 如果您预约不到肿瘤医生的时间，考虑和肿瘤科护士讨论这个问题，或者问问患者组织中的其他人是如何解决这个问题的。

2 更换肿瘤医生

由于各种人际关系，一些医患关系根本无法有效改善。

如果您觉得您的护理需求没有得到充分的满足，或者您和您的肿瘤医生之间关系不够好，可能的话，可以考虑换一个医生为您治疗。

护理团队的其他成员，比如您认识的肿瘤科护士或患者组织，护工以及与他们共事的很多肿瘤医生等，他们也许会为您找到一个脾气和采用的治疗方法更适合您具体需求的肿瘤医生。

五、让你少走弯路的几个秘诀

（一）第二诊疗意见

患者不仅要得到最好的照顾，而且要有平静的心态认为他们所得到的照顾确实是对自己最好的。对于许多患者来说，他们从信任的肿瘤医生那里得到的信息将足以让他们安心。

"患者在对治疗做最终决定前，可从寻求其他医学意见中获益。"

对一些患者而言，肿瘤医生提供的信息是不够的。他们可能会在最终决定治疗前寻求其他医学意见。

在寻求其他医学意见前，问问您的肿瘤医生是否和其他肿瘤学家讨论过最佳治疗方案。通常，您的肿瘤医生对您提出的建议只有经过与其他专家同事的长时间商讨（即多学科专家会诊）后才能提出。这是很多肿瘤中心的一种常见做法。

如果您仍然希望去寻求其他医学意见，那么有必要咨询您的肿瘤医生，询问他们是否可以推荐一位肿瘤专家以帮助您做其他选择。有时，患者治疗小组也可以提供关于第二选择的信息。

如果您想获得第二种选择，需要采取以下步骤：

❀ 询问您的肿瘤医生关于您的情况和他的治疗建议。

❀ 当您预约另一位专家时，请携带第一位肿瘤医生给您的病历报告和所有重要的检查结果。

❀ 如果您做过CT、病理检查等医学检查，检查报告及影像报告、病理切片等也很重要。

（二）补充和替代医学

患上晚期癌症往往会使您在与疾病的"斗争"时感到无助。许多患者试图寻找循证医学治疗以外的手段，希望能够更好地控制疾病、缓解症状。

一些补充和替代治疗已被证明对癌症患者有很大的帮助，可促进治疗和保持健康。这些措施包括：冥想、按摩、放松、瑜伽、针灸等。

同时，也有一些补充和替代治疗的方法缺乏或者完全没有真实有效的证据，对于一些体弱或者经济条件较差的患者，这些方法甚至有害无益。

"您的肿瘤医生可以通过提供建设性的意见来帮助您。"

替代性生物治疗和中医治疗：

❀ 中医治疗多数缺乏循证医学证据，靠的是经验和历史数据的积累。对于中医治疗，建议患者到正规的中医院就诊，请具有经验的医生开具处方。

❀ 迄今为止，在临床实践中，没有证据表明任何植物或顺势疗法可以抑制或治愈癌症。

❀ 许多营养补充剂或保健品的质量控制可能是最低级别的。

❀ 有些替代性治疗手段可能与抗肿瘤药物相互作用，降低治疗药物的有效性或可能增加副作用。

您的肿瘤医生可以向您提供有效建议，并和您共同讨论补充和替代疗法对您是否有帮助。

（三）通过互联网获取疾病信息

互联网可以提供大量的医学相关信息，您和您的家属可以在互联网上搜索有关疾病或治疗的更多信息。互联网可以帮助您：

❋ 找到专业的肿瘤医生。

❋ 下载阅读关于您患病的相关治疗指南。

❋ 搜索治疗药物常见副作用的信息，帮助您在癌症治疗期间更好地生活。

❋ 阅读关于最新前沿的研究成果。

❋ 查找临床试验。

❋ 与其他癌症患者分享经验，从而帮助减轻焦虑、孤独和恐惧等负面情绪。

1 网络信息的利与弊

虽然从互联网查找相关信息对很多患者都有帮助，但是一些来自互联网的信息也存在一些弊端：

❋ 互联网上的信息并非全都准确，在某些情况下，这些信息很有可能是错误的。

❋ 互联网上的许多网站都涉及商业利益的支持，目的是鼓励读者购买他们的特定产品。

❋ 即使是可靠和负责任的权威网站，您也可能会接触到不适用于您病情预后的信息。这可能会给您带来严重的抑郁和困惑。

2 获取信息

如果您有兴趣从互联网上寻求关于您疾病或治疗的进一步信息，那么可以请您的肿瘤医生给出一些可靠网络信息的渠道供您参考。

使用网络搜索的一些小提示：

❋ 任何人都可以发表他们想发的东西到互联网上，无论真假。

❋ 权威可靠的网站通常会提供信息来源的链接或参考文献。

❋ 如果某网站声称这是关于某个主题的所有信息的唯一资源，这很可能是不可靠的。

❋ 确保您找到的信息是最新数据。

❋ 如果您读到的信息似乎过于完美而不像真的，那么它很可能不是真的。试着从可靠的网站或渠道查找文献以确认您的信息。如果您在其他几个公认的可信赖的平台上找不到相同的信息，那说明您之前的信息源可能确实存在问题。

❋ 如果您找到一个网站引用患者言论来佐证治疗的有效性，这些证据极有可能是不真实的。

❋ 学着把事实从观点中分开。例如，医生可能根据他的意见和经验来建议您治疗，而研究和其他证据可能表明另一种治疗通常更有效。医生意见的价值取决于医生的专业知识和资历，也取决于他对您个人情况的了解程度。

※ 对医生未知的自称秘密或神奇疗法的网站持怀疑态度。严谨的研究者不会将治疗方法保密，他们会与医学界分享，使大家都能受益。

※ 如果您看到影响您做重大决定或让您有顾虑的信息，请及时请教医生。

（四）加入患者组织

患者组织是关注癌症患者或特定种类癌症患者需求的一种非营利组织，他们可以为患者提供支持、信息和宣传服务。

患者组织可以在以下方面帮助到您：

※ **信息资源**：一些可靠的患者组织者发布的小册子和网站可以作为一个非常重要的、可靠的、有帮助的信息来源，这些信息是专门为癌症患者及其家属准备的。对于罕见的癌症来说尤其如此，民间患者组织可能是唯一基于网络的信息来源。

※ **医疗资源**：患者组织可以向您提供居住地特定领域的临床医生或其他护理资源方面的帮助。

※ **个人管理**：许多患者组织能够提供电话或在线服务，帮助解决您可能涉及的任何问题，包括治疗方案、副作用管理、临床研究机会、社会支持等。

※ **个人权益**：有时患者在处理一些流程问题或保险问题时需要技术援助，许多患者组织会提供专业顾问来帮助患者解决这些问题，保护患者的权益。

1 药企和患者组织

大多数患者组织会竭尽全力确保他们提供的信息准确、平衡，并且不受药企的过度影响。

药企赞助的患者组织会发出免责声明，以便读者了解这种利益关系。对这种类型的免责声明并不意味着他们提供的信息是偏颇的，而是存在这种利益关系有可能（有意或无意地）影响内容。

有时药企会建立并发展患者权益组织，这是鼓励患者使用特定药物的营销策略。通过这样的服务提供的信息可能有偏差。

建议患者及家属依靠非营利性患者组织和当地癌症协会的支持。

2 支持组织

在应对癌症时，您需要知道您并不孤单，很多人和您一样在处理同样的问题。癌症患者互助小组提供了这样一个平台，癌症患者可以和其他可能有类似经历的人谈论癌症的话题。

互助小组将相似境况的患者和（或）他们的护理人员联系起来，以互相帮助和支持。

有许多不同类型的支持团体。一些支持团体由外行人领导，一些由患者领导，另一些由医生、护士、社工或健康教育专业人员等医学专业人员领导。

专业支持组织：

❋ 有时患者或其家属对生活中的特定情况有特殊的关注，这可能需要一个特殊的支持小组来满足他们的需要。

❋ 一些支持团体致力于帮助有特殊疾病的人或帮助肿瘤无人照护者或癌症患者的孩子。

❋ 一些支持团体旨在解决诸如疲劳、性欲、寻找生活意义或提高尊严等具体问题。

在线支持组织：

❋ 在线支持小组和论坛对于那些需要居家治疗的患者来说是一个很好的选择。

❋ 人们参加这样的论坛都有保持匿名的可能性。

参与支持组织潜在的优势：

❋ **信息共享**：一个支持小组可以共享一系列信息，例如管理副作用、最新的疾病研究和新的治疗方案。当一个小组能够获得从其他地方不容易获得的信息时，对患有罕见癌症者会特别有帮助。

❋ **情感支持**：支持小组和患者–患者间的网络联系可以帮助人们减少孤独感和痛苦感，提高他们的生活质量。许多参与者说，当他们感到与家人和朋友隔绝时，这种体验会给他们带来情感上的连接。

（五）重视院内护理

肿瘤医生或您的医疗团队可以帮助您身心感觉更加良好，这是您与肿瘤医生或医疗团队关系的核心。

您的肿瘤医生拥有专业的知识，可以帮助您处理可能出现的疼痛和其他身体或心理问题。如果您有特别困难或复杂的问题，肿瘤医生会与其他专家合作，如疼痛或姑息治疗专家、心理学家和精神病学家，他们都会尽力帮助您。

您和肿瘤医生或医疗团队建立良好的沟通协作关系能够帮助您提升您的生活质量。除非肿瘤医生知道您的感受，否则他将无法帮助你。

"与您的肿瘤治疗医生建立伙伴关系可以提升您的生活质量。"

与医护团队密切合作，坦诚沟通您的顾虑和感受是成功护理的关键。以下是一些帮助您沟通的小提示。

1 谈论疼痛

如果您正处于疼痛中，与您的主管医生分享这个信息很重要。不仅仅因为疼痛是抑郁和痛苦的重要原因，而且了解疼痛可以向医生提供重要的线索，从而有助于控制疾病。

❈ 哪个部位疼？

❈ 还有其他部位疼痛吗？

❈ 哪种情况下疼痛会减轻？

❈ 哪种情况下疼痛会恶化？

❈ 您的疼痛会影响您的行动吗？如果是，哪种运动或活动会加剧？

❈ 您用过什么药物来缓解疼痛？

❈ 疼痛多大程度干扰您的身体功能？

如果您有慢性疼痛，写疼痛日记会有所帮助，每天记录疼痛的严重程度及次数。

某些疼痛可能预示某些严重问题，需要引起重视：

❈ 突然加剧的背痛。

❈ 站立或行走时臀部和腿部疼痛加剧。

❈ 持续性头痛。

❈ 化疗后严重的胃痛和腹泻。

❈ 口腔溃疡导致进食或饮水时剧烈疼痛。

2 疼痛不是需要引起重视的唯一症状

不幸的是，患有晚期癌症的人常常有一些严重的症状，这可能使他们的生活更加困难。这需要花时间坐下来和医生好好谈谈。花些时间来讨论这些问题是值得的，因为可能有更好的治疗方法让您改善。

如果您正遭受以下症状，让您的医生知道很重要：气短或咳嗽；便秘或腹泻；发热或寒战；食欲不振及体重下降；进食或饮水困难；嗜睡；疲劳；潮热、性功能障碍、性欲缺乏；呃逆；持续的悲伤、焦虑或自杀的想法；感到困惑或者产生幻觉；失眠症；恶心、眩晕或呕吐；复视；有刺痛感或失去知觉；癫痫发作；迷茫或人格改变。

第二章 癌症复发转移莫慌张

一、做癌症和身体的主人

（一）自我调整并适应"坏消息"

"前一分钟还好好的，但随后我的医生就撂下了重磅炸弹：我的癌症复发了，在五分钟内，我的生活就再次发生了改变。"——Dorothy

也许在潜意识里，您会担心自己的癌症可能复发。而现在，您可能会思考，"这种情况为什么会发生在我身上呢？难道我经历的痛苦还不够吗？"

您可能会感到震惊、愤怒、悲伤或害怕，许多人都有这些感觉。但您现在却拥有一些您之前所没有的东西——经验。您曾经罹患癌症，这一经历让您能够更好地理解治疗预期。

同时，您也要记得一个事实，那就是在您第一次患上癌症以后，治疗技术可能有所改善，新的药物或治疗方法可能更有助于您的治疗以及对副作用的处理。事实上，随着人们多年来对癌症这一疾病诊疗技术的不断进步，现在的癌症通常被认为是一种慢性疾病。

（二）癌症为什么会复发以及会在哪里复发

"我很吃惊。本以为自己的癌症都已经被消灭了。生活才刚回到正轨。令我更为吃惊的是，它竟出现在了不同的地方。事实上，我并不在乎这些，我只是想让它消失。"——Ronald

当癌症又出现时，医生们称之为复发或转移。有些事情您应该有所了解：

❁ 癌症复发往往起因于初治癌症治疗中没有被完全清除或破坏的癌细胞。一些癌细胞很小，难以在随访中被发现，不过这并不意味着您得到的治疗是有误的，也不意味着您做错了什么事。它只是意味着少量的癌细胞在治疗过程中幸存了下来，这些细胞会随着时间的推移发展为癌症，进而被医生发现。

❀ 癌症复发，并不总在原发部位。例如，如果您有结肠癌，可能出现的是肝脏复发，但这个复发的癌症仍然被称为结肠癌。当癌症扩散到一个新的部位时，它被称为转移。

❀ 您也可能出现不同于原发肿瘤的二次原发癌症，但这并不常发生，复发的可能性往往更大。

医生对癌症复发的定义取决于发生在什么部位。癌症复发有以下几种情况：

❀ **局部复发**：这意味着复发的癌症出现在与原来完全相同的或非常接近的部位。

❀ **区域复发**：复发癌症出现在初治癌症附近的淋巴结或组织中。

❀ **远端复发／转移**：在这些情况下，癌细胞已经扩散（转移）到离初治癌症部位较远的器官或组织中。

局部复发可能比区域和远端复发/转移要更容易治疗一些。但对于不同的患者，情况可能也不同，最好先和您的医生交流一下您的选择。

（三）获得治疗决策的掌控权

癌症的复发会影响您生活的方方面面，您可能会感到虚弱和失去控制。事实上，您不必有那些感受，您可以参与到您自己的治疗方案选择中。当然，您也可以跟您的医护人员和所爱的人讨论您的选择。这样，可以让您有控制感并感到幸福。

1 和您的医护人员进行交流

"我总是会问很多问题，因为我想为即将会发生的事情做好准备。当然，我相信每个人在照顾我的时候，都会把我的最佳利益放在心上。但是我担心如果我不把所有情况都问个遍，他们可能就会忘记给我答案。"——Bonita

即便您接受的治疗有所改变，但您接受治疗的步骤很有可能与您第一次患癌时相同或相似。许多人都会有一个为自己提供帮助的医疗团队，这个团队可能包括医生、护士、癌症社会工作者、营养师或其他专家。有些人不喜欢去询问治疗选择或可能产生的副作用，因为他们认为医生不喜欢过多地询问。但事实并不是这样的，大多数医生很乐意他们的患者参与到自己的诊疗中去，他们希望患者主动与他们讨论问题。

这里有一些您可能想要与您的医护人员讨论的话题：

❀ 疼痛或其他症状。坦诚并大方地面对您的感受。如果您感到某处疼痛，请告诉您的医生，告诉他们您希望用什么方式去缓解疼痛。

❀ 交流。有些人想知道有关他们治疗的细节，另一些人则喜欢了解得越少越好，一些癌症患者希望他们的家人替他做部分决定。那么，您喜欢如何去决定您想知道什么，想知道多少，以及什么时候您觉得已经获得了足够的信息呢？选择最适合您的，然后告诉您的医生和家庭成员，要求他们遵循您的意愿。

❀ 家庭成员的愿望。一些家庭成员在应对您的癌症复发这件事情时可能会遇到困难，他们不想知道您的疾病已经进展到了什么地步。这时候需要您去了解您的家庭成员们想知道些什么，并且一定要告诉您的医生和护士。尽快去做这些，这会避免您与您家庭成员之间产生冲突和痛苦。

2 与您的医护人员进行交流的其他技巧

"您需要准备一个笔记本去做一些记录，因为当您去和您的医生进行交流的时候，他们会告诉您一些需要记录的东西，在那种情况下，您可能会因为恐惧以至于您并没有真正在听医生都说了些什么。回家后，您甚至已经完全记不住他们说过些什么了。"——Jake

❀ 开诚布公地提出您的需求、问题和担忧，不必因为需要医生重复或解释一些东西而感到担心。

❀ 建立一个文档或准备一个笔记本，将所有的文件和医生帮您做的检查结果保存下来，这样可以方便您携带这些文件去见您的医生。同样也需要您做一些记录或用日记记录下您所有的咨询内容，并列出您服用的所有药物和所做的检查明细，需要时以备参考。这样做对很多患者来说是很有帮助的，特别是当您第一次去看一位新医生的时候。

❀ 在看医生之前，请写下您的问题，以防遗忘。

❀ 让您的家庭成员或朋友和您一起去看医生。他们可以帮您问一些问题从而更加清楚地获得医生回复。在那个时候，您可能因为情绪激动很难专注于医生所说的内容，而其他人比较容易帮助记下谈话内容，您可以以后再回顾这些笔记。

❀ 询问医生是否可以将谈话录音。

❀ 如果您以合适的着装来和医生交流，请提前告诉他。对于一些患者来说，病号服或睡衣可能会使自己分散注意力，很难去关注医生说的是什么。

3 治疗选择

这里有一些关于癌症复发的治疗选择。一般会根据您的癌症类型以及您之前所接受的疗法来决定，同样也会根据癌症复发的位置进行判断。例如：

✤ 局部复发的癌症可能需要用手术或者放疗方式来治疗。

✤ 远端复发/转移的癌症可能需要化疗、生物治疗或者放疗。

✤ 向医生了解您所有的治疗选择是非常重要的。也许您还想咨询其他的医生，您也可能会想问是否可以参加某些临床试验。

④ 第二诊疗意见

第二诊疗意见是指当您得到一个诊断后去咨询另一个医生，第二个医生看了您的检测结果，并做了类似于第一次的检查。第二个医生可能做出相同或不同的诊断。无论哪种方式，您将获得更多的信息，并有助于决定您的治疗，您也会从中获得对自己诊疗活动更大的控制感。您或许会担心寻求第二诊疗意见会让原先为您诊治的医生感到被冒犯，通常恰恰相反，大多数医生欢迎他们的患者去寻求第二诊疗意见。

⑤ 向您的医生询问关于选择治疗方法的问题

向您的医生询问一些问题的时候，应该着重考虑些什么。下面为您提供一些建议：

✤ 我的治疗选择有哪些？

✤ 您对我的建议是哪种？

✤ 这个治疗方式和我之前的治疗方式相比有什么相同和不同？

✤ 您建议的这种治疗方式的成功概率有多大？为什么它对于我来说是最好的？

✤ 我接受或不接受这种治疗方式的话，将来还可以从事一些自己喜欢做的事情吗？

✤ 我需要进行多久的治疗？

✤ 未来我会面临一些治疗所带来的副作用吗？如果会的话，这些副作用会持续多久？

✤ 我需要怎样去处理这些副作用呢？

✤ 我将来会不得不长期待在医院里吗？

✤ 我该如何获得临床试验的信息？

✤ 有适合我的临床试验吗？

✤ 在临床试验中，我需要支付费用吗？

✤ 如果这种治疗方法没有效果，我接下来需要做些什么呢？

6 临床试验

　　临床试验是为了探讨治疗癌症的最佳方法而开展的临床研究。每天，癌症研究人员都会从临床试验中了解更多的治疗选择。

　　任何一项研究都有入组标准和排除标准，包括患者年龄和癌症的类型，也会包括早期治疗以及对癌症复发的治疗。

　　临床试验既有好处又有风险，在您做出任何关于参与到其中的决定之前，您的医生都应该告诉您其中的利弊。

　　有不同阶段的临床试验。它们包括：

❋ Ⅰ期临床试验：确定新药的安全剂量及最佳给药途径。
❋ Ⅱ期临床试验：用于研究癌症对新的药物或治疗方式的初步有效性。
❋ Ⅲ期临床试验：会将已经被接受的治疗方式（标准治疗方式）和研究者认为更好的新治疗方式进行对比，扩大样本确证新药的临床有效性。

　　参加临床试验可以帮助您以及未来可能患有癌症的人群。如果您想要了解更多关于临床试验的情况，可以和您的医护人员进行交流。

二、别让副作用得逞

　　您可能已经知道如何应对癌症治疗所带来的副作用。如果是这样的话，这部分的内容对您来说就是一次回顾，它概述了一些癌症患者认为有用的治疗方法。

（一）舒缓医疗

　　在治疗期间和治疗后您有接受舒缓医疗的权利，这种治疗往往被称为姑息治疗。它包括治疗或预防在癌症治疗中引起的副作用。舒缓医疗还包括帮助解决癌症治疗期间和之后的情绪和精神问题。

　　人们曾经认为姑息治疗是针对那些即将死于癌症的人，但现在医生将这种治疗提供给所有癌症患者。从癌症被诊断开始，您就应该在治疗、生存和疾病进展的过程中接受姑息治疗。当然，您的肿瘤医生也会帮助您，但姑息治疗专家可能是您在处理一些治疗问题时的最好人选。

（二）疼痛控制

　　患有癌症并不总是意味着您会疼痛。但如果您确实存在疼痛的话，不应该认为疼痛是一种正常的反应。您的医生可以通过药物和其他治疗方法来控制疼痛，帮助您睡得更好，吃得更好，使您与家人和朋友相处得更融洽，以及使您更专注于您喜欢的事情。

定期与您的医护人员讨论您的疼痛状况，让他们知道这是一种什么样的痛苦，常出现在哪里以及严重程度。这些讨论很重要，因为在疼痛发展过程中，程度及性质可能改变，疼痛可能出现在癌症复发的部位。许多医院有专门治疗疼痛的医生，如果您愿意的话，可以让您的医生帮您安排一位疼痛专家进行交谈。

1 控制疼痛应该告诉您的医生哪些情况

当您向您的医生描述疼痛的时候，尽可能描述得详细一些。

❀ 您的疼痛到底出现在什么地方？它们是否会从一个地方转移到另一个地方？

❀ 疼痛是怎样一种感觉，迟钝的、锐利的，还是有灼烧感的？

❀ 您的疼痛感多久发生一次？每次持续多久？

❀ 疼痛是否发生在每天的特定时间段，例如早上、中午、晚上？

❀ 您怎样做可以使疼痛缓解？怎样做会使疼痛加剧？

2 用高效药物去缓解疼痛

患有癌症的人往往需要一些高效的能够帮助控制疼痛的药物。如果您真需要它们的话，不必因为需要镇痛药物或可能需要大剂量使用而感到恐惧，这些药物会给您带来舒适感。

患有癌症的人很难对这些药物上瘾。但情况不容乐观的是，担心自己上瘾的心态有时会阻止人们去服用药物来缓解疼痛，同样的恐惧也可能会使家庭成员告诫您尽量避免服用。但是只有当癌症患者按照常规的计划去服用药物或者接受治疗时，疼痛才会得到最大的缓解。

通过治疗可以缓解的各类疼痛包括：轻度至中度疼痛，中度至重度疼痛，爆发性疼痛，刺痛和灼烧痛，肿胀痛。

摄入镇痛药物的方式有很多种，比如：口服、外用于皮肤的透皮贴剂、肌肉注射、静脉泵入。

药物的选择和治疗方式，取决于您的疼痛类型及其原因。例如，对于不间断的疼痛，您可能需要一个长期固定剂量的药物。当然，您也可以使用透皮贴剂或控/缓释剂。

您可能想用记日记来帮助您并向您的医生描述您的痛苦，在日记里可以写下：

❀ 每天疼痛的时间。

❀ 感到疼痛后，您会如何处理。

❀ 那是一种什么样的感觉。

❀ 感受到疼痛的部位在哪里。

　　您的医生可能会问您一些关于疼痛怎样影响您的一日常规的问题。拥有对自身疼痛的管理往往意味着您可以更专注于您的生活，而不是被疼痛搞得分心。

③ 其他治疗疼痛的方法

　　癌痛通常是用药物和其他疗法进行缓解，但也有一些非药物治疗的方法，它们被称作补充和替代医学。许多人都已经发现下列一些治疗方法是有帮助的，但是在选择其中任何一种治疗方法之前，请先和您的医疗团队进行交流，确保它们是安全的，不会干扰您的癌症治疗。

❀ 针灸是传统中医的一种治疗形式，有助于治疗恶心和控制疼痛。在使用针灸之前，咨询一下您的医护人员，这样做对您的癌症类型是否安全。

❀ 冥想指的是想象一些使您感到平静或者帮助身体愈合的场景图片或经历。

❀ 放松技术包括深呼吸和锻炼来放松您的肌肉。

❀ 催眠状态是一种放松和集中注意力的状态，一种专注于某种感觉、想法或建议的状态。

❀ 生物反馈是利用一个特殊的机器来帮助患者学会如何控制某些身体功能。这些都是我们通常意识不到的事情（如心率）。

❀ 按摩疗法是通过轻柔按摩身体上的部位以及肌肉，从而带来放松和幸福感，治疗疼痛。在尝试以前，您需要咨询一下医生，这样是否合适。

❀ 物理治疗是用于帮助恢复力量、增加肌肉运动和缓解疼痛的练习、装置或方法。

　　这些方法也有助于释放压力，但在使用任何一种新的疗法前，无论它看起来是多么安全，请和医护人员进行沟通，并且向您的医疗小组咨询更多关于这些治疗的信息。

　　　　"对我个人来说，最大的挑战是没有让这些治疗方式对我极尽所用。我深知，如果我有任何新疼痛的话，我会马上告诉我的医生。他在和我一起处理这些事情的时候表现得非常棒。"——Edna

（三）疲劳

　　疲劳不仅仅是感觉累，而是消耗殆尽——不能做以前可以做的哪怕是很小的事情，很多事情都可以引起疲劳。除了癌症治疗之外，还包括焦虑、压力以及您的饮食或睡眠习惯的变化。如果您有这些问题，您可能会想去做：

* 在您下次去问诊时请医生帮您开一些治疗疲劳的药物。
* 均衡饮食。
* 规划好您的一日作息，只做那些对您重要的事情。
* 每天腾出一段时间来休息和放松。
* 小睡一会。
* 向其他人寻求帮助。

（四）恶心和呕吐

恶心是胃部一种不舒服的感觉，呕吐是将胃里的东西吐出来，它们对于癌症患者来说都是可能遇到的问题。未得到治疗的恶心和呕吐会使您感到很疲惫，甚至会影响到药物的吸收和身体的电解质水平，甚至导致并发症，造成严重后果。它们也可能让治疗进程和自己照顾自己变得困难。有许多药物可以帮助您控制恶心呕吐，咨询一下您的医生，哪种药对您最有效果。

您也可能想改变您的饮食习惯：

* 每天吃5～6顿，每顿少量进食。
* 避免吃甜的、高脂肪、过咸、辣或有强烈气味的食物，它们可能会加重恶心呕吐。
* 尽可能多地摄入水分，肉汤、冰淇淋、水、果汁、药茶和西瓜都是很好的选择。

（五）营养

对于一些患者来说，即使是他们平时喜欢吃的食物也会在此时感觉难以下咽；还有一部分患者，可能几乎所有的食物都会使他们感到难以下咽。您是否有关于饮食和消化的问题？如果有的话，他们可能会建议您：

* 进行特殊饮食。
* 用其他的摄入方式去获得您所需要的营养。
* 学习治疗过程中的饮食技巧。
* 咨询营养师。

（六）睡眠问题

疾病、疼痛、压力、药物和住院都可能导致睡眠问题。这些问题可能包括：入睡困难，睡眠时间短，半夜醒来，醒来后无法继续入睡。

您可能会想做以下的尝试去帮助改善睡眠问题：

- ❋ 降低噪声、调暗光线，使房间更温暖或更凉爽，并用枕头支撑您的身体。
- ❋ 穿宽松柔软的睡衣。
- ❋ 睡觉前沐浴。
- ❋ 在睡前2小时吃一些高蛋白零食（如花生酱、奶酪、坚果、鸡肉）。
- ❋ 避免喝咖啡因类饮料（咖啡、茶、可乐、热可可）。
- ❋ 保障规律睡眠时间。
- ❋ 避免小睡超过30分钟。
- ❋ 和您的医护人员讨论一下可能有助于您睡眠的药物。

（七）物理治疗

有时，癌症患者会感到在身体的不同部位有疼痛感，也有些人会感到虚弱和疲倦，甚至有些人会感到身体比以前僵硬。因此，移动不同的身体部位也变成了难事。如果您有这些问题的话，医生可能会建议您去咨询物理治疗师。这个治疗师可以使用热、冷、按摩、压力或锻炼等方法来帮助您。物理疗法可以减少疲劳感，并帮助您的身体功能更好地恢复。同时，它可以帮助您恢复力量和平衡感，也会对放疗所带来的身体僵硬和其他副作用有帮助。

（八）补充和替代医学

补充和替代医学治疗对一些人来说是有帮助的，而且有些补充和替代治疗是安全的，如前文所列出的针对疼痛的方案。您可能已经知晓一些饮食、维生素和中草药治疗方法。在打算尝试新的治疗方法之前，请先和医护人员进行交流。这是因为：

- ❋ 一些补充和替代医学治疗被证明其实毫无作用，甚至可能会伤害您。
- ❋ 您可能会出现危险，或补充和替代医学治疗可能会干扰到医生的用药。
- ❋ "天然"的产品并不意味着它就是一个安全的产品。

一定要从可信渠道获取关于补充和替代医学治疗的信息。

三、癌症不是生活的全部

（一）您的感受

"生活又一次发生了改变，对于发生的一切，我难以自控地感到沮丧。我会瞬间觉得生气和愤怒，然后下一分钟我就会突然开始哭泣。我只是不知道

后面会发生什么。"——Kathy

当人们发现他们的癌症复发时，多种情绪会一拥而上，诸如震惊、恐惧、愤怒和拒绝接受等。复发的诊断结果对他们的打击会跟第一次一样大，甚至会更严重。不管您的第一反应是什么，一旦再次开始癌症治疗，对您的心态要求会更高，所以感受到很多不同的情绪是很正常的。

可能您在以前的某个时刻也遇到过这其中的某些情绪，但在这个时候您可能会感觉更强烈。如果您以前经历过，那么现在您也可以很好地应对。如果有些感觉是新的，或是非常强烈的，以至于很难通过日常活动来缓解的话，您可能会想要寻求帮助。

有许多人可能会帮助到您，包括健康心理学家、癌症社会工作者、其他精神健康专家。他们知道很多可以帮助您处理感情的方法。

1 压力

"一旦再次被诊断为癌症，并进行了更多的手术或其他治疗，生活就不再正常了。一些想法总是盘旋在脑海里，现在是什么情况？接下来呢？"——Margaret

压力是得了癌症后的正常反应。毕竟，您要处理很多东西：治疗、家庭、工作、金钱和日常生活。有时，您可能甚至没有注意到您有压力，但您的家人和朋友可能会看到这一变化。

任何能让您感到平静或放松的东西都可以帮助到您，所以试着去想那些能让您放松的事情和那些让您感到愉悦的事情，如深呼吸，听有大自然声音的音频或听音乐。

2 希望

"我只是不断告诉自己，必须有希望，必须有信心，因为任何事情都有可能发生。"——Phil

虽然您可能会对您的癌症复发感到难过或沮丧，但是您有理由充满希望。科学在发展，治疗癌症的技术也在不断改进，所以越来越多的人在癌症中幸存。癌症正逐渐成为医生们可以控制的疾病。

帮助您树立自信心的方法：

❀ 像平常一样规划好生活。

❀ 不要仅仅因为患了癌症而限制自己做一些事情。

❀ 从自身寻找满怀希望的理由。

3 感恩

"我有很多难过的日子，但您知道，我不常谈论那些，甚至会忘了它们。我会去想所有美好的事情，我有很多和我的孙子们以及朋友们在一起的美好时光。"——Helen

有些人会把癌症的到来作为一种"叫醒服务"，让他们意识到享受生活的重要性。比如去一些从来没去过的地方，完成他们曾经开始但又放在一边的项目，花更多的时间与朋友和家人在一起，修复曾经破碎的关系。

可能一开始会比较艰难，但您可以在日常生活中找到快乐。关注那些能让您微笑的东西，把注意力放在您每天所乐于做的事情上，像早上喝杯咖啡，与宠物为伴，或是和朋友聊天这样的事情。这些小的日常活动会给您带来安慰和快乐。

您也可以做一些对您更有意义的事情。每个人都有自身特别的东西，或多或少会给生活带来意义。对您来说，它可以是在您的城市里或镇子上参观一个花园；它可以是打场高尔夫或做一些其他您热爱的运动。无论您选择什么，尽可能地拥抱那些能够给您带来快乐的东西。

4 焦虑

"我快被淹没了。现在有这么多需要处理的事情。尽管我又生病了，我仍然必须处理所有之前发生的事情。我该怎么趁商店关门前到达那里？那只狗喂过了吗？那个关于工作的报告怎么办呢？……当我想到这些事情一拥而至的时候，恐慌便随之到来。"——Jing

癌症对您的身体和大脑都有影响。您现在要应对的事情太多了，可能会感到不知所措，疼痛和药物的痛苦也可以使您感到焦虑或沮丧。如果您以前有过这样的感受，可能更容易产生这种感觉，如感觉非常紧张、心跳加速、大量出汗、呼吸困难，感觉喉咙里不舒服或者胃部痉挛，感到恐惧。

感到焦虑是很正常的。但如果它开始扰乱您的日常生活，请告诉您的医疗团队。他们可以给您建议，或者给您开一些有助于缓解这一症状的药物。

"每一个明天都有两个把手。我们可以用焦虑的把手来握住它，或者也可以用信心的把手来握住它。"——Henry Ward Beecher

5 害怕

"说实话，我对很多事情都感到害怕。我试着不去想。它来了又去，

但似乎总是存在。即使当我有了美好的日子，恐惧总是在我的脑海里，它永远挥之不去。"——Deena

感到害怕和担心是正常的，无论是从癌症还是治疗的角度讲，您都可能会对疼痛或其他副作用感到害怕。您可能会担心您在治疗后气色大不如前；您可能会担心需要照顾的家人、需要支付的账单，以及需要继续的工作；您甚至可能会担心死亡。

人们很难处理对大量未知的恐惧。有人说，如果您知道自己期望的未来是什么的话可能会对您有所帮助。您也可以向医护人员咨询这些问题，这样您可以了解更多关于癌症和治疗选择的信息。此外，更新您的遗嘱和其他法律文件，这样您就不必再担心它们。

恐惧感可能是不可抗拒的，别人也会有这样的感觉。

6 悲伤和抑郁

"现在我觉得我的悲伤会好转一些。让我振作起来的一件事是与我四岁的孙子待在一起，我喜欢看他每天不断地成长，有时只是想想他，我都会感觉好很多。"——Pat

对于任何严重的疾病来说，悲伤都是正常的反应。您可能因为您必须再次进行治疗而感到难过，您也可能会因为生活将会变得和以前不同而感到悲伤。有失落的感觉很正常，您不需要对所有的一切都保持乐观或假装快乐。许多人说他们想要真实地表达自己的感受，也有人说，它有助于找寻生活中美好的东西，即使自己处在一个感觉很不好的时候。

抑郁会发生在悲伤或绝望完全接管您生活的时候。这时往往会出现下面列出的一些迹象，这属于正常现象。但如果这一现象持续超过两周，那么您需要和您的医生进行交流。一些症状可能是由身体上的问题所导致的，这就是为什么您需要让您的医生了解这些情况。

抑郁的症状：

- 感到无助或无望，生活没有意义。
- 对您的家庭、朋友、爱好甚至是以前很享受的东西兴趣全无。
- 食欲不振。
- 感觉暴躁，爱发脾气。
- 头脑不清楚。
- 每天长时间地哭泣。
- 想自残或自杀。
- 感觉"迷醉"，产生幻觉或惊恐发作。

❀ 睡眠障碍，比如很难入睡、做噩梦或睡不醒。

7 愤怒

> "它挑战了我的认知，但我已经从那里走出来了。开始很艰难，一直在试图理解为什么这会发生在我身上。"——Bob

您也可能感到愤怒或沮丧。一般会问，"为什么是我？"您可能会因为癌症问题、医生或您所爱的人而莫名愤怒。如果您感到生气，记住，您不必假装一切都没问题。

试着弄清楚您为什么生气。愤怒有时来自一个很难表达的感受，它可能是恐惧、恐慌、沮丧、担心或无助。

找出引起您愤怒的原因往往很难，但想开些并去应对您的愤怒可能会帮助您从愤怒的情绪中走出来。而且，把愤怒当成某种形式的能量，也不失为一种好方法，您可以通过运动、艺术甚至只是用枕头打床来发泄这种能量。

8 内疚

> "我一直都很累。我会因为我的妈妈必须像照顾小时候的我那样为我处理一些事情而感觉很糟糕。我看到她和爸爸正在做的一切，但我却什么也做不了。我知道他们憎恨患癌症这一事实。我试着做我能做的，但是我仍然不能摆脱对他们所经历这一切的内疚。"——Anne

通常情况下有些人会想知道他们是不是做错了什么，以至于癌症又复发。人们往往会因为一些原因而感到内疚：

❀ 他们会担忧家人和朋友的感受。

❀ 他们羡慕别人身体健康，并为这种感觉而感到羞愧。

❀ 他们责怪自己选择了某种生活方式。

❀ 他们对第一次治疗的无效而感到内疚。

❀ 他们不知道他们是不是没有及时看医生，或者没有按照正确的方式来听从医生的建议。

但重要的是要记住，是治疗对您无效而不是您辜负了治疗。我们不知道为什么癌症会在某些人中而不是其他人身上复发，所以做以下尝试对您来说很重要：

❀ 专注于值得您投入时间和精力的事情。

❀ 不要纠结于您认为您可能犯的任何错误。

❀ 原谅自己。

您可能想与您所爱的人分享这些感受。有些人会因为让他们爱的人担心，或者自己会成为别人的负担而责怪自己。如果您也有这种感觉，请安慰自己，因为对于许多家庭成员来说，照顾他们所爱的人是一种荣誉和特权。很多人认为这是一个可以分享经验并彼此接近的好机会，也有很多人认为，照顾别人使他们对生活的态度更加认真，并且使他们重新评估自己的优先事项。

如果您不太适应向您所爱的人敞开心扉，那么寻找心理辅导或加入一个支持小组或许有帮助，请与您的医疗团队去交流您的感受吧。

9 孤独感

"我身边有很多关心我的人，但我仍然觉得没有人真正理解我。"——Carlos

您可能会感到孤独，哪怕有很多人支持和照顾您。这里有一些大家共同的感受：

❀ 您觉得没有人知道您经历了什么，即使是您爱的人和关心您的人。

❀ 您觉得自己渐渐与别人疏远，并且发现您的家人和朋友都很难处理您的癌症。

❀ 您意识到您不能像过去一样参加那么多的事情和活动。

虽然您的有些日子要比别人难挨一些，但要记住您并不孤单。尽您所能，继续做您一直做的事情。您所爱的人也很有可能和您有同样的感受，如果他们无法与您交流的话，他们也会感到很孤独。

10 拒绝

您可能会觉得这种情况不会发生在您的身上，并且癌症复发这一情况也是很难接受的事情。可能您需要更多的时间去坦然接受这些东西，您也可能需要更多的时间来适应这些消息。但如果它持续的时间过长，就会成为一个严重的问题。它可能会使您无法得到及时的治疗，或者使您无法与人交流您的治疗选择。随着时间的流逝，试着去敞开心扉，倾听周围关心您的人所给您的建议。

11 您可以应对的方法

您的感受会来了又去，去了又来，就像它们一直存在一样。如果您有一些处理它们的策略的话，您可以在正确的方向上采取进一步措施。

意识到很多人和您处在相同的境地。有些人因为参加支持小组，情况得到改善，那里有助于他们和一些同样面临挑战的人一起去交流。您可能更喜欢加入一个在线支持组，这样您可以在家里与人聊天。确保在加入之前一定要检查一些隐私话题。

如果这些支持团体并不怎么吸引您，那么也有一些专家受过关于癌症支持的训练。这些专家包括肿瘤学社会工作者、心理学家或健康心理学家。

"我每周都要与一个和我有同样经历的人交流一到两次。"——Vince

⑫ 关于支持小组

您可能听说过在社区有一些专门为癌症患者创建的支持小组或患者组织，他们可以见面、电话或在互联网上进行交流。他们可能能够帮助您获得新的见解，给予您一些应对问题的想法，并让您知道您并不孤单。

在支持小组中，人们可能会讨论他们的感情和他们的经历，他们可能会给那些面临同样问题的人一些建议并给予帮助。一些人只是因为喜欢倾听才会去那里，当然也有些人不喜欢加入支持小组，甚至一些人会对分享这件事感到不是那么自在。

如果您想加入这样的组织，但这个组织并不在您所在的区域内，尝试在网上加入一个互助小组。一些患有癌症的人说，支持小组的网站给他们带来了很大的帮助。

⑬ 您可以采取的应对方法

您可能有能力继续进行您的日常活动，即使这对您来说做起来要比之前困难得多。但是不管您做什么，一定要记住保留体力去做那些您真正想做的事情。

不要每天给自己计划好多事情去做，把每天要做的事情错开去做。

这里有一些其他癌症患者描述的有助于他们应对的事情，就像您看到的那样，即便是小事情也会有帮助！

❀ 我和我的孙子一起搭了一个鸟巢，非常愉快，而且我也很乐意去教他使用工具。

❀ 和我爱的人在一起，或看电影。

❀ 我喜欢修理家里的东西。

❀ 我喜欢拍一些照片，因为刚开始摄影，我并没有买什么花哨的相机。

❀ 我参加了一个绘画班，虽然不是很擅长这个，但我肯定不在乎——任何可以占据心思的东西都适合我。

❀ 我喜欢修剪我的指甲。

❀ 我开始投资股市。

❀ 我的侄女给我的电话答录机打电话、留言、播放歌曲。当我需要迅速兴奋起来的时候，我会听听它们。

❀ 有时我开车到机场看飞机，因为某些原因，它确实可以安慰到我。

❀ 摆弄模型飞机。

❀ 插花或种植花草。

❀ 逛商店，或参加当地的音乐会和观看戏剧。

❀ 玩纸牌游戏，编织、钩针或做刺绣。

❀ 开始一个新的一日常规。接受它，即使和之前有所不同——改变是没问题的！

❀ 做运动、瑜伽或拉伸，去钓鱼。

❀ 打电话或阅读，或做填字游戏。

❀ 听音乐或让人放松的音频，阅读科幻小说。

❀ 我喜欢看鸟，带着一个双筒望远镜坐在门廊。

❀ 在户外的社区花园或公园待一会儿。

❀ 做志愿者或帮助一些需要帮助的人。

❀ 冥想或做放松练习。

（二）设定目标

"有很多事情我依旧喜欢去做，我知道我不能像之前做得那么好或者那么多了，但这并不能阻止我用一种不同的方式去努力实现它们。"—— Sookie

癌症治疗会占用您很多的时间和精力，做计划有助于您把注意力从疾病中抽离出来。每天设定一些小的目标，如：锻炼，完成一些您想做的尝试，打电话，和朋友共享午餐，读一小节书或者填字谜，听放松的音乐。

许多癌症患者也为自己设定了长期目标。他们说，设定目标或者有一些可期待的特别的东西，会促使他们做得更好。这个目标可以是一个周年纪念日，也可以是一个孩子或是孙子的生日、婚礼、毕业或一个假期。但如果您设定了一个长期目标，应确定您对如何实现它们的想法是现实的。

同时也要记住，灵活很重要。如果您的精力水平下滑，可能就不得不改变您的计划。如果癌症引起了新的不适，您可能就不得不调整您的目标。无论您的目标是什么，请试着把您的时间花在您喜欢的事情上。

（三）家庭与朋友

您所爱的人可能需要时间来适应您癌症复发的消息。他们也需要处理自己的情绪，这些情绪包括困惑、震惊、无助、愤怒和其他情绪。

让家庭成员和朋友知道他们可以通过以下措施让您感到自在：

* 做他们自己。
* 试着倾听，不要急于解决问题。
* 放松地和您在一起。

知道他们自己能够安慰到您，也可以帮助他们处理他们自己的情绪。

请记住，不是每个人都可以应对好癌症的复发。有时朋友或家人可能无法面对您病情每况愈下的现状，有些人可能不知道该对您说些什么或为您做些什么。因此，你们的关系可能会改变，但这并不是因为您的原因。家人或朋友们的改变可能是因为他们无法应对自己的感情和痛苦。如果可以的话，提醒您所爱的人您一直没有改变，并让他们知道问您问题或者告诉您他们的感受是完全没有问题的。有时只是提醒他们在身边陪伴就足够了。

您可能会对谈论您的癌症感到不舒服，这也是很正常的现象，有些话题很难和您亲近的人交谈。在这种情况下，您可能想与医护人员或一个训练有素的顾问进行交流。或者您可能想参加一个支持小组，在那里可以分享共同的感受。

1 家庭会议

有些家庭成员之间很难表达彼此的需求。甚至一些家庭根本就没有多少一起相处的机会。如果您感觉与家人交谈起来不是那么舒服的话，可以要求您的医生向您的家人告知病情。您也可以要求一个社工或其他专业人员帮助您举行一个家庭会议，这可能有助于家庭成员之间安全地表达自己的感情。这也是一个您和您的家人与您的医生见面的机会，可以共同讨论如何解决问题和设定目标。虽然谈论这些东西对您来说很困难，但研究表明：当每个人都保持开放的态度去谈论这个问题的时候，癌症治疗的过程会变得更顺畅。

> "这就像坐过山车，我们只需要坐在过山车上就好。全家人已经做好了准备，这同样也是你患上癌症后必须做的事情。上一刻还一切都好，但你永远不知道什么时候就会改变。"——Gwen

2 您亲近的人

通常，和亲近的人交流会比和其他人交流起来更困难。这里有一些在困难时期与所爱的人怎样交谈的建议。

伴侣或配偶：
* 尽力将你们的关系保持在生病前的状态。

❀ 心平气和地交流。这对于您与配偶或伴侣来说可能很难，可以让社工和你们两个一起交流。

❀ 现实地面对自己的需求。您的配偶或伴侣可能会因为您的病情或某些时间不在您身边而感到内疚，他们也可能因为家庭角色的改变而倍感压力。

❀ 留一些独处的时间。您的配偶或伴侣需要时间来满足个人的需要，如果这些需求被忽视，您所爱的人可能只会给予您较少的力量与支持。

❀ 身体的变化和情感的担忧可能会影响您的性生活。公开并诚实地交流是关键。但是，如果您不想谈论这些问题，您可能会想与一个专业人士交流。如果您需要的话，不要害怕寻求帮助或建议。

儿童期子女：

在这个时候保持您与孩子之间的信任非常重要。当情况变得糟糕的时候，孩子们是可以感觉到的，所以您最好把癌症情况开诚布公。他们可能会担心是因为他们做了某事而导致癌症，他们可能害怕将来没有人会照顾他们，他们也可能会觉得您和他们在一起的时间没有以前多了。虽然您不能缓解他们的担忧，但您可以为他们可能出现的情绪问题做好心理准备。

有些孩子会变得黏人，有些孩子可能会在学校或家里闯祸。您可以尝试采取以下措施，可能有助于你们之间的交流：

❀ 坦诚以对。告诉孩子您得病了，并且医生会努力将您治好。

❀ 让孩子们知道，不是因为他们做了什么或说了什么而使您患上癌症，并确保让他们知道不会被传染到。

❀ 向他们保证您爱他们，鼓励他们表达出自己的想法。

❀ 告诉他们无论他们是失落、生气还是害怕，您都可以理解。

❀ 因为孩子们只能专注于一些简单的信息，所以确保您可以用一些简单词汇来表达您的想法。

❀ 让他们知道他们将会被照顾和关爱。

❀ 让孩子们知道向您提问是可以的，并告诉他们您会如实地回答。事实上，告诉孩子们疾病的真相并不会使他们更害怕，他们往往依赖于想象力和恐惧来解释他们周围的变化。

青少年期子女：

青少年和儿童的需求是一样的，他们需要知道病情的真相。以下建议可以帮助他们不被内疚感和压力困扰，但您同样也要认识到少年们也会试图逃避这些话题，他们可能会变得愤怒、冲动或者闯祸，也有一些孩子会单纯地逃避社会，不与人交流：

❀ 给他们足够的空间，尤其在您因为家庭需要更多地依赖他们的时候。

❀ 给他们独处以及和朋友在一起的时间。

❀ 让他们知道他们仍然需要上学、参加体育运动或者其他有趣的活动。

如果您很难去解释您的癌症状况的话，您可能会需要帮助。一个亲密的朋友、亲戚、医务工作者或是信任的教练或老师都可以帮助您解释一些青少年的问题，您的支持小组、社工或者医生也可以帮您介绍一些顾问或者心理专家。

成年子女：

现在您患上了癌症，您和您的成年子女的关系可能会发生改变，您可能会更加依赖他们。对您来说，寻求支持会比较困难，毕竟，您过去常常充当着给予支持的角色。

成年的子女也有他们的顾虑，他们可能开始考虑自己的生死。他们可能会感到内疚，因为他们要对父母、孩子和同事负责。有些人可能住得离父母很远或者有其他职责，他们可能会因为不能花更多的时间与您在一起而感到难过。

以下方法可能会有助于缓解：

❀ 和孩子们分享您的决定。

❀ 让他们参与对您很重要的问题。这些问题可能包括治疗选择，对未来的计划，以及您想继续的活动。

❀ 如果他们不能和您住在一起，确保他们随时可以得到您最新的消息。

❀ 花更多时间与他们分享您的感受。

试着向您的成年子女们敞开心扉，分享您的感受、目标和愿望都有助于他们调整自己的情绪，它也将有助于预防未来发生的问题。记住，就像父母想把最好的东西给孩子一样，孩子也想把最好的东西留给父母，他们想看到您的需求被有效和充分地满足。

> 我的疾病变成了一个传播媒介，它可以帮助我教育孩子。我想让他们知道，如果我从来没得病，而是面对一些挑战的话，我是该与其抗争还是选择逃避。我同样可以用疾病去教育孩子学会知足，怎样去寻找希望，并且当事情并没有按照期望的那样发展的话，要学会努力和原谅自己。

> 我的治疗过程以一种强有力的方式告诉我的孩子：我依然爱着你们，并将竭尽全力和你们一直在一起。

> ——Wendy Harpham.MD《家长患上了癌症：关爱孩子的建议》的作者

（四）寻找意义

在生命的不同阶段，人们从生活中寻找存在的意义是一件很自然的事情。许多癌症复发的人发现寻找意义这件事情非常重要，他们想了解生活的目的，他们经常会回想曾经经历了什么。有些人会寻找一种平和的感觉或去寻找与他人之间的纽带，有些人试图原谅自己或他人过去的行为。

不同的人对不同的事情有不同的精神追求，每个人对于生活的意义都有自己的认识；一些人通过教书或志愿工作找到了它；其他人则通过其他一些方式发现了它。患上癌症可能会促使您思考人生或生命之间的联系，这可以带来一种平和感，也可能带来一些问题，或者两者都有。

您可能已经对这些问题有了很多的考虑，您可能从深入地探索什么是对您有意义的事情上获得了愉悦感。您可以和您亲近的人一起，与一个顾问或一个值得信赖的朋友进行交谈，与人交谈是有帮助的。

或者您可能只想独处，反思您的经历和关系。日记或阅读也可以帮助一些人感到舒适，并找到意义。有些人发现，冥想可以帮助他们。

许多人发现癌症的发生改变了他们的价值观。您拥有的东西和您的日常职责可能显得不那么重要，您可能决定花更多的时间与所爱的人在一起或帮助别人，您可能想在户外做一些事情或学习一些新的东西。

四、最好的希冀和最坏的打算

几乎所有的癌症患者都想被治愈。这很正常，有时候也是可能的，但是有时候是不可能的。生活充满了不确定性，很多时候我们会忽略这种不确定性，但是只要我们活着，似乎永远都会这样。

有时死亡慢慢来临，有充足的准备时间来做出改变和决定。有时癌症或正在接受的治疗会导致疾病突然恶化，情况可能突然危及生命。

为最坏的情况做准备不仅仅是提前立好遗嘱，也包括其他方面，如：

❀ 留下一些正式遗产、价值观、您希望被人记住的重要事情。

❀ 如果进展不顺利，跟所爱的人谈论您想要什么。

❀ 向与您争吵过的人表达原谅或说对不起。

（一）准备遗产或"符合伦理道德的遗嘱"

❀ 遗产或"符合伦理道德的遗嘱"是您为家人朋友准备的礼物，以告诉他们您想让他们知道什么。

❋ 留下可以传达爱、祝福、您认为宝贵的个人或家庭的故事，您希望周围活着的人可以从您身上学到什么，或者希望您的子孙永远不会忘记的事情。

❋ 当您不再和他们在一起时，您要相信您为家人朋友准备的任何东西他们都会珍视。

❋ 分配遗产的方法有很多种：以书面、音频或视频的形式记录。

❋ 立遗嘱这种深刻的个人经历，有助于人们关注他们生活最重要的事情以及他们生活中至关重要的关系和价值观。

❋ "符合伦理道德的遗嘱"其实是持续性工作，许多人发现生前与家庭朋友分享道德意愿很有价值，让彼此都很有参与感。

（二）提前做出医疗决定

即使这可能很困难，但是提前和医生谈谈在危及生命的紧要关头，您希望如何被照顾很有帮助。

通过提前讨论这些，您可以让您爱的人更轻松地生活。

有些人非常希望自己在生命危及的情况下得到照顾。

有两种可能出现的不同情况值得考虑：

1 可预料到的死亡

晚期癌症患者危及生命的情况通常为癌症转移至身体的一个或多个器官。不幸的是在这种情况下，除了确保您感到舒适和免于痛苦之外，没有其他好的选择。

如果疾病不能逆转，即使是最好的重症监护也不能拖延更长时间。大多数地区文化都支持自然死亡，既不加速也不试图减缓它。

2 意外事件

晚期癌症患者可能突然病危 。有些情况可能可以抢救，一些情况下抢救成功概率很低，有些可能根本不可逆。

在这种情况下，患者对如何治疗持有不同的态度，且常常受到许多因素的影响，如对苦难的恐惧、对死亡的恐惧、未完成的人生计划或疾病的阶段等。

❋ 一些患者希望尝试所有挽救的措施。

❋ 有些人会想尝试某些疗法。例如，一些患者提前告知他们想要人工进食，但不愿依赖呼吸机帮助他们呼吸。

❋ 有人说，他们想要进行积极的治疗，但如果治疗没有反应，他们会希望停止，让他们舒适地离开。

❋ 一些患者表示，他们不希望采取积极的治疗，而只采取一些安慰措施，使他们能够安然离开。

当医生不知道患者想要什么时，他们往往不得不猜测或询问家属，家属可能不知道患者会要求什么。如果这些能提前沟通的话就会非常顺利，否则会让身边的每个人都痛苦。

"如果您处于生命危急的状态，和医生谈谈您想要得到什么样的帮助是很有用的。"

（三）让您的意愿为人所知

为您因病不能说话的情况做好准备，您可以通过准备一份声明书或指定一个具体的人在紧急情况下成为决策者来实现您的愿望。

1 声明书或生前预嘱

声明书可以储存在您医疗记录的文件里（副本保存在家里），它记录了您在这种情况下的意愿。您可以和肿瘤医生一起准备一份声明书。如果您愿意的话，您可以随时变更。

2 医疗授权委托

有些患者宁愿不去想这些问题。另一个选择是在您不能自主讲话时，让您的朋友或亲戚作为您的代言人和决策者，这个人也称为医疗决策代理人。

这是一个很大的责任，通常家人或朋友对这种类型的角色感到非常不舒服，特别是当您告诉他们您不想要积极治疗的时候。

如果您选择这种方法，最好和代理人尽可能详细地讨论这些问题，这样他们才能真正知道您想要什么。

（四）当治疗无效时

经过几次不同的治疗后，无法治愈的癌症若继续尝试放疗、化疗、免疫治疗或者其他最新疗法都可能有害无益。

治疗和过度治疗之间有一个重要的区别：

❋ 在平衡的情况下，治疗可能会有帮助，而且受益的可能性大于伤害的风险。

❋ 过度治疗是指治疗带来的风险和副作用大于疗效带来的获益，打破了这种平衡。这可能会影响您的生活质量，甚至会缩短您的寿命。

当疾病无法治愈导致生命有限时，您可能无法很好地投入您的时间、体力和情感。

"在疾病无法控制的情况下，生活质量变得更加重要。"

1 停止治疗为什么如此困难

- 您寄希望于新的治疗是正常的。然而不幸的是，有些情况下希望可能会误导您，您接受新的疗法可能有害无益。
- 正如尝试新疗法需要勇气一样，说"不再需要，是时候停止了"也同样需要莫大的勇气。

2 在这种情况下需要考虑的事情

- 在这种情况下，好好享受剩下的生命比花时间在医院接受治疗更加重要，您可以更好地利用时间和精力与家人和朋友去做重要的事情。
- 如果您不确定肿瘤医生说的是否正确，可咨询其他医生的意见。
- 虽然这是您的生活，但如果肿瘤医生认为治疗对您有害无益，您不能坚持让医生给您治疗。
- 如果您在身体或情感上无法应对，可以问肿瘤医生是否能安排姑息治疗咨询或从家人、朋友、心理咨询师、社会义工那里得到帮助。

3 这不是放弃

- 不要仅仅因为您不需要进一步抗癌治疗（也确实再无其他治疗）认为这就是放弃，因为这并不意味着您不需要其他治疗。
- 您的肿瘤医生和团队将继续帮助您尽可能控制症状，提供必要的支持治疗，帮助您和您的家人尽可能过得舒适。
- 姑息治疗至关重要，是癌症治疗的重要部分。

4 停止治疗并不意味着停止照顾

- 在疾病不能长期控制的情况下，生活质量变得比以前更加重要。
- 躯体症状、痛苦和家庭关爱在这个阶段至关重要。
- 患者通常会从姑息治疗或临终关怀小组的协助中获益，必要时可在医院或临终关怀中心得到最好的护理。

第二篇

常见癌症的治疗方式

第三章　手术治疗

一、手术治疗相关问题及解答

1 手术是如何进行的?

答 外科医生在进行手术时，通常会使用小而细的手术刀或其他锋利的工具来切除患者的部分身体组织。手术过程中需要切开皮肤、肌肉，有时甚至需要切开骨骼。手术后，这些切割伤可能会引起疼痛，并且需要一段时间才能愈合。

为了减轻患者在手术过程中的疼痛感，麻醉是必不可少的。麻醉是指通过药物或其他物质使患者失去感觉或意识。麻醉有三种类型：

❀ **局部麻醉**：会导致身体一小块区域的感觉丧失。

❀ **区域麻醉**：会导致身体某一部位（如手臂或腿）感觉丧失。

❀ **全身麻醉**：会导致感觉丧失和意识完全丧失，看起来像是深度睡眠。

除了传统的手术方法外，还有其他一些不涉及手术刀切割的手术技术。其中一些包括：

❀ **冷冻手术**：一种使用液氮或氩气产生的极低温来破坏异常组织的治疗方法。冷冻手术可用于治疗早期皮肤癌、视网膜母细胞瘤以及皮肤和宫颈上的癌前病变。冷冻手术也称为冷冻疗法。

❀ **激光**：一种利用强大的光束切割组织的治疗方法。激光可以非常准确地聚焦在微小的区域，因此它们可以用于精确的手术。激光也可用于切除癌组织来缩小或破坏肿瘤。激光最常用于治疗身体表面或内脏内壁上的肿瘤，例如基底细胞癌、可能变成癌症的宫颈变化以及宫颈癌、阴道癌、食管癌和非小细胞肺癌。

❀ **热疗**：一种将小面积身体组织暴露在高温下的治疗方法。高温会损害和杀死癌细胞，或使它们对辐射和某些化疗药物更敏感。射频消融是一种使用高能无线电波产生热量的热疗。热疗尚未广泛使用，正在临床试验中进行研究。

❀ **光动力疗法**：一种使用对某种类型的光产生反应的药物来进行治疗的方法。当肿瘤暴露在特定类型的光照下时，这些药物就会变得活跃并杀死附近的癌细胞。光动力疗法常用于治疗或缓解由皮肤癌、蕈样肉芽肿和非小细胞肺癌引起的症状。

2 手术的类型有哪些？

答 手术有多种类型，根据手术目的、需要手术的身体部位、要切除的组织量以及在某些情况下患者喜好的不同而有所区别。手术可以分为开放手术和微创手术两种。

❀ 在开放手术中，外科医生会通过一个较大的切口来切除肿瘤和一些健康组织，可能还会切除附近的淋巴结。

❀ 而在微创手术中，外科医生会通过几个小切口而不是一个大切口来进行手术操作。医生会将一根带有微型相机的细长管插入其中一个小切口中，这种管子被称为腹腔镜。通过腹腔镜，相机可以将身体内部的图像投射到监视器上，使外科医生能够清楚地看到正在进行的操作。然后，使用特殊的手术工具，通过其他小切口插入以切除肿瘤和一些健康组织。

由于微创手术需要较小的切口，因此与开放手术相比，恢复所需的时间更少。

3 手术可以治疗哪些癌症类型？

答 许多类型的癌症都可以通过手术治疗。手术最适合治疗位于某一特定区域的实体瘤。手术是一种局部治疗方法，只针对身体中的癌症部位进行治疗，不适用于白血病或者已经发生转移的癌症。在某些情况下，手术可能是患者需要的唯一治疗手段。然而，在大多数情况下，患者可能还需要接受其他形式的癌症治疗。

4 手术如何对抗癌症？

答 根据您的癌症类型和程度，手术可用于：

❀ *切除整个肿瘤*：手术切除一个区域所包含的肿瘤。

❀ *切除部分肿瘤*：手术切除部分但不是全部肿瘤。当切除整个肿瘤可能损害器官或身体时，进行减瘤手术。切除部分肿瘤可以帮助其他治疗方法更好地发挥疗效。

❀ *缓解癌症症状*：手术用于切除引起疼痛或压力的肿瘤。

5 手术有哪些风险？

答 外科医生经过专业训练，会尽一切努力确保手术过程顺利进行。然而，有时候仍然可能出现问题。

❀ **疼痛**：手术后，大多数人的手术部位会感到疼痛。疼痛的程度取决于手术的复杂程度、手术部位以及个体对疼痛的耐受程度。医生或护士将帮助您控制术后的疼痛，在手术前与医生或护士讨论如何控制疼痛的方法是很重要的。如果术后疼痛没有得到缓解，请及时告知他们。

❀ **感染**：感染是手术后可能发生的另一个问题。为了预防感染，请遵循护士关于手术部位护理的指导。如果您确实发生了感染，医生可以开具抗生素来治疗。其他手术风险包括出血、周围组织损伤以及对麻醉的反应。与医生讨论您将要接受的手术类型的可能风险是非常重要的。

6 手术费用是多少？

答 手术费用的确定取决于多个因素，包括：

❀ 您接受的手术类型。

❀ 参与手术的专家人数。

❀ 是否需要局部或全身麻醉。

❀ 手术地点是在门诊部还是住院部。

❀ 是否需要住院以及住院的时间。

7 手术在哪里进行？

答 手术地点的选择取决于：手术类型、手术范围、外科医生执业地点和保险覆盖范围。

根据具体情况，您可以选择住院手术或门诊手术。门诊手术意味着您不需要在医院过夜。如果您需要接受较为复杂的手术或者需要更长时间的观察和恢复，可能需要住院一段时间。住院时间的长短将根据手术类型和个人康复情况而定。

8 手术前、手术中和手术后分别会发生什么？

答 （1）手术前。

在手术前，护士可能会给您打电话告知如何准备，她可能会告诉您需要进行哪些检查和测试。如果您最近没有进行过常规检查，可能需要进行以下常见测试：验血、胸部 X 线检查、心电图。

在手术前的一段时间内，您可能无法进食或饮水。请务必遵循有关饮食的指导，如果不遵守，您的手术可能需要重新安排。此外，您还可能被要求准备一些伤口护理用品，如消毒软膏和绷带。

（2）手术期间。

您进入麻醉状态后，外科医生通常会切除癌症及其周围的一些健康组织，切除这些健康组织有助于增加完全切除癌症的机会。

有时，外科医生也可能切除肿瘤附近的淋巴结或其他组织。这些组织将在显微镜下进行检查，以判断癌症是否已经扩散，了解周围组织是否含有癌症将有助于医生为您制订术后最佳治疗计划。

（3）手术后。

一旦您准备好出院回家，护士会向您解释如何照顾自己。她会告诉您：如何控制疼痛，应该进行和不应该进行的活动，如何护理伤口，如何观察感染迹象以及具体的步骤，何时可以重返工作岗位。

回家后一两周内，您需要至外科就诊至少一次。对于更复杂的手术，您可能需要更频繁地就诊。您可能已经拆线，外科医生会检查以确保伤口正常愈合。

❾ 手术后如何进行工作安排？

答 您需要请假进行手术并恢复，具体请假时间可能是1天或数周，取决于多个因素：

❀ **麻醉类型**：如果您接受的是局部麻醉，恢复工作的速度可能会比全身麻醉更快。

❀ **手术类型和范围**：不同类型的手术和手术范围会影响您的康复时间。

❀ **工作类型**：如果您从事活动较为频繁的工作，可能需要更多时间来恢复。如果可能的话，您可以与雇主商讨是否可以在家办公或重新开始兼职，以帮助您逐渐适应完整的工作日。

请咨询医生您需要多长时间才能从手术中恢复。如果您预计需要更长的恢复时间，请与雇主沟通，了解是否可以休病假。同时，检查您的健康保险是否覆盖了休病假期间的费用。

二、手术前的注意事项

做手术可能是一种非常颠覆性的经历，不仅仅是手术本身，还包括准备手术的过程以及之后的恢复。然而，实际情况并不总是像您担心的那么困难。您的体验将取决于许多因素，包括所患的癌症类型、将要进行的手术类型以及整体健康状况。了解即将发生的事情并做好准备会有所帮助。以下是一些重要的事项：

* 事先尽可能多地学习。
* 提出问题，以便了解会发生什么。
* 理解每个人的情况都不同。

① 等待多长时间才算太久？

癌症诊断后需要多久进行手术可能会有所不同，这取决于癌症的类型和其他因素。有时癌症手术需要尽快进行，而其他时候，等待一段时间不是问题。有时可能需要在手术前进行化疗或放疗。在得知自己患有癌症后等待几周进行手术是很常见的情况，与医生和医疗团队中的其他人讨论手术前需要等待多长时间，不要害怕提问！您可能想询问是否有时间考虑其他选择或获得第二意见。

② 准备手术

手术前的阶段称为术前阶段。外科手术种类繁多，但几乎所有类型的手术在术前阶段都有某些共同的步骤。

③ 知情同意

在您允许他们进行手术之前，医疗团队会向您提供手术的详细信息，这被称为知情同意。医生很可能会执行以下操作：

* 与您讨论您的选择，包括安排手术需要多长时间。
* 教您有关手术的信息，包括益处、风险和副作用。
* 告诉您在手术前、手术中和手术后会发生什么。
* 是否签署同意书。
* 进行一些测试，以帮助他们确定您的身体状况是否可以耐受手术。
* 为您提供康复技巧、指导，为手术和恢复期做好准备。

④ 癌症手术前要问的问题

如果您没有事先了解相关信息，或者您希望更好地理解它，您可能需要向您的医疗团队或外科医生询问以下问题。这些问题的答案可能会帮助您更好地做出决定，并了解手术的过程和可能的结果。

* 在这次手术中，您将进行哪些操作？
* 是否所有的肿瘤都会被切除，还是只切除其中的一部分？
* 手术成功的概率有多大？

❀ 手术前后是否需要进行其他治疗？

❀ 我的身体状况是否可以耐受手术和麻醉？

❀ 手术需要多长时间？

❀ 谁将向我的家人更新手术结果？

❀ 我需要输血吗？

❀ 我会经历很大的痛苦吗？我的身体里会留有管子（如引流管或导管）吗？

❀ 我需要住院多长时间？

❀ 手术将如何影响我的身体？这些改变是永久性的吗？

❀ 我需要多长时间才能恢复正常活动？

❀ 此手术可能的风险和副作用是什么？

❀ 如果我不进行手术，后果会如何？

❀ 如果这个手术不起作用，我之后还有机会接受其他治疗吗？

❀ 我的医保是否能支付这次手术的费用？我需要支付多少费用？

❀ 您对这种手术有经验吗？您已经进行过多少次这样的手术？

❀ 我有时间获得第二诊疗意见吗？

5 其他可能影响手术的因素

❀ **烟草**：如果您是吸烟者，外科医生可能会要求您在手术前停止吸烟。吸烟会导致血管收缩，减少对身体组织的氧气供应。此外，吸烟还会延迟愈合和恢复过程，并增加手术后并发症的风险。

❀ **饮食和酒精**：超重或肥胖可能会对手术和恢复产生负面影响，因此，外科医生可能会建议您在手术前改善饮食习惯、减轻体重或积极参与锻炼。此外，他们也可能建议您停止饮酒。

❀ **药物**：外科医生通常会要求您停止服用某些药物，例如消炎止痛药和血液稀释剂，因为这些药物会增加手术期间出血的风险。

❀ **其他药物**：请务必告诉医生所有药物，包括您使用的维生素和补充剂。这些药物中的某些成分可能会在手术前后引发问题。

❀ **麻醉史**：您可能会被问到您或您的家人过去是否有麻醉问题，如恶心、呕吐和麻醉后过度困倦，可以采取一些措施来预防这些问题。

6 术前检查

在手术前，您可能需要进行一些检查，以便医疗团队了解您的整体健康状况，并确定您是否适合手术。

❀ 血液检查，评估血细胞计数、血糖水平、肾功能和肝功能，以及出血风险。

❀ 尿液检查，以确保肾脏正常运作并排除感染的可能性。

❀ 胸部X线检查，用于评估肺部状况。

❀ 心电图，用于评估心脏功能。

❀ 其他X线检查或CT，根据需要可能会进行。

7 手术准备

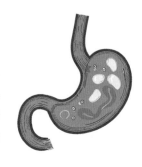

通常在涉及麻醉的手术前需要进行一些准备工作。您可能会被告知在手术前的某个时间停止进食和饮水，有时您会被要求在某个时间停止摄入食物，然后停止饮水。某些手术还要求您事先服用泻药或灌肠剂，以确保肠道清空。此外，您可能需要在手术前剃除身体某些部位的毛发，以保持手术区域清洁，并降低感染的风险。

三、手术相关并发症及应对

在进行手术或其他医疗程序之前，了解潜在风险是非常重要的。任何类型的医疗程序都存在风险，而不同的程序则具有不同种类的风险和副作用。因此，务必与医疗团队讨论您的病历细节，以便更好地了解您可能面临的风险。重要的是要明确手术的预期益处是否大于可能的风险。

1 预防癌症手术的并发症

为了降低副作用和并发症的风险，您的手术团队将采取许多措施。这包括在切割皮肤之前剃除毛发和清洁该区域以避免感染，使用特殊的足底静脉泵和低剂量抗凝药物等措施来预防血栓形成，以及雾化治疗以帮助预防肺炎。请向医生询问手术可能出现的并发症，并了解可以采取哪些措施来帮助预防这些并发症。

2 癌症手术可能产生的并发症

手术过程中可能出现的并发症是由手术本身、使用的药物以及您的整体健康状况引起的。一般来说，手术越复杂，副作用的风险就越大。小手术和采集组织样本（活检）通常比大手术风险小。手术部位疼痛是最常见的问题，而该部位的感染以及对用于麻痹该区域的药物（局部麻醉）的反应也是可能发生的。

在手术期间和手术后可能会出现一些副作用。一般来说，这些副作用不会危及生命。它们可能包括：出血、血栓、对附近组织的损害、药物反应、对其他器官的损害、疼痛、感染、其他身体功能恢复缓慢等。

（1）出血。

出血是手术过程中常见的情况，通常可以得到控制。出血可能发生在体内或体外，如果在手术中血管没有被封闭或伤口没有完全愈合，就会导致出血。

医生会非常小心地在血管附近进行操作，以尽量减少出血的风险。他们还会寻找其他可能导致出血的因素，对于严重的出血情况，可能需要进行另一次手术来找到出血源并止血。在这种情况下，患者可能需要输血来补充流失的血液。

（2）血栓。

手术后，特别是长时间卧床的患者，腿部深静脉中可能会形成血栓。如果血栓松动并转移到身体的另一部分，例如肺部，可能会引发严重的问题。因此，鼓励患者尽快起床、坐下、站立和行走，以减少血栓形成的风险。

（3）对附近组织的损害。

在手术过程中，内脏和血管可能会受到损伤。医生会非常小心地进行操作，以尽量减少对周围组织的损害，避免造成不必要的伤害。

（4）药物反应。

有些人对手术期间使用的药物（如麻醉药或其他药物）可能产生不良反应。尽管这种情况较为罕见，但它们可能导致严重的低血压，因此需要引起重视。在整个手术过程中，医生会密切观察您的心率、呼吸频率、血压和其他体征，以预防、发现或纠正这种不良反应。

（5）对其他器官的损害。

手术可能会对其他器官，如肺、心脏或肾脏造成问题。虽然这些问题非常罕见，但它们可能危及生命，特别是对于已经存在这些器官问题的患者来说，风险更高。因此，医生在手术前会详细了解您的病史并进行相关测试，以寻找可能存在的风险因素。

（6）疼痛。

几乎所有人在手术后都会经历一定程度的疼痛，疼痛是正常的生理反应，但不应让它影响您的康复速度。有多种方法可以处理和帮助控制手术引起的疼痛，止痛药的选择范围从非处方的对乙酰氨基酚到消炎药或更强效的药物，如吗啡等。

（7）感染。

为了预防感染，手术前几天可能需要使用特殊肥皂进行清洗。这种肥皂具有杀菌作用，可以帮助皮肤为手术做好准备，这是预防感染的一种方法。即使您在手术前采取了这样的措施，并且手术团队非常小心地防止感染，切口部位仍然可能发生感染。抗生素，无论是口服药剂还是通过静脉注射给药，都可以治疗大多数感染。

肺部感染（肺炎）尤其可能发生在肺功能下降的患者中，例如患有慢性肺部疾病的人或吸烟者。手术后尽早进行呼吸功能锻炼有助于降低这种风险。

其他类型的感染也可能在体内发展，特别是在手术过程中打开胃或肠道的情况下，或者在使用导管排尿并留置一段时间的情况下。医生和护士会检查感染情况并监测体温、皮肤或伤口的任何变化，以防止这种情况发生。但如果感染发生，则需要使用抗生素进行治疗。

（8）其他身体功能恢复缓慢。

一些身体功能，如肠道活动，恢复速度较慢，有时也会变得严重。体力水平也会下降。因此，手术后尽快起床走动可以减少这种风险。

❸ 癌症手术可能导致的长期并发症

询问手术是否有任何长期影响，长期副作用取决于手术的类型。如果手术涉及生殖器官或其周围区域，您可能想了解手术对生育能力是否会产生影响。例如，接受结直肠癌手术的人可能需要进行开腹手术，并将结肠末端固定在腹部（结肠造口术）。而接受前列腺切除手术（根治性前列腺切除术）的男性可能面临尿失禁或无法勃起（阳痿）的风险。因此，在手术前，应该与医生详细讨论手术可能产生的长期影响。

❹ 手术会导致癌症扩散吗？

您可能听说过手术会导致癌症扩散，但实际上这种情况非常罕见。随着手术设备的不断进步和更详细的影像学检查，这种风险已经大大降低。然而，在一些特定情况下仍然可能发生。经验丰富的医生在进行手术治疗癌症时会非常小心地避免这些情况。

医生过去用较大的针头取出一块肿瘤进行活检，然后在实验室的显微镜下观察。现在，医生更常使用小针头来取出一块组织（称为穿刺活检）。使用较小的针头活检导致癌症扩散或"播种"的机会非常低，对于肝脏、肾脏和其他肿瘤来说，在活检过程中发生这种情况的风险很小。

大多数类型的癌症可以通过所谓的切检安全地取样，外科医生切开皮肤以切除一小部分肿瘤。但也有一些例外，例如眼睛或睾丸中的某些肿瘤，医生可能会先治疗这些类型的癌症，而不进行活检，或者如果可能是癌症，可能会建议切除整个肿瘤，有时也可以安全地使用穿刺活检，如果发现肿瘤是恶性的，则切除整个肿瘤。

穿刺活检不能用于某些肿瘤，在这些情况下，可能需要部分或完全切除肿瘤。有几种肿瘤确实具有较低的癌症扩散风险，例如，甲状旁腺和胆囊肿瘤以及一些肉瘤。然而，随着设备和成像技术的进步，这种情况很少发生。

关于癌症的一个常见误解是，如果在手术过程中癌症暴露在空气中，就会扩散。有些人可能会相信这一点，因为他们在手术后经常感觉比以前更糟，但是从任何手术中恢复时有这种感觉是正常的。人们可能相信这一点的另一个原因是，在手术过程中，医生可能会发现超过影像学检查所预期的癌症。但这种情况的出现并不是因为手术，癌症早已存在，只是没有出现在完成的检查中。癌症不会因为暴露在空气中而扩散，如果因为这个误解而延迟或拒绝手术，您可能会因没有得到有效的治疗而牺牲更好的预后。

四、手术期间的饮食建议

手术会增加您对良好营养的需求。如果您身体虚弱或体重不足，在手术前可能需要摄入高蛋白、高热量的饮食。

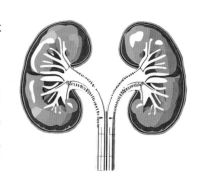

某些类型的手术可能会改变身体对食物的利用方式。如果接受口腔、胃、肠或咽喉手术，手术也会对饮食产生影响。如果在手术后进食困难，可以通过胃管或静脉注射来获取营养。与营养科医生沟通，可以帮助解决手术引起的饮食问题。

第四章 放射治疗

一、放射治疗相关问题及解答

（一）放射治疗知识的相关问题

1 什么是放射治疗？

答 放射治疗（简称"放疗"）是一种利用高剂量的放射线来杀死肿瘤细胞并防止它们扩散的治疗手段。在临床上，医生也会使用低剂量的射线（比如X线）来观察患者身体内的变化并采集图像（比如用X线拍摄骨头和牙齿的照片）。放疗与手术治疗、化疗并称为恶性肿瘤的三大治疗手段，被誉为"隐形的手术刀"。

2 放射线是如何作用于人体的？

答 放射线的给予方式可分为外照射放疗（放疗机器在身体外部，瞄准人体肿瘤细胞所在的部位）与内照射放疗（放疗机器在身体内部，靠近肿瘤细胞），部分患者还会同时接受两种治疗手段。

3 哪些患者需要接受放疗？

答 许多癌症患者需要接受放疗，在半数以上。有时，放疗是治疗部分肿瘤的唯一手段。在早期声带癌、食管癌、肺癌、宫颈癌、前列腺癌和肛管癌等，放疗可以达到和手术治疗相当的疗效，且创伤较小、相应功能保护较好，尤其对于一些高龄、有较多合并症无法耐受手术的患者，放疗可以作为局部治疗的首选。另外，还有一些肿瘤，如鼻咽癌等头颈部肿瘤，因肿瘤所处的解剖位置周围有重要器官，无法进行手术，放疗则作为首选治疗。

4 放疗在肿瘤治疗中都有哪些用途？

答 当放射线的剂量较高时，它可以杀死肿瘤细胞或延缓其生长。

（1）治疗肿瘤：放疗不仅可以根治肿瘤，还可以阻止或延缓肿瘤的生长。

（2）减轻症状：当患者不具备根治可能时，放疗可以使肿瘤缩小而减轻局部肿瘤的压迫，从而达到止痛，避免失明、瘫痪，减少大小便失禁等情况发生的目的。

（3）预防脑转移：可以降低恶性肿瘤（例如小细胞肺癌）颅内转移的概率，并提高整体生存率。

5 放疗后大概多久能见到治疗效果？

答 放疗杀死肿瘤，并没有立竿见影的效果，在肿瘤细胞出现衰亡前，往往会经历数天或数周的时间。随后的数周或数月，肿瘤细胞会发生持续性的衰减，直到放疗结束。

6 放疗对正常细胞会有哪些影响？

答 放疗不仅会杀死肿瘤细胞或延缓其生长，还对其旁边的正常细胞带来影响。正常细胞通常在放疗结束后就会恢复正常，但部分患者由于情况较为严重或自身原因，较难恢复正常。因此，医生在放疗过程中会通过以下手段来尽量避免正常细胞受损：

❀ **尽量调低治疗的射线剂量**：放疗是一门妥协的艺术。放射线的剂量调整，需要在杀死肿瘤细胞和保护正常细胞之间找到平衡，尽量两者兼得。

❀ **对治疗进行合理分割**：患者进行的可能是数周内一天一次的常规放疗，也可能是较低剂量的一天两次放疗或者隔日一次的大分割放疗等。对治疗进行合理分割，以利于正常细胞的恢复。

❀ **精确放疗**：放疗至少要采用CT模拟定位和三维适形技术；当需要达到足够的肿瘤剂量而又要顾及正常组织的限量时，则需要采用更先进的技术，包括（但不限于）：四维CT、MRI/CT或PET-CT模拟定位、调强放疗/容积弧形调强放疗/螺旋断层放疗、图像引导放疗技术及呼吸门控技术。

❀ **使用药物**：某些放疗保护剂或者增敏剂。

7 放疗会引起疼痛吗？

答 不会。当放射线作用于人体时，并不会产生疼痛。但是放疗后产生的副作用可能导致疼痛或不适。

8 放疗可以和哪些治疗方式联合使用？

答 放疗可以和多种治疗方式联合使用。

❀ **放疗和手术联合**：手术前、手术中或手术后均可与放疗联合。医生通过放疗可以在术前缩小肿瘤的体积，或者在术后通过放疗来解决肿瘤尚未被切除的残余灶。在术中，放疗可以直接作用于肿瘤病灶而避开皮肤的损伤。

❀ **放疗和化疗联合**：可以在化疗前、化疗中或化疗后与放疗联合。在化疗前或化疗中，放疗可以缩小肿瘤体积，从而使得化疗疗效更好。有时，化疗又可以提高放疗的疗效。在化疗后，放疗也可以剿灭化疗无法杀灭的肿瘤细胞。

9 当前放疗有哪些新的技术？

答 目前放疗的主要技术是直线加速器的光子放疗，所谓的光子放疗，是利用高能X线或γ线来治疗肿瘤。近20年来发展了一种新的放疗技术，称为粒子放疗，其疗效优于光子放疗，且放疗的毒性和不良反应更少。目前普遍认为肿瘤的粒子放疗（质子和重离子）是当前最先进的放疗技术，但是其开展的各种场景还需要更多临床研究来探索。

10 什么是粒子放疗？

答 粒子放疗的放射线包括质子和重离子。质子是原子核的基本组成部分，带正电荷。质子来自氢原子，移去其外周的一个电子即成为质子（H）。重离子有多种带电的离子，包括碳、氧及氮等。放射物理学和生物学的研究表明，比较适合人类肿瘤放疗的是碳离子。把质子或碳离子注入同步加速器，加速到接近光速时再引出来治疗患者。

11 粒子放疗有什么优点？

答 粒子放疗有放射物理学和生物学方面的两大优点。

❀ **放射物理学优点**：光子放射线的物理学剂量在进入人体后随着进入人体的深度而逐渐降低。粒子射线的物理特征是具有布拉格（Bragg）峰，即粒子射线在进入体内后剂量释放不多，而在到达它的射程终末时，剂量全部释放完毕。整个治疗过程好比是针对肿瘤的"立体定向爆破"，能够对肿瘤病灶进行强有力的照射，同时又避开照射正常组织，实现精准化治疗。

❀ **放射生物学优点**：质子放疗杀灭肿瘤的效果是光子的1.2倍。重离子放射线有更强烈的放射生物学效应，因为它对细胞脱氧核糖核酸（DNA）的杀伤是双链断裂，所以具有比质子更强的肿瘤杀灭效应，特别是对光子和质子放射抵抗的肿瘤，如G0、S期（静止期/合成期）的肿瘤细胞，乏氧肿瘤细胞和固有的放射抵抗肿瘤（如黑色素瘤），碳离子杀灭肿瘤的能力是光子的3倍。由于重离子更强大的放射生物学效应，因此是把"双刃剑"，如果重离子照射在正常组织和器官上，也将产生严重的放射损伤。因此医生必须使用精确的放疗技术，在照射肿瘤的同时保护好正常组织和器官。

12 粒子放疗适用于哪些癌症？

答 质子和重离子放疗适合肿瘤局限在原位，或有区域淋巴结转移，但是没有发生远处转移的患者，包括：① 中枢神经系统肿瘤，如脑膜瘤、垂体瘤、听神经瘤、星形细胞瘤等；② 颅底肿瘤，如脊索瘤、软骨肉瘤等；③ 头颈部肿瘤，如鼻咽癌、口腔癌、咽癌、喉癌等；④ 胸腹部肿瘤，如肺癌、食管癌、肝癌、胰腺癌等；⑤ 盆腔肿瘤，如前列腺癌、子宫肿瘤、复发直肠癌、肾癌及其他不能切除的盆腔肿瘤；⑥ 骨和软组织肿瘤，如骨肿瘤、软组织肉瘤和乳腺癌等。

13 粒子放疗不适用于哪些癌症？

答 质子和重离子放疗禁忌证：① 非实体性肿瘤，如白血病等；② 肿瘤已发生多发远处转移的，且转移灶 ≥ 3 个；③ 同一部位1年内接受过放疗或放射性粒子植入；④ 无法较长时间（30分钟）保持俯卧或仰卧体位的患者。

14 什么是适形放疗？

答 适形放疗的字面意思就是与形状相适配的放疗。适形放疗是放疗技术的一个里程碑，标志着放疗由二维"模糊"治疗时代（"狂轰滥炸"）向三维"精准"治疗时代（"定点清除"）的发展。基于三维影像（CT、MR）的适形放疗根据需要治疗的肿瘤区域形态合理地设计方案，在有效治疗靶区的同时，尽可能地降低对正常组织的照射。随着技术的发展，在适形放疗的基础上进一步发展出了调强放疗和图像引导放疗等更新的技术。可以说，现在临床上所有的放疗技术都是以适形治疗为基础的。

15 什么是调强放疗？

答 调强放疗是在适形照射基础上发展的放疗技术，在保证解剖形状匹配的前提下，实现照射剂量的均匀性。根据照射部位（靶区）的三维形状，射线从多个不同的角度进行照射，每个角度的射线强度和射束形状都相应调整，使射束形状与肿瘤形状匹配，同时使得靶区内剂量均匀。简言之，就是照射后剂量分布的范围和需要照射的部位从形状上相符，并且内部剂量均匀，没有特别高和特别低的点，既不会过度照射，又不会照射不足。

16 什么是四维放疗？

答 患者在放疗实施过程中虽然被很好地固定，但是器官内部依然是在不停地运动的。四维放疗就是在三维技术基础上，再加上时间的概念，通过动态捕捉呼吸运动引起的器官移动来进行影像重建，可以避免受呼吸运动影响大的胸腹部肿瘤（如胃癌、肺癌等）在放疗中出现漏照。采用新的四维技术，就如同放射仪器安装了雷达，以实时跟踪肿瘤位置的变化，并及时对放射区域进行调整，真正实现精准放疗。

17 什么是立体定向放射外科？

答 立体定向放射外科概念由瑞典的 Leksell 教授于1951年提出，即采取立体定向等中心技术把放射线聚集在病灶实施一次大剂量照射。通过三维空间把线束投照在靶内形成高剂量，而周围正常组织受量低。因等剂量曲线在靶外急剧陡降，病灶与正常组织剂量界限分明，达到控制、杀灭病变、保护正常组织的目的，犹如外科手术刀切除病灶一样。一次照射治疗结束，又似外科手术当日完成，因此，用于放射外科的治疗机如钴-60、直线加速器，因使用 γ 线或X线治疗有 γ 刀及X刀之称。

18 什么是立体定向放疗？

答 立体定向放疗又称立体定向消融放疗，技术起源于立体定向放射外科技术，不同之处在于前者是分多次照射，而后者是单次、大剂量照射。立体定向放疗最常用于治疗体部的病灶、局限的单个小病灶，例如肺、肝等部位的恶性肿瘤及转移灶，因此又被称为"体刀"。该技术采用较高的单次剂量（通常每次6～30 Gy），一般治疗3～8次，每日1次或隔日1次，整个治疗可在1～2周内完成。无论是立体定向放射外科，还是立体定向放疗，在患者的筛选和治疗计划评估方面都需遵循严格的条件，以保证治疗的安全性。

19 放疗是在医院的放射科进行吗？

答 不是。放射治疗属于临床治疗项目，通常在医院独立的肿瘤放疗科进行，也有医院放疗科位于肿瘤中心内。肿瘤放疗科和肿瘤内科、肿瘤外科一样属于临床科室。医生接诊后对患者进行全面检查，明确诊断后，对符合放疗适应证的患者制订放疗计划，进行治疗。放疗的具体实施在放疗科的专设治疗机房中进行，全程由专业技术人员操作、监控，并有严格的隔离防护措施。放疗科医师同时也进行肿瘤相关综合性治疗以及后续随访。

20 放疗流程包括哪些步骤?

答 放疗的流程主要有以下步骤:

❀ **制订治疗方案**:放疗前,医生对患者进行全面的病情问诊、体检、辅助检查后完成临床诊断。根据患者病情,制订放疗方案,包括照射范围、次数、剂量,放疗同时是否要使用化疗药物,放疗期间患者要注意什么,是否要进行什么检查等。

❀ **体位固定及模拟定位**:确定放疗方案后,由医生、放射物理师、治疗师根据患者具体情况选择合适的体位(重复性好、固定性好、舒适度好),制作固定模具,进行CT扫描获得影像信息,为医生勾画靶区、制订治疗计划做好准备。在此过程中患者需要配合医生,尽量以放松的姿势进行摆位,以确保以后每次治疗中都能重复出同样的姿势,保证放疗的准确性。

❀ **影像学资料初步处理及勾画靶区**:物理师接收图像进行三维重建,由医生进行靶区勾画(将要接受射线照射的范围),以及靶区周围危及器官的勾画(照射范围周边的正常器官组织,以便保护)。

❀ **计划设计和评估优化**:医生勾画完靶区后,由物理师进行射野设计,计算与优化剂量分布,以期达到最佳治疗效果。

❀ **计划的验证**:放疗前的最后一步工作,包括放疗中心位置验证(复位)、射野验证和剂量验证,由物理师、剂量师共同完成。最后确保准确无误后就可以实施放疗,具体的设备操作由治疗师负责。

21 在放疗团队中,有哪些医务人员参与其中?

答 许多人都会参与放疗的治疗或护理,这个团队被称为"放疗团队"。医护人员共同努力,以提供给患者最适宜的治疗及护理。

(1) **放疗科医生**:是利用放疗技术治疗癌症的医生。他们会计算患者需要多少的治疗剂量并对患者的治疗予以规划,对患者的治疗及治疗所带来的副作用予以全程关注并处理。放疗科医生会及时针对患者的情况与团队中其他的医务人员沟通;在治疗过程中,根据患者治疗的实际情况对放疗计划进行调整(如适用);在患者完成治疗时,还会对患者进行随访。在随访中,肿瘤放疗医生会检查并评估患者放疗晚期副作用的发生情况。

(2) **一般护理人员**:是一群受过专业训练的护理人员。他们会采集患者的用药史,对患者进行查体、安排相应的检查及处理放疗相关的副作用。在患者完成放疗后,他们也会对患者的放疗晚期副作用进行跟踪及随访。

（3）放疗护理人员：他们的工作职责是在放疗过程中为患者提供护理服务，他们和放疗团队中其他的医务人员共同工作，告知患者在治疗过程中的注意事项，也会帮助患者处理放疗所引起的副作用。

（4）物理师及技师：他们参与整个放疗过程中的所有环节，负责患者放疗的体位摆位及放疗机器的运行和调试，以此来保证准确无误地执行肿瘤放疗医生为患者制订的放疗计划。

（5）其余医务工作者：在治疗团队中可能还包括营养师、理疗师及其他社会工作者。

（6）患者本人（团队中最重要的部分）：患者本人作为治疗团队中最重要的一部分，应该履行的职责包括：

- 每次治疗都能及时到达指定地点并完成。
- 就自己不理解的问题，向医务人员进行提问。
- 让医务人员及时了解患者的放疗副作用是何时发生的。
- 如果身体出现疼痛等不良反应，应告知医务人员。
- 遵从医务人员的医嘱，在家中进行正确的自我调养，比如：对皮肤的护理，及时饮水，吃医生推荐的食物，保持体重的稳定。

22 放疗的价格会很贵吗？

答 是的，放疗会花费很多钱。因为要完成放疗会使用到纷繁复杂的机器，还需要多个不同角色的医务人员共同参与。放疗的具体花费需根据患者所在的地区、患者所采用的放疗技术及完成情况来决定。

患者应及时向保险公司咨询放疗费用的报销情况，大部分的保险公司都会对放疗费用进行报销。

23 在放疗期间，患者应该进行特殊的饮食吗？

答 为了恢复在放疗过程中所遭受的损伤，身体会消耗掉大量的能量。所以，对于进行放疗的患者来说，进行充足的营养补充来维持体重尤为重要。

24 在放疗期间，还能继续参加工作吗？

答 部分患者在放疗期间仍能进行全职工作，其余患者可以进行兼职或不再工作。患者究竟能否进行工作及工作量的大小，取决于患者自身的感觉。

在刚开始放疗的时候，部分患者会觉得自己仍能完全胜任工作，然而随着治疗时间的推移，患者会发现自己开始出现疲惫、乏力等情况，在完成放疗后的数周或数月，患者又会发现这些症状有所好转。患者会在某个时刻发现自己由于疾病而不能再继续工作，可以与上级进行沟通，自己能否在此时办理因病退休或申请病假。同时，确保保险公司在患者因病退休或病假期间能对治疗费用进行报销。

放疗结束并不代表万事大吉，患者还需要配合医生或护士进行长期的随访和观察，包括观察治疗的效果、监测肿瘤复发的信号、观察患者放疗后的副作用，同时告知患者接下来的治疗及注意事项。

为了做好随访和观察，医护人员会进行以下随访：

❀ **对患者进行相应的身体检查及询问患者的感受**：医护人员会就随访过程中出现的问题，给予药物或调理方面的建议。

❀ **安排相应的实验室或影像学检查**：包括血液检查、B超、CT、MRI或PET–CT等检查。

❀ **和患者商量下一步的治疗方案**：医护人员会就患者的实际情况安排其他的治疗，比如增加放疗计划、安排化疗或两者同步进行。

❀ **解答患者的疑问**：鉴于此，患者应在平时对自身出现的问题养成记录的习惯，包括相关症状出现的时间及问题的具体内容。

㉕ 在放疗结束后，出现哪些症状应引起重视？

答 患者在放疗结束时，可能除了放疗外还经历了其他一系列的抗癌治疗，此时对于自身所出现的感觉或问题会愈发地警觉。患者在放疗后，应对以下症状引起重视：

❀ 难以缓解的疼痛。

❀ 新出现的包块、肿胀、瘀青、出血等。

❀ 胃口的改变，出现恶心、呕吐、腹泻等情况。

❀ 原因不明的体重下降。

❀ 难以缓解的发热、咳嗽或喘鸣等。

❀ 其他令人不安的情况。

（二）外照射放疗相关问题

❶ 什么是外照射放疗？

答 外照射放疗是通过体外一个能发出放射线的机器来杀灭肿瘤细胞的治疗方式。这台机器很大，在运行过程中也有噪声。但是在治疗过程中，它不会碰到患者，只是围绕着患者的身体转圈，从不同的角度向患者身体内的肿瘤细胞发射射线。外照射放疗是一种局部放疗，意味着它只是针对患者身体里局部的肿瘤病灶进行治疗，比如对于肺癌患者来说，只有胸部会接收放射线，而身体其他地方则不会。

2 患者多久接受一次外照射放疗？

答 大部分患者只进行1天1次，每周5天（从周一到周五）的外照射放疗。治疗时间为2到10周不等，具体的治疗时长根据患者所患肿瘤的类型及治疗目的而定。从每次放疗周期开始到该次放疗周期结束，称为一个治疗疗程。

也有患者接受低剂量的每天2次放疗（超分割放疗），当医生认为该种治疗的疗效会优于常规放疗时，则会给患者使用该种治疗方式。当然，早期副作用可能会更严重，但是几乎没有放疗晚期副作用。医生们也在进一步研究，看究竟哪类患者最适合这种放疗方式。

3 患者可以在哪里接受外照射放疗？

答 接受外照射放疗的患者为住院或门诊患者，患者可以前往医院或肿瘤放疗中心接受治疗。若为门诊患者，在该次治疗结束后即可回家，无需住院。住院或门诊放疗由医生根据患者情况制订。

4 进行第一次外照射放疗前会进行哪些准备？

答 在进行第一次外照射放疗前，医生或护士会与患者进行长达1～2小时的医患沟通。在此期间，医护人员会对患者进行体检，询问既往的用药史，以及可能会安排影像学检查。医护人员会告诉患者外照射放疗的优缺点以及在治疗中及治疗结束后，应该如何对自身进行护理。患者在对以上情况进行了解后，自行决定是否接受外照射放疗。

如果患者同意接受外照射放疗，患者会被安排进行模拟定位，在此期间：

❀ 患者首先会被安排进行模具制作，这个模具通常是塑胶的，可以帮助患者在放疗过程中固定身体，以减少因患者身体移动而带来的放疗误差，确保每次放疗的都是同一个部位。

❀ 如果患者接受治疗的部位是头部，患者的面部则会被戴上头颈面罩，这个头颈面罩有供患者呼吸的出气孔，当然也可以在头颈模具上的眼睛、鼻子及嘴巴部位开放孔道，让患者更舒适。在治疗时，患者的头颈面罩会被固定起来，以保证在治疗过程中头部不会移动，从而避免放疗的误差。

❀ 肿瘤放疗医生及放射物理师、技师等会确认患者的放疗部位，而这个部位就是接受放射线治疗的地方。患者会被要求平躺，直到X线对患者的治疗部位确认完毕。

❀ 模具会贯穿在患者的整个治疗中，在模拟定位中，医生在患者皮肤及模具上做的记号也将在整个治疗过程中予以保留，确保患者每次放疗的部位都是同一个部位，且位置精确。如果在模拟定位后，患者皮肤及模具上的颜色变淡或者位置发生改变，应及时告诉医生。

5 在外照射放疗时应该进行什么样的穿着？

答 穿舒适轻便的衣服，比如纯棉的衣服。由于在治疗时要暴露治疗部位，因此衣服还要便于穿脱，不要穿紧身衣，在治疗期间应避免穿戴各种首饰，在治疗前不要使用除臭香皂。

6 在外照射放疗过程中会出现哪些情况？

答 在整个外照射放疗过程中，医生都能听到、看到患者，还能与患者进行沟通。

❀ 患者可能会被要求换上医院宽松的病号服。

❀ 进入直线加速器所在的小房间进行外照射放疗。

❀ 根据肿瘤所在的部位，患者会被要求坐在椅子上或躺在治疗的平板上，放疗物理师会使用患者的模具来固定患者以确定放疗部位。

❀ 患者会看到在自己的皮肤标记处，有五颜六色的光闪烁，这些光都是无害的，它可以帮助医生确定患者的治疗部位。

❀ 患者会被要求在治疗床或治疗椅上保持不动的状态，以便放射线能照射到准确的治疗部位，患者在治疗过程中只要正常呼吸就好（就像平时呼吸那样）。

　　在治疗正式开始前，物理师会离开进行放疗的小房间，但是物理师会在隔壁的控制室控制机器、通过对讲机和患者交流及通过视频观察患者在整个治疗过程中的情况。患者并非独自一人接受治疗，尽管患者可能会有这样的感觉。在治疗过程中，若感到不舒服，要及时通过对讲机告诉医生，医生能随时将机器停掉。患者在整个过程中是不会听到任何声响、闻到任何气味的。

　　整个过程会花费30～60分钟的时间。大部分的时间花在精确的定位上面，患者真正接受放疗的时间只有1～5分钟。如果患者接受的是调强放疗，治疗时间会更长。如果在治疗过程中，医务人员要利用X线对患者治疗情况进行复查，则治疗时间也可能会相应延长。

7 外照射放疗后，患者本人也会带有放射性吗？

答 不会，外照射放疗不会让患者带有放射性，患者甚至可以和婴儿甚至幼童安全地待在一起。

8 放疗期间如何放松自己？

答 在放疗期间，您可以尝试以下措施放松自己。

❀ 在等候放疗的时候，可以阅读一些喜欢的书籍。

❀ 询问医生，自己是否可以在放疗时听音乐或有声书籍（在不影响治疗的前提下）。

❀ 通过冥想、深呼吸、想象或其他方式来放松自己。

（三）内照射放疗相关问题

1 什么是内照射放疗？

答 内照射放疗是通过放进体内的放射源发出射线达到治疗肿瘤目的的治疗方式。内照射放疗中有一种治疗称为近距离放射治疗。近距离放射治疗所使用的放射源是固体的，被放在胶囊或丝带中，然后将放射源靠近肿瘤所在的部位，形成一个肿瘤局部的高剂量放疗。内照射放疗也可以用液体的形式完成，患者口服液体放射源或咽下药片，通过放射源在消化道中所经过的部位对肿瘤形成放射杀伤作用。

近距离放射治疗同样也被应用于头颈部肿瘤、乳腺癌、子宫内膜癌、宫颈癌、前列腺癌、胆囊癌、食管癌、眼部肿瘤及肺癌。液体形式的内照射放疗主要用于甲状腺癌或非霍奇金淋巴瘤。患者在治疗的过程中可能仅仅接受内照射放疗，也可能联合外照射放疗、化疗或手术等治疗。

2 在进行第一次内照射放疗时，需要进行哪些准备？

答 在进行内照射放疗前，医护人员会与患者进行 1～2 小时的沟通。与此同时，医护人员会对患者进行身体检查，询问患者既往的健康情况，还有可能会为患者安排影像学检查。医生不仅会告知最适合患者的内照射放疗形式，还会告知患者其中的风险和获益，同时还会叮嘱患者在治疗期间及治疗完成后应该注意的自我护理方式。在完成以上步骤后，由患者决定是否接受内照射放疗。

3 内照射放疗所使用的放射源是如何放入患者体内的？

答 大部分内照射放疗的放射源通过一个小而且有弹性的导管放入患者体内，有时候也会通过一个大的叫作敷贴器的装置来完成这一步骤。当患者要进行近距离放射治疗时，医生就会通过这两种方式将放射源放到患者体内的治疗部位。

4 当医生在置入导管或敷贴器的时候，会发生什么情况？

答 患者大多时候是在医院完成导管或者敷贴器置入的，可能会有以下这些情况发生：

❀ 为了防止在置入的过程中患者出现疼痛，患者在睡眠或局部麻醉的情况下进行置入。

❀ 整个置入过程由医生进行操作。

❀ 如果患者在置入的过程中处于清醒的状态，则会被要求在置入的过程中保持平躺。如果患者觉得不舒服，可以告诉医生或者护士，他们会给予相应的处理。

5 在导管或敷贴器置入后，患者身体会有哪些变化？

答 当患者的治疗计划制订完成后，医生就会通过导管或敷贴器在患者体内置入放射源，放射源会在患者体内保持数分钟、数天或患者接下来存活的所有时间。放射源究竟会在患者体内存放多久，取决于内照射放疗的种类、患者所患的肿瘤类型、肿瘤所在的部位及患者是否接受其他治疗。

6 近距离放射治疗分为哪些种类？

答 放射源在靶区的放置方式，分为短期和永久。

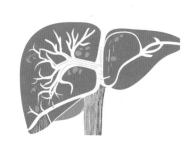

❀ 短期近距离治疗，是指在放射源撤回前停留一段固定的时间（一般是几分钟或几小时）。治疗时间长短受许多因素影响，包括治疗剂量率和肿瘤的类型、大小、位置。对于低剂量率及脉冲式剂量率近距离放疗，放射源通常要在治疗部位停留24小时，但对于高剂量率近距离放疗，治疗时间通常只有几分钟。

❀ 永久性近距离治疗，也称为粒子植入，是指将小的低剂量率放射性粒子或小球（大约为米粒的大小）植入肿瘤或治疗位置，永久地留在体内，放射性逐渐衰减。几周或几月后，放射源放出的放射性水平会趋近于零，不具有放射性的粒子将永久留在治疗部位，不再具有任何作用。永久性近距离治疗大多用于前列腺癌的治疗。

7 当放射源仍处于患者体内时，有哪些注意事项？

答 （1）当固体放射源处于患者体内时，患者也会对周围形成辐射，但是患者的尿液、汗液及唾液不具备放射性。当放射源是液体时，患者的体液（尿液、汗液、唾液等）则具备放射性。

（2）医护人员会告知患者相应的安全防护措施。

（3）如果患者接受的是高剂量率的内照射放疗，安全措施包括：

- 在医院单独的病房住院治疗，以保护其他与患者身体接触的人。
- 尽量加快患者的治疗过程，但是医护人员会提供患者所需的任何护理，在护理过程中，为了防护需要，医护人员会与患者保持一定的距离，或者是站在门口与患者进行交流。

（4）来医院探访患者的亲友也需要遵循一定的防护措施，包括：

- 当患者第一次接受放射源持续在体内的内照射放疗时，不允许亲友探望。
- 在进入患者房间前，应与医护人员进行沟通并询问是否可以探望患者。
- 亲友每天的探望时间不能超过30分钟，亲友探访患者的时间取决于患者接受内照射放疗的类型及肿瘤所在的部位。
- 尽量站在病房门口，不要进入房间内。
- 不要让未成年人及孕妇探望患者。

即使患者已经出院，可能仍需遵守一定的防护规范，比如尽量减少和他人近距离接触的时间。当患者离院时，医护人员会和患者就安全事宜做好沟通。

8 在接受完低剂量率及高剂量率的内照射放疗并取出导管后，有哪些注意事项？

答 （1）在导管或敷贴器从患者体内取出前，医生会给予药物进行止痛。

（2）在导管或敷贴器取出后，其原先所在的位置在接下来的几个月内可能会变得比周围组织柔软一些。

（3）在导管或敷贴器取出后，患者体内就不再具有放射源，可以放心地和其他人接触，甚至包括儿童和孕妇。

（4）在导管或敷贴器取出的 1～2 周内，患者可能会被限制剧烈活动，可以询问医护人员究竟何种运动适合患者。

（四）放疗期间患者的感受

1 放疗期间，患者会有哪些感受？

答 在放疗期间，患者有时会感到紧张、焦虑、害怕、生气、沮丧、无助、孤独。

这些感受都是正常的，患有癌症并经历治疗，本身就会让人感到焦虑，有时还会感到乏力。

② 在放疗期间，如何应对这些负面的身体及心理感觉？

答 为了应对这些在治疗过程中产生的负面感觉，患者可以采取以下措施：

❋ **放松和冥想**：患者可以想象身处一个自己喜欢的空间，缓缓地呼吸，并将注意力放在每一次呼吸上，或者听一些舒缓的音乐。

❋ **运动**：许多患者发现做一些轻柔的运动（比如散步、骑自行车、练瑜伽或者水中的有氧运动）可以让自己感觉更好。

❋ **同他人沟通**：鼓励患者向其信任的亲友或医护人员诉说自己的感受，患者会从这种沟通中获得帮助。

❋ **参加互助组织**：肿瘤互助组织是专门为癌症患者提供互相帮助平台的组织。患者可以借此平台交流自己的患病经历，向他人学习如何对抗癌症，如何完成治疗及如何应对治疗所带来的副作用。医护人员及社工将向患者提供参与就近互助组织的方式。另外，一些互助组织会在网络上组织交流，这为相距较远的患者提供了方便。

❋ **患者可以告诉医护人员自己所担心的事情**：当患者觉得自己难以应对这些负面情绪时，可以告诉医护人员，他们将使用药物帮助患者解决。

二、放疗前可能需要向医生咨询的问题

以下是患者可能会向医护人员问到的问题，患者可以在询问后将答案依次记下来，以便将来查验。

❋ 我接受的是何种放疗？

❋ 放疗是如何起作用的？

❋ 我的放疗疗程会持续多长时间？

❋ 在放疗期间，我可能出现哪些放疗相关的副作用？

❋ 在放疗结束后，这些副作用会消失吗？

❋ 在放疗结束后，我可能出现哪些放疗副作用？

❋ 出现哪些症状时，可能意味着是放疗副作用？

❋ 我应该如何应对这些放疗副作用？

❋ 医护人员会如何帮助我应对这些放疗副作用？

❋ 我可以在哪些地方了解更多的放疗知识？

三、放疗的近期副作用及应对

1 什么是放疗相关的副作用？

答 副作用通常是由治疗所带来的相关问题，是非治疗预期性损伤。它可以由高剂量的射线导致，因为这些射线不仅可以杀伤肿瘤细胞，而且会损伤肿瘤周围的正常细胞。放疗副作用的发生因人而异，有些患者的副作用比较明显，有些患者则几乎不存在放疗副作用。当患者在放疗前、放疗中或放疗后联合化疗或其他肿瘤治疗时，副作用会更加严重。

医护人员会提前告知患者可能出现的放疗副作用以及发生风险。在治疗过程中，医护人员会密切观察患者并告知患者相关的注意事项。患者一旦发生放疗副作用，医护人员会帮助患者处理放疗副作用。

2 常见的放疗相关副作用有哪些？

答 部分患者在接受放疗后会出现皮肤改变及乏力，其他放疗相关副作用的发生取决于患者接受治疗的部位。皮肤改变包括：皮肤干燥、脱皮、瘙痒、起泡等，这些皮肤改变是由于射线损伤了治疗部位的皮肤。在放疗期间，患者需要对皮肤进行特别的护理。

乏力给人的感觉通常是精疲力竭，有许多办法可以解决乏力的问题。

由于治疗的部位不同，患者可能出现以下放疗相关副作用：

腹泻、治疗部位毛发脱落、口腔问题、恶心呕吐、性欲改变、皮肤肿胀、吞咽困难、排尿改变等。大部分的放疗相关副作用通常在治疗结束2个月后消失。

放疗晚期副作用通常在放疗结束6个月后发生，其发生的情况取决于治疗的具体部位、射线的剂量等。放疗晚期副作用主要包括：不孕不育、关节问题、淋巴水肿、口腔问题及继发性肿瘤。每个人都存在个体差异，所以患者应向医护人员咨询自己是否会发生放疗晚期副作用及发生前身体会有哪些信号。

3 放疗相关副作用一览

放疗副作用的发生主要取决于治疗部位，患者可以对应下表，看看自己可能会发生哪些放疗副作用。图表左侧为放疗的部位，图表顶端为放疗副作用的类型，而其中打钩的部分，则代表该种放疗所对应的副作用。

	腹泻	乏力	脱发	口腔改变	恶心呕吐	生殖能力变化	皮肤改变	咽喉改变	泌尿系统改变	其他放疗副作用
颅 内		√	√		√		√			头痛、视物模糊
乳 腺		√	√				√			压痛、肿胀
胸 部		√	√				√	√		咳嗽、气短
头颈部		√	√	√			√	√		耳朵痛、味觉变化
盆 腔	√	√	√						√	
直 肠	√	√	√						√	
胃和腹部	√	√	√		√		√		√	

（一）腹泻

1 什么是放疗相关性腹泻？

答 腹泻是排便频率增加，出现水样便或大便不成形。在放疗的任一过程均可能发生。

2 放疗相关性腹泻的发生原因是什么？

答 当放射线照射到盆腔、胃部及腹部时，即可能发生腹泻。这是由于放射线损伤了大肠、小肠内的正常细胞，该部分细胞对于放射线极其敏感。

3 如何应对放疗相关性腹泻？

答 （1）每天喝8～12杯的饮用水：如果喝的水糖分太高，应询问医护人员是否可以将其与其他清水混合饮用。

（2）少食多餐：比如每天可以吃5～6顿，每顿少量，而不是一天3顿都大吃大喝。

（3）吃易于消化的食物（即低脂肪、低纤维及低乳糖的食物）：如果患者腹泻较为严重，医护人员会建议患者采用BRAT饮食，即食用香蕉、米饭、苹果酱及烤面包等。

（4）对肛门进行护理：在排便后不要使用普通的厕纸，而应选用婴儿擦拭纸或喷射水来对肛门进行清洗。当然也可以询问医护人员可否坐浴，就是将臀部坐放在温水当中，而水面仅仅没过臀部。如果肛门或直肠部位出现疼痛，一定要告诉医护人员。

(5) 应尽量避免以下食物：

- 牛奶、冰激凌、芝士等乳制品。
- 辛辣的食物，比如辣椒酱、咖喱菜等。
- 能产气的食物或饮料，比如煮熟的干豆、卷心菜、西兰花、大豆、豆奶及其他豆制品。
- 高纤维食物，比如生的蔬果、煮熟的干豆类、全麦面包及谷物等。
- 油炸或油腻的食物。
- 来自快餐店的食物。

(6) 患者应将自己腹泻的情况告诉医生，以便医护人员给予药物处理，例如洛哌丁胺。

(二) 乏力

1 什么是放疗导致的乏力？

答 放疗所导致的乏力程度不一，有极轻微的，也有极严重的。许多患者会将乏力描述为感觉虚弱、疲惫不堪、沉重或缓慢。

2 为什么会导致乏力？

答 乏力的原因可分为多种，包括贫血、焦虑、沮丧、感染、缺乏活动、药物因素等。当然，乏力还可能由每天接受放疗及在放疗过程中紧张导致。大部分时候，乏力原因都是未知的。

3 乏力时间会持续多久？

答 乏力的原因与患者年龄、健康状况、运动水平、放疗前的心理状态有关。乏力通常会在该放疗疗程结束后持续6周到12个月。

4 如何应对放疗所导致的乏力状态？

答 (1) 尽量保证每天睡够8小时：保证夜间睡眠质量的方式有两种，一种是在白天进行适度的活动，比如散步、做瑜伽或骑车；另一种是在睡觉之前放松自己，患者可以读书、拼拼图、听音乐或做其他能让自己安静下来的事。

(2) 制订休息计划：在白天的时候，患者可以打个盹。许多患者反映在白天休息10～15分钟会缓解乏力。如果患者打盹，应将时间尽量控制在

1小时以内。

（3）尽量不要做太多的事：在乏力的状态下，患者没有足够的精力去做完所有想做的事，可以选择参与那些较为重要的活动。比如，若选择上班，则不应再做家务；若参加孩子学校的运动会，就不要再去参加宴会。

（4）进行适量的运动：大部分患者反映每天做适量的运动有助于乏力状态的康复，例如每天进行15～20分钟的瑜伽练习或散步。患者应向医务人员询问自己在放疗期间的运动量。

（5）制订适合自己的工作计划：乏力可能影响患者工作时的精力。有的患者可能会精力满满，但有的患者则需要相应地减少工作量——也许是减少每天几个小时的工作量，也可以是每周减少几天。

（6）制订适合自己的放疗计划：如果患者希望自己的治疗和家庭或生活安排两者兼顾，则需要制订适合自己的放疗计划。比如，如果患者在上午完成当日的放疗，则可以在下午的时候安排时间去上班。

（7）请求他人在家中照顾自己：患者应查看自己的各项保险计划，看家庭服务的花费是否涵盖其中。当患者感到乏力的时候，可以请家庭成员或朋友帮忙照顾。亲友或家庭保姆可以帮助患者做家务、跑腿或开车送患者去做治疗，他们也可以帮助患者烹饪食物。

（8）向病友学习：病友之间可以相互学习如何对抗乏力。其中一个参与学习的方式就是加入面对面的病友互助组织，或者在网上进行交流。患者可以向医护人员询问如何加入该组织。

（9）告诉医护人员：如果以上方式都不能缓解乏力，患者则可以向医生寻求药物（比如精神兴奋类药物）帮助。这类药物可以帮助缓解乏力，给人精力充沛及食欲大增的感觉。如果患者同时还有贫血、抑郁、失眠等情况，医生也会给予进一步的治疗。

（三）脱发

1 什么是放疗导致的脱发？

答 脱发，是指头发部分或全部脱落。放疗会导致脱发。

2 放疗期间为什么会发生脱发？

答 这是由于放疗会杀伤生长迅速的细胞，比如头发根部的毛囊细胞。放疗导致的脱发只会发生于治疗的部位。这和化疗导致的脱发不同，化疗导致的毛发脱落是发生在全身的各个部位。比如，进行颅脑放疗时，患者可能会脱落部分或全部的头发，但是如果是进行臀部区域的放疗，患者只会脱落臀部周围的毛发而并非头部的头发。

③ 放疗导致的脱发会持续多久？

答 部分患者可能会发生在第一个放疗疗程结束后的2～3周时间，从开始到所有毛发脱落完毕往往要花费1周的时间。在所有放疗疗程结束后的3～6个月后，毛发又会重新长出。当然，如果放疗剂量过高的话，毛发也可能再也不会长出。

重新长出的毛发可能和之前的样子有所不同，它可能会变薄或者弯曲，或者在毛发颜色的深浅上发生变化。

④ 如何应对毛发脱落？

答 在毛发脱落之前：

❀ **考虑是否剪头发或剃个光头**：在毛发脱落发生之前就做好计划，不会让患者感到茫然或不知所措。如果患者决定剃头，可以使用电动剃须刀，以免伤到自己。

❀ **在还有头发的时候，可以买个假发**：买假发最好的时间是在放疗前或放疗刚刚结束后，只有这样，假发才能贴合患者原有的发型和头发的颜色。选择适合自己的假发，穿戴舒适且不会伤到头皮。

❀ **查看自己的健康保险，看可否报销购买假发的花费**：如果不报销，患者可以将购买假发的花费算在医疗花费上面。一些公司或组织会提供免费的假发，向医护人员或社工询问，在患者所在的地区是否提供免费的假发。

❀ **应轻柔地清洁头发**：使用温和的洗发露，比如婴儿用的洗发露。用毛巾拍干头发而不是使劲地揉搓。

❀ **不要使用卷发棒、电吹风机、卷发器、发圈、头发喷雾器**：它们会损伤头皮或导致毛发进一步减少。

❀ **不要使用损害头发的化学品**：包括染发剂、发油、烫发相关用品、凝胶、摩丝等。

在毛发脱落后：

❀ **保护头皮**：在毛发脱落后，头皮会变得柔嫩。外出时可以戴上帽子、头巾或围巾，不要待在过冷或过热的地方，这意味着要避免太阳直射、紫外线及冷空气等。

❀ **注意保暖**：毛发能保暖，所以一旦毛发脱落后，患者更容易感到寒冷。可以通过头巾、围巾、帽子或假发等保暖。

（四）口腔改变

1 什么是放疗导致的口腔改变？

答 对头颈部进行放疗可能导致以下症状：口腔溃疡、口干舌燥、味觉丧失、蛀牙、味觉改变（比如吃肉类的时候口腔会有金属味）、牙周改变、下巴僵硬和骨骼改变等。

2 放疗为什么会导致口腔改变？

答 放疗不仅会损伤肿瘤细胞，而且会损伤分泌唾液的唾液腺等腺体，所以在放疗期间要注意滋润口腔。

3 放疗导致的口腔改变会持续多久？

答 某些口腔问题，比如口腔溃疡，通常在放疗完成后就会消失。除此以外，味觉改变等可能会持续数月或数年的时间，其他诸如口干舌燥的问题则可能永远都不会消失。

4 如何应对放疗导致的口腔改变？

答 （1）如果患者已经决定接受头颈部的放疗，在放疗前2周应去看口腔科医生。在看口腔科医生期间，医生会检查患者的牙齿和口腔，对有缺陷的地方进行必要的修复，以保证患者的口腔在放疗前尽可能地健康。如果患者没有在放疗前去看口腔科医生，则应告诉自己的肿瘤主治医生，尽可能地安排会诊。

（2）每天检查口腔：只有这样，患者才能在早期口腔改变发生的时候及时察觉。口腔改变包括口腔溃疡、口腔白斑或感染。

（3）保持口腔滋润：在白天经常喝水；可以吃冰棍；咀嚼无糖的口香糖或吸吮无糖的硬糖；使用人工唾液；使用能增加唾液的药物。

（4）保持口腔清洁：在饭后及睡前刷牙；使用超级软毛的牙刷或在刷牙前用温水冲洗牙刷的刷毛使其变软；使用含氟牙膏；请牙医开具特殊的含氟凝胶；不要使用含酒精的漱口水；每天轻柔地使用牙线，如果牙龈有出血或伤口，在使用牙线时应避开该区域；每1～2小时漱口1次，把1/4茶匙小苏打溶液和1/8茶匙盐混合在1杯温水内，混匀使用；如果患者使用义齿，要确定义齿安装舒适固定且限定每天安装义齿的时间，如果患者体重下降，牙医可能会对患者的义齿进行调整；确保义齿清洁，每天应冲刷或浸泡义齿。

（5）口腔溃疡的时候应注意选择食物：选择易于咀嚼和吞咽的食物；每次咬一小口，缓慢咀嚼，进餐的时候也可以搭配适量的液体饮品；选择潮湿、柔软的食物，比如煮熟的谷物、马铃薯泥及炒鸡蛋等；使用汤汁或肉汁等软化食物；进食时，食物的温度应该是温热的或和室温相同。

（6）避免选择会损伤口腔或令口腔疼痛的食物：避免尖锐的食物或脆性食物，比如玉米片或土豆片；避免过烫的食物；避免辣的食物，比如辣椒酱或咖喱等；避免过酸的食物，比如番茄、橘子、柠檬或葡萄等；避免使用牙签；避免所有的烟草制品，包括香烟、雪茄及咀嚼型烟草等；避免饮酒或饮用含有酒精的饮料。

（7）避免使用高糖的食物：这是由于高糖的食物或饮品会导致龋齿。

（8）锻炼咀嚼肌：在不感到疼痛的前提下，以最快的速度张开及关闭嘴巴20次，每天做3次，即使嘴巴并不感到僵硬，也要坚持。

（9）药物：向医护人员询问是否有药物可以帮助保护唾液腺及其他保持口腔湿润的药物。

（10）当口腔疼痛的时候，应告诉医生，有许多的办法可以处理口腔疼痛，比如口腔凝胶等。

（11）在放疗结束后，对口腔应进行特别的关注及护理：在放疗结束后，应咨询口腔科医生多久进行一次口腔检查及该如何尽可能地对口腔做好护理。

（五）恶心呕吐

1 什么是放疗导致的恶心呕吐？

答 恶心是指患者感到胃部不舒服及感到快要吐出来的一种感受；呕吐则是患者已经将胃里的食物或液体吐出来的一种状态。当然，患者也会发生干呕，这常常是由于患者在呕吐的时候，胃里已经没有东西可吐。

2 为什么会发生恶心呕吐？

答 在进行胃部、小肠、结肠及部分脑部放疗后，患者可能会出现恶心呕吐的症状。患者发生这种症状的风险，取决于患者究竟接受了多少剂量的照射、照射的范围及是否合并进行化疗。

3 放疗导致的恶心呕吐会持续多久？

答 在每一疗程放疗结束后的30分钟到数小时内，患者可能会发生恶心呕吐的症状，在没接受放疗的日子里，这些症状也会相应缓解。

4 如何应对放疗导致的恶心呕吐?

答 （1）防止恶心：防止呕吐最好的办法是防止恶心。患者应选择清淡易于消化的食物，避免饮用会使得胃部不舒服的液体。易于消化的食物包括面包、各种果酱及苹果汁等。

（2）在放疗前放松自己：在放疗前进行放松，可能会让患者减少恶心的发生。患者可以通过阅读书籍、听音乐或做其他喜欢的事情进行放松。

（3）规定每日的进食时间：部分患者感觉在放疗前进餐会让自己的胃部舒适一些，而有部分患者则并不认同。寻找适合自己的进餐时间，比如患者可能觉得在放疗前1～2小时内吃点小零食、喝点苹果汁会好受些，患者也可能觉得空腹去做放疗会更好。如果患者决定空腹去做放疗，则在放疗前2～3小时应禁食。

（4）少食多餐：比起每天3顿不节制的饮食，对于经历过腹部放疗的患者，建议少食多餐，可以每天吃5～6顿，每顿可以是少量的饭菜也可以是小零食，一定要慢慢吃，不要急。

（5）保证食物及饮品的温度尽量为温热或常温（不要过烫或过冷）：每次用餐前，应注意食物的温度，把冰冻的食物加热，把烫的食物放凉后再吃。

（6）和医护人员多沟通：医生或护士可能会建议部分患者进行特殊饮食，以避免患者发生恶心。在每次放疗开始前，可以花1个小时和医生进行交流，患者也可以向医生申请进行针灸，针灸也许可以减轻因肿瘤治疗导致的恶心呕吐症状。

（六）对性功能及生育的影响

1 什么是放疗导致的性功能及生殖系统影响?

答 放疗可能导致生殖能力及性功能发生变化，包括激素（荷尔蒙）变化、性欲减退等。在放疗过程中及放疗结束后，还可能对生育能力造成影响。对于女性患者来说，这意味着或许她不能怀孕或生育小孩。对于男性患者来说，这意味着不育。生殖能力及性功能的改变对男女是不同的。

放疗对女性性生活及生育的影响包括：

❀ 性交不适或疼痛。

❀ 阴道瘙痒、烧灼、干燥、萎缩（阴道壁变薄，阴道内的肌肉收缩乏力）。

❀ 阴道狭窄，阴道变得不再那么有弹性，会缩短且狭窄。

❀ 非更年期女性出现更年期症状，如阴道干涩、绝经等。

❀ 在放疗结束后难以怀孕。

放疗对男性性功能及生育能力的影响包括：

❀ 阳痿（也称为勃起功能障碍），这代表着患者不能或难以保持勃起状态。

❀ 由于少精或无精，在放疗后难以使女性怀孕。

2 放疗为何会给患者的性功能及生育能力带来影响？

答 通常接受盆腔放疗后的患者，其性生活及生育能力会发生一定的改变。对于女性患者来说，盆腔放疗主要应用于阴道、子宫或卵巢；对于男性患者来说，盆腔放疗主要应用于阴茎或前列腺。许多性功能上的副作用主要体现在放疗后形成的瘢痕组织，其他还包括乏力、疼痛、焦虑、抑郁等，这些均会对患者的性功能造成影响。

3 放疗导致的性功能及生育能力的影响会持续多久？

答 许多患者期望在放疗结束后能有和放疗前一样的性生活。虽然在放疗结束后，许多性功能方面的副作用就会消失，但是在接下来的日子里，患者可能会有激素的变化及生育能力的改变。如果在放疗结束后怀孕或者男性患者让女性受孕，则之前的放疗不会影响孩子的健康。

4 如何应对放疗所带来的性功能及生育能力的影响？

答 （1）不论男性还是女性患者，在放疗期间进行性生活，都应该告知自己的性伴侣，在性生活过程中的感受、喜欢及不喜欢的地方有哪些。

（2）对于女性患者来说，还应该与医生咨询或沟通以下细节。

❀ **生育能力**：在放疗开始前，如果有在放疗后怀孕的想法，应及时告知医生，他们会想办法尽可能地保留患者的生育能力，比如冷冻卵子以待将来怀孕使用。

❀ **性功能**：患者不一定会在性功能上出现问题，医护人员会告知患者可能出现的问题及应对方式。

❀ **放疗期间的避孕办法**：在放疗期间坚决不能怀孕，放疗能对各个阶段的胎儿带来伤害。如果患者尚未达到更年期，应向医护人员询问在放疗期间的避孕办法。

❀ **怀孕**：如果决定在放疗后怀孕，应向医护人员咨询最佳的时间及怀孕前的准备。

❀ **扩张阴道**：阴道狭窄是接受盆腔放疗后女性最常见的问题，这会导致性交时疼痛。女性患者可以通过阴道扩张器来扩张阴道，向医生和护士询问如何取得阴道扩张器及使用方法。

❀ 润滑阴道：每天在阴道里使用一种特殊的乳液来保持阴道润滑。在性交时，可以使用油基或水基润滑液。

❀ 性交：向医护人员询问是否可以在放疗期间进行性生活，大部分女性患者在放疗期间可以进行性生活。

（3）对于男性患者来说，还应该与医生咨询或沟通以下细节：

❀ 生育能力：如果患者有将来想要生育小孩的打算，应在放疗前告知医护人员。医护人员会告诉患者如何在放疗开始前保护生育能力，比如将精子存在精子银行。如果有此打算，需要在放疗前对患者进行精液采集。

❀ 性功能减退或丧失：医护人员会告诉患者性功能减退的可能性及持续时间。医生会开具药物或采取其他治疗方式来帮助患者应对这一状态。

❀ 是否可以进行性生活：大部分男性患者在放疗期间进行了性生活，但最好还是向医护人员询问是否可以。

（七）皮肤改变

1 什么是放疗导致的皮肤改变？

答 放疗可以导致治疗部位的皮肤发生变化，以下是一些常见的皮肤改变。

❀ 发红：患者在放疗后皮肤会发红，就像是中重度晒伤后的模样。皮肤发红可能发生在身体任何接受了放疗的区域。

❀ 瘙痒：放疗部位的皮肤还会感到瘙痒，以至于患者想去抓挠，这种抓挠可能会导致皮肤破损或感染。

❀ 皮肤干燥或脱皮：放疗部位的皮肤还会比正常部位的皮肤干燥，甚至还会发生脱皮，就像晒伤后一样。

❀ 皮肤变得潮湿：放疗会杀死治疗部位的皮肤细胞，导致治疗部位的皮肤比正常皮肤更新得更快。当这种情况发生时，患者可能出现皮肤溃疡。辐射照射部位的皮肤除了溃疡之外，还可能潮湿且易于感染。这些皮肤变化主要出现在皮肤皱褶部位，比如臀部、耳后、乳下，还会出现在皮肤菲薄的部位，比如颈部。

❀ 皮肤肿胀：射线照射的部位还可能出现皮肤肿胀。

2 放疗为何会导致皮肤改变？

答 放疗会使得皮肤细胞裂解或死亡。当患者每天接受放疗，治疗间隔期间皮肤没有时间进行修复。在身体任何接受了放疗的部位，都可能会出现这些皮肤改变。

3 放疗导致的皮肤改变会持续多久？

答 在放疗开始后的数周内，就会出现皮肤改变。在
治疗结束后的数周，这种皮肤改变会慢慢消失，
但有时即使放疗结束，部分患者的皮肤仍未恢
复。放疗部位的皮肤，比起周围正常的皮肤，会
变黑或有瘢痕出现；它会比以前更干燥及更薄；
对于接受过放疗的患者，其皮肤比正常人更容易
遭受太阳的灼伤。除此之外，还得警惕受过放疗
部位的皮肤发生癌变。要避免使用电热毯，在晒
太阳的时候要做好防护，擦防晒指数（SPF）30及以上的防晒霜。

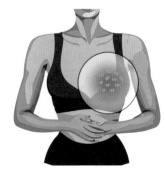

4 如何应对放疗导致的皮肤改变？

答 （1）皮肤护理：在放疗期间，要对皮肤进行特别的护理，护理时的动作要
轻柔，不要使劲揉搓放疗部位的皮肤。同时，可以使用医生开具的油
脂类护肤霜保护皮肤。

（2）不要将过冷或过热的物体放在皮肤上：这意味着不要让冰帽、电热垫
等过冷或过热的物体接触治疗部位的皮肤，这也提醒患者在洗澡时应
使用温水。

（3）洗澡时的动作应轻柔：患者可以每日用温水洗澡，若患者选择温水泡
澡，则每日泡澡的时间应低于30分钟。无论患者是冲淋浴还是泡澡，
要选择温和的、无除臭剂及香氛的沐浴露或香皂。在洗澡结束后，使
用清洁的毛巾，轻柔地拍干皮肤，而不是使劲地擦干皮肤，注意不要
擦掉或洗掉在放疗时标注的皮肤标记。

（4）只使用医护人员认可的洗液或皮肤保护剂：如果患者在使用医用油脂
处理皮肤上的问题，在放疗开始前，必须事先告诉医生。在使用以下物
品前，应事先咨询医生：泡沫浴、爽身粉、油脂、香氛、去毛膏、化
妆用品、药膏、油膏、香水、香皂、妆粉、防晒霜。

（5）多待在凉爽、湿润的地方：当患者身处凉爽、湿润的地方时，皮肤上
的感觉会变得舒适。患者可以在房间里装加湿器来增加房间湿度，使
用加湿器时，要注意清洁，以避免滋生细菌。

（6）穿着舒适松软的纯棉质地衣服，被盖的被单应松软。

（7）不要穿着紧身的衣服：比如束身衣或连裤袜。

（8）在户外时注意防晒：即使是阴天，患者只要待上数分钟也可能会被太

阳灼伤。不要去沙滩。患者在户外的时候，应该戴宽帽檐的帽子、穿长袖的衣裙及长裤。

（9）不要使用电热毯：电热毯给患者皮肤所造成的伤害等同于太阳照射。

（10）不要在治疗部位使用皮肤胶带或绷带：当皮肤伤口需要包扎时，应咨询医生。

（11）刮胡子：咨询医生是否可以刮去放疗部位的胡须，如果可以刮胡须，建议使用电动剃须刀，而不要使用电动剃须膏。

（12）直肠部位皮肤的放疗防护：如果患者放疗的部位是直肠及肛门部位，同样可能会有皮肤方面的问题，这些皮肤问题可能在排便后变得更糟。排便后，使用婴儿擦拭纸或从喷雾瓶喷出的水来清洁肛门皮肤。

（13）和医护人员多交流：一些患者的皮肤改变会十分严重。在每次放疗后，医护人员都会观察患者的皮肤变化，从而提醒患者应该注意的地方。

（14）药物：药物对部分放疗引起的皮肤改变可能有帮助。包括滋润皮肤的油脂、抗感染的抗生素及其他减少皮肤瘙痒和肿胀的药物。

（八）咽喉变化

1 放疗引起的喉部变化是什么？

答 当针对颈部及胸部放疗时，可能引起喉部发炎或溃疡，即放射性食管炎。患者会感觉喉咙里有异物，也可能会感到胸部及喉部有灼烧感，还可能会伴有吞咽困难。

2 为什么会发生放射性食管炎？

答 这是由于针对颈部及胸部的放疗不仅杀伤肿瘤细胞，而且会损伤喉部食管的正常细胞。患者发生放射性食管炎的风险，取决于接受放疗的剂量、是否合并化疗用药及在放疗期间是否有吸烟饮酒的习惯。

3 放射性食管炎会持续多久？

答 在颈胸部放疗开始后2～3周，患者可能会发现喉部的不适。在放疗结束后的4～6周，喉部不适的症状会有缓解。

4 如何应对放射性食管炎？

答 当喉部发生溃疡时，要选择合适的食物：选择易于吞咽的食物；将食物切碎、磨碎，便于食用；食用柔软湿润的食物，比如煮烂的谷物、土豆泥及鸡蛋饼、混合有肉汁、酱汁、奶酪或其他液体的食物；喝冷的饮品；通过吸管喝东西；进食食物时，应选择常温或冷却好的食物。

- ❈ **少食多餐**：每日饮食应选择以少食多餐，而不是三餐都大吃大喝。每天可以进食5～6次，每次可以是少量的饭菜或零食。

- ❈ **选择高蛋白质及高热量的食物**：当出现吞咽困难的时候，患者会出现食量下降及体重减轻的情况。在整个放疗期间，保持正常的体重是十分重要的。选择高热量和高蛋白质的食物，有助于患者体重的维持。本书中附有高热量及高蛋白质食物的列表。

- ❈ **在进餐的时候，应坐直及将头轻微向前**：在进食结束后的30分钟内，也应该保持该姿势，以防止食物反流。

- ❈ **不要吃刺激或损伤喉部的食物**：比如热的食物和饮品；辛辣食物；酸性过强的食物或饮品，比如番茄或橘子；边缘尖锐的食物，比如土豆片或玉米片；所有的烟草制品，如香烟、雪茄及咀嚼型烟草等；含有酒精的饮品。

- ❈ **和营养师进行沟通**：营养师能帮助患者制订保持体重的饮食安排，其中包括如何选择易于吞咽的高热量及高蛋白质食物。

- ❈ **和医护人员进行沟通**：如果患者出现喉部的改变，如吞咽困难、饮食时有哽噎感、进食时呛咳等症状，应该告知医护人员。当然，如果有疼痛及体重减轻，也应进行告知。医生会开具减轻症状的药物，比如镇痛药、抑酸剂及喉部保护剂等。

（九）泌尿系统改变

1 什么是放疗导致的泌尿系统改变？

答 放疗会导致泌尿系统的改变，包括在排尿开始时或排尿后，膀胱所在的小腹部可能出现灼烧感或疼痛；排尿困难；尿不尽；尿频尿急；膀胱炎，可能导致尿道肿胀；排尿中断，患者难以控制尿流，特别是在咳嗽或喷嚏的时候；夜尿；血尿；膀胱痉挛，膀胱的肌肉出现疼痛。

2 放疗为什么会导致泌尿系统改变？

答 当对前列腺或膀胱进行放疗时，患者的尿道或膀胱可能出现问题。放疗能损伤泌尿系统的正常细胞，从而导致发炎、感染、溃疡。

3 放疗导致的泌尿系统改变会持续多久？

答 在开始放疗后的3～5周就可能出现泌尿系统的改变。在放疗结束后的2～8周，这种改变会逐渐减退或消失。

④ 如何应对放疗后的泌尿系统改变？

答 大量饮水，这意味着每天应饮用 6 ～ 8 杯水，喝足量的水后，尿色会变成浅黄色；避免浓茶、咖啡、酒精饮品、辛辣食物及所有的烟草制品；当怀疑自己的泌尿系统出现问题时，应与医护人员进行沟通，他们可以安排小便检查以排除感染；如果出现排尿中断，应告知医护人员，他们会教患者进行一些简单的身体锻炼，这些锻炼可能会提升患者膀胱的控制能力；如果患者的尿液中证实存在着感染，医生可能会开具抗生素。除此之外，还有一些其他的药物可以缓解膀胱痉挛，减轻膀胱疼痛、烧灼感。

四、放疗的远期副作用及应对

① 什么是放疗的远期副作用？

答 放疗的远期副作用，通常在放疗结束后6个月开始出现。尽管远期副作用少见，但他们的确会在部分患者身上出现。所以，放疗后医护人员的随访至关重要。放疗后是否会发生远期副作用，主要取决于放疗的部位，放疗的剂量及持续时间，放疗前、中、后是否联合化疗。医护人员会告知患者放疗后都会有哪些副作用及应对方式。

② 放疗的远期副作用有哪些？

答 放疗后的远期副作用，常见的为颅脑改变、生育能力变化、关节变化、淋巴水肿、口腔改变及继发性肿瘤。

（一）颅脑改变

① 什么是放疗后的颅脑改变？

答 在放疗结束后的数月或数年内，患者可能出现颅脑改变，这些改变包括记忆力减退、计算功能障碍、移动障碍、迟钝等。有时候，坏死的肿瘤细胞会在脑内形成肿块，称为放射性坏死。

② 如何应对放疗后的颅脑改变？

答 在放疗结束后的日子里，患者应和医护人员保持联系，比如患者做好复查，医护人员应做好随访。如果患者出现症状，应该前往医院检查，查明该症状究竟是肿瘤本身引起的还是放疗晚期副作用导致的。如果患者出现放疗晚期副作用，医护人员会做以下的事：告知患者应对放疗晚期副作用的方式；可能会提供缓解症状方面的帮助，比如进行语言的交谈或专业的理疗等；开具缓解症状的药物。

（二）生育能力改变

1 什么是放疗后的生育能力障碍？

答 对于男性患者来说，生育能力障碍意味着不能使女性怀孕，对于女性患者来说，意味着不能受孕。

2 放疗前如何进行生育力保存？

答 可以通过对癌症患者治疗前采取冷冻保存精子、卵母细胞、胚胎和卵巢组织等措施，为患者的生育需求和生殖健康提供保障和希望。

* **胚胎冷冻**：胚胎冷冻是一种成熟的生育力保存技术，冷冻胚胎移植后的着床率和临床妊娠率不低于同等质量新鲜胚胎移植，是已婚育龄女性进行生育力保存的有效方法。

* **卵母细胞冷冻**：卵母细胞冷冻保存和胚胎冷冻保存一样，都是生育力保存的一线治疗方案，主要针对无配偶的未婚女性的生育力保存。

* **卵巢组织冻存**：卵巢组织冻存是一种运用低温生物性原理冷冻保存卵巢组织的生育力保存方法。卵巢组织的冷冻及移植是癌症患者接受治疗后恢复生育能力与内分泌功能切实有效的方法。

* **精子冷冻保存**：对于精液指标正常或轻中度异常的精液精子，可以采用常规精子冷冻保存方法。重度精液指标异常者可以采用微量精子冷冻方法。

* **未成熟睾丸组织冷冻**：未成熟睾丸组织可通过睾丸活检或睾丸切除获得。未成熟睾丸组织存在精原干细胞，可通过冷冻得到保存，并通过体内或体外成熟的方法生成精子。

3 男性患者如何应对放疗后的生育能力障碍？

答 接受捐精，这意味着若男性患者想成为父亲，可以让配偶接受来自他人的精子；领养，从福利院领养他人的小孩作为自己的小孩进行抚养。

4 女性患者如何应对放疗后的生育能力障碍？

答 移植他人健康的受精卵到患者子宫；患者配偶接受来自他人的卵子，结合成为受精卵后，移植到患者的子宫；领养，在福利院领养他人的小孩作为自己的小孩进行抚养等。

（三）关节变化

1 什么是放疗后关节变化？

答 放疗可能会导致放疗部位的皮肤出现瘢痕组织，也可能会导致局部出现乏力，这些变化会进一步导致关节的僵硬，比如咬合关节、肩关节及髋关节。关节部位的变化会在放疗后持续数月或数年。

2 如何应对放疗后的关节变化？

答 若出现下列早期关节问题的信号，应引起注意，包括：嘴巴难以张开；在做一些动作时出现疼痛，比如将手举过头顶或摸臀部的口袋时。出现这些信号时，应告诉医护人员，他们会为患者提供理疗，这些理疗可以缓解疼痛，利于患者的活动，增加关节骨骼强度。

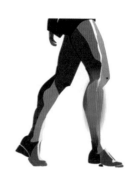

（四）淋巴水肿

1 什么是放疗后的淋巴水肿？

答 淋巴水肿即是在肩部或腿部出现由淋巴液组成的局部水肿。在淋巴结通过手术去除或放疗毁坏时，就可能出现淋巴水肿。当在肩部或腿部的放疗部位出现水肿时，应及时告知医生。

2 如何应对放疗后出现的淋巴水肿？

答 患者应和医护人员进行沟通，向他们咨询自己出现淋巴水肿的风险及应对措施，医护人员可能会推荐运动、药物或在肩部、腿部加压包扎的方式缓解症状，患者也可以咨询是否可以通过理疗的方式缓解症状。

运动可以预防及治疗淋巴水肿，患者应向医护人员或理疗师咨询何种运动方式对自己来说是安全的。

使用皮肤保护剂，至少每天1次；若需要待在太阳下，应使用防晒指数（SPF）30及以上的防晒霜并穿长衣长裤。

若发现以下淋巴水肿的早期信号，应告知医生：胳膊和腿出现疼痛或感觉沉重；胳膊或腿有被东西勒紧的感觉；穿鞋或戴戒指出现困难；胳膊或腿乏力；红肿或其他感染征象等。

（五）口腔变化

1 什么是放疗后口腔变化？

答 针对头颈部的放疗可能导致口腔变化，这些变化包括口干、蛀牙、负责咀嚼的骨骼出现骨丢失等。

2 如何应对放疗后的口腔改变？

答 （1）看牙医：在放疗结束后至少6个月内，应该每1～2个月就去做1次牙齿检查。在此期间，口腔科医生会检查患者的嘴、牙齿及负责咀嚼的肌肉和骨骼变化。

（2）锻炼咀嚼能力：在患者不感到疼痛的情况下，尽可能地开闭嘴巴20次（算1遍），每天做3遍，即使患者不感到咀嚼困难或咬肌僵硬。

（3）对牙齿及牙龈进行优质护理：患者需要使用牙线清洁牙齿、使用含氟的口腔清洁剂及在睡前和饭后刷牙。

（4）在进行口腔的手术前，应请口腔科医生和放疗科医生会诊：包括拔除口腔放疗部位的牙齿，选用其他比手术更好的方法。

（六）继发性肿瘤

1 什么是放疗后引起的继发性肿瘤？

答 在患者完成放疗后，可能在许多年后出现第二种肿瘤。这种继发性肿瘤在临床上并不常见。

2 如何应对继发性肿瘤？

答 患者放疗结束后，应进行长期的随访并对可能产生第二种肿瘤的部位进行检查。

五、放疗期间的饮食建议

1 液体食物

如果患者出现腹泻，下列清单中的饮食可能会对患者有帮助。包括：

❁ **汤水**：清汤、清淡的无脂汤、肉汤、新鲜的蔬菜汤。

❁ **饮料**：苹果汁、碳酸饮料、蔓越莓汁或葡萄汁、果味饮料、鲜榨果汁、运动饮料、茶、纯净水。

❁ **甜点**：没有牛奶蜂蜜的果冰、果冻、明胶甜点（比如布丁）、冰棒。

2 含有高热量及高蛋白质的饮食

如果患者需要维持正常体重，则可以选择以下的食物，包括：

❀ **汤水**：奶油汤。

❀ **饮料**：早餐奶、奶昔、全脂牛奶。

❀ **主食及其他食物**：豆类、黄油、奶酪、鸡肉、鱼肉或牛肉、松软干酪、奶油芝士饼干、鸡蛋、松饼、坚果、种子、小麦胚芽、花生酱等。

❀ **其他甜点**：蛋奶、冷冻酸奶、冰淇淋、布丁、酸奶。

❀ **其他替代品**：把奶粉添加到食品中，比如布丁、奶昔或炒蛋。

3 易于消化的食物

下列食物适合腹泻及恶心呕吐的患者，包括：

❀ **汤汁**：鸡肉或牛肉的清汤。

❀ **饮料**：碳酸饮料、蔓越莓或葡萄汁、果味饮料、鲜榨果汁、运动饮料、茶、纯净水等。

❀ **主食及零食**：煮土豆、鸡肉、烤饼、面条、燕麦片、椒盐卷饼、大米、吐司面包等。

❀ **甜点**：蛋糕、果冻、酸奶等。

第五章　化学治疗

一、化疗相关问题及解答

1 什么是化疗?

答 化疗是使用化学药物来破坏癌细胞的一种癌症治疗方法。

2 化疗是如何起作用的?

答 化疗可以抑制或减缓快速生长和分裂的癌细胞,但它也能够损坏某些迅速分裂的健康细胞,比如口腔细胞、胃肠道黏膜细胞、毛囊细胞等,从而导致一些副作用,如口腔溃疡、恶心呕吐、脱发等问题。通常在化疗结束后,上述副作用会减轻或消失。

3 化疗有什么作用?

答 根据您癌症类型的不同及严重程度,化疗能够:

❀ **治愈癌症**:化疗药物能够杀死癌细胞,直至医生在您体内不能检测到癌细胞,癌症不再生长。

❀ **控制癌症**:化疗能够控制癌细胞进一步扩散,同时减缓其生长,或杀死已经扩散到身体其他部位的癌细胞。

❀ **缓解癌症症状(也称为姑息治疗)**:化疗可缩小肿瘤,减轻由癌症引起的疼痛或压迫。

4 化疗是如何使用的?

答 有时,化疗是癌症唯一的治疗方式,但更常见的是化疗联合手术、放疗、靶向治疗、免疫治疗等各种治疗癌症的手段。化疗能够:

❀ 在手术或放疗前让肿瘤变得更小,这也被称为新辅助化疗、诱导治疗或转化治疗。

❀ 在手术或放疗后继续杀灭残留癌细胞,这被称为辅助化疗。

❀ 能够协同治疗，使放疗、靶向治疗或免疫治疗等效果更好。

❀ 杀灭复发的癌细胞或已经扩散到身体其他部位的癌细胞（转移癌）。

5 医生如何决定使用哪种化疗药物？

答 这种选择取决于：

❀ 您所患癌症的类型：一些种类的化疗药物可用于多种类型的癌症，而另一
些药物仅用于一两种类型的癌症。

❀ 您以前是否有过化疗史，以及接受过治疗的具体药物种类。

❀ 您是否存在其他健康问题，比如糖尿病或心脏病。

6 去哪里做化疗？

答 您可能会在医院住院部、门诊部或家里接受化疗。无论您在哪里进行化疗，您
的医生和护士都会关注化疗的副作用，并做出任何必要的药物剂量调整。

接受化疗后，您和您的护理人员需要特别小心，以防止接触您的体液。
体液包括尿液、粪便、汗液、黏液、血液、呕吐物和其他液体。医生或护士
会建议您和护理人员应遵循的家庭安全措施，例如：

❀ 如厕后盖上盖子冲水两次。

❀ 坐在马桶上小便。

❀ 使用洗手间后用肥皂和水洗手。

❀ 用酒精湿巾清洁马桶溅出的污渍。

❀ 处理体液时戴手套，脱下手套后洗手。

❀ 如果失禁，穿一次性卫生巾或尿布，并在处理时戴上手套。

❀ 单独洗涤被体液弄脏的床单。

❀ 性行为时使用避孕套。

需要注意这些的时间长短可能会有所不同，具体取决于您接受治疗的方
案。医生或护士会告诉您和护理人员需要采取这些安全措施多长时间。

7 多久接受一次化疗？

答 不同的化疗方案有很大的不同。化疗的频率和持续时间取决于：

❀ 癌症的类型及其严重程度。

❀ 治疗目标（治愈癌症、控制癌细胞生长还是姑息治疗）。

❀ 化疗的类型。

❀ 身体对化疗的耐受度。

您可能会接受周期性的化疗。一个周期是一个化疗疗程，化疗后会休息

一段时间。例如，您可能会接受为期1周的化疗，随后休息3周，这4周组成1个化疗周期。休息时间能够给予癌症患者身体的健康细胞得以重新生长的机会。

⑧ 化疗可以跳过一次吗？

答 跳过一次化疗是不好的。但有时医生或护士可能会改变化疗计划，这可能是由于化疗的副作用。如果发生这种情况，医生或护士会向您解释您应该做什么以及什么时候开始继续治疗。

⑨ 化疗是如何给予的？

答 化疗给予的方式有多种：

❋ **注射**：在手臂、大腿或臀部的肌肉处，或在手臂、腿部或腹部的皮下脂肪给药。

❋ **动脉内灌注（IA）**：直接供瘤动脉给药。

❋ **腹腔灌注（IP）**：直接腹腔给药（该区域包括您的肠、胃、肝和卵巢）。

❋ **静脉化疗（IV）**：静脉给药。

❋ **外用**：化疗药物为乳剂，涂于皮肤。

❋ **口服**：化疗药物为药丸、胶囊或液体，可以吞服。

关于静脉化疗的注意事项：

化疗通常是应用一根很细的针，插入手或前臂静脉。护士会在每一次治疗开始时插入针头，当治疗结束时拔除针头。当正在进行静脉化疗时，如果患者感到疼痛或烧灼感，要立刻告知管床医生或护士。

静脉化疗通常是通过深静脉导管或输液港给药，有时在输液泵的帮助下给药。这些类型的输液装置往往在一次治疗后还会保持在您的身上，确保其保持清洁通畅非常重要，定期护理以防止堵塞或感染的发生。同时在日常生活中也需要注意避免过度拉扯，注意避免衣物或其他物品勾到导管，以免导致不必要的疼痛、损伤甚至脱落。

❋ **深静脉导管**：该导管是一种柔软的薄壁管。外科医生将导管的一端放入一个大静脉内，通常在胸部区域，导管的另一端放置在身体外。大多数导管保留到所有化疗疗程结束。导管也可以用于化疗以外其他药物的注射和抽血。在使用该导管时一定要注意导管周围是否有感染的迹象。

❋ **输液港**：一个小的、圆形的塑料或金属制成的圆盘，放在皮肤下面。一根导管连接输液港到一个大静脉，通常在胸部。护士可以在输液港插入一根针，进行化疗或抽血。对于超过1天的化疗，针头可以留置在输液港内。

一定要注意输液港周围皮肤的感染迹象。

❀ 输液泵：输液泵经常连接到导管或输液港。输液泵可以控制化疗药物注射的剂量和进入导管或端口速度的快慢。输液泵可以是内部的或外部的，外部泵放置在身体外，大多数人都可以携带这种泵；内部泵是通过手术放置在皮肤下的内置泵。

⑩ 化疗期间会有什么感觉？

答 化疗以不同的方式影响着接受治疗的人，感觉如何取决于在治疗前的身体健康情况、癌症的类型、癌症的进展情况、正在进行的化疗方案以及化疗剂量。医生和护士都无法确定在化疗过程中会有怎样的感觉。

有些人化疗后感觉不舒服，最常见的副作用是疲劳。为减轻疲劳感，您可以做些准备：

❀ 从化疗开始，您可以请人开车接送。

❀ 化疗后，安排好休息时间。

❀ 化疗当天或第二天，请人帮忙做饭。

⑪ 在化疗期间可以工作吗？

答 许多人在化疗期间可以工作，您可以根据自身的感觉安排是否工作，是否上班取决于您做什么样的工作。如果工作允许的话，可以考虑做兼职，或者感觉不舒服的时候在家上班。

为了满足癌症患者在癌症治疗过程中的需求，法律要求雇主适当兼顾您的身体状态来安排工作，和雇主谈谈在化疗过程中调整工作的方法。您也可以通过与社会工作者交谈，了解更多相关的法律知识。

在确定工作之前，您需要认真评估自己的身体状况和能力，并合理安排时间和任务。根据化疗的排程和预计的副作用，合理规划工作时间和休息时间，以确保足够的恢复和自我照顾。

⑫ 化疗期间能否同时服用处方药和非处方药？

答 这取决于化疗方案和患者是否有其他的服药计划。一定要告诉医生或护士您准备服用哪些非处方药和处方药，包括泻药、抗过敏药、感冒药、止痛药、解热镇痛药（如阿司匹林和布洛芬）等。治疗期间只可以服用医生批准的药物。

医生或护士需要了解如下信息：每种药物的名称，吃药的原因，一次吃多少剂量，多久吃一次。

化疗期间，在接受任何非处方药或处方药，包括维生素、矿物质、膳食补充剂或中药之前，务必与医生或护士沟通。

⑬ 化疗期间，可以服用维生素、矿物质、膳食补充剂或中草药吗？

答 这些产品中的一些成分可以改变化疗的功效。因此，开始化疗之前，告诉医生或护士服用过的维生素、矿物质、膳食补充剂和中草药是非常重要的。某些药物、维生素、矿物质、膳食补充剂或中草药可能与化疗药物相互作用，影响其疗效或增加副作用的风险。

⑭ 如何得知化疗是否起效了？

答 医生会为您检查身体或者安排辅助检查（如血常规检查和X线检查等），他也会询问您的感觉。

您无法根据化疗的副作用来判断化疗是否起效。有人认为，严重的副作用意味着化疗效果好，或者说没有副作用意味着化疗没起效。但实际上，副作用与化疗治疗癌症的效果无关。

⑮ 化疗需要多少费用？

答 很难说化疗会花费多少费用，这取决于：
- 化疗的类型和剂量。
- 化疗的频率和化疗持续时间。
- 化疗在哪里进行的，比如家里/门诊/住院治疗。
- 保险政策，如医疗保险/商业保险。

⑯ 健康保险能为化疗买单吗？

答 向保险公司咨询一下支付费用的问题，问题包括：
- 保险能够承担哪些项目的费用？
- 每次化疗前，是否需要打电话告知保险公司才能报销？
- 哪些治疗项目需要自费？
- 是否需要指定的医院才能报销？
- 看专家门诊的话，是否需要一个书面的转诊证明？
- 每次预约治疗的费用有无自费部分？
- 在保险赔付费用前，是否有自费部分？
- 应该在哪里购买处方药？
- 保险能否支付门诊或住院的全部检查和治疗费用？

怎样才能更好地利用自己的保险计划?

答 ❀ 在治疗开始前,您需要仔细阅读保险政策,找出哪些项目在保险报销范围,哪些项目不在保险报销范围。

❀ 记录下所有的治疗费用和保险赔付项目。

❀ 根据保险赔付要求,把所有的文书资料寄给保险公司。这可能包括医生的病程记录、处方记录、实验室检查记录等资料。相关资料请务必保留复印件。

❀ 如有必要的话,关于保险理赔手续的问题,可以向亲友、社会工作者或本地相关组织寻求帮助。

❀ 如果保险公司不支付您认为应该支付的治疗项目,找出保险公司拒绝支付的原因,然后和医生或护士谈谈下一步的治疗计划。

18 什么是临床试验? 它是治疗的一个选择吗?

答 癌症临床试验(也称为癌症治疗研究)旨在试验新的治疗癌症的方法,这可能是新的癌症治疗药物,如化疗药物、靶向药物、免疫治疗药物,或新的联合用药方式等。所有这些临床试验的目标是找到更好的方法来帮助癌症患者。

医生或护士可能建议患者参加一个临床试验,患者也可以提出这个想法。在同意参加一个临床试验之前,可以先了解一下:

❀ **获益**:所有临床试验都提供癌症治疗保证,可以询问一下这个临床试验是如何能够帮助您或其他人的。例如,您可能是第一批使用新的治疗方法或新药物当中的一员。

❀ **风险**:新的治疗方法并不总比标准治疗好或疗效相当。即使这种新的治疗方法是好的,它也可能对您无效。

❀ **费用支付**:您的保险公司可能会支付临床试验治疗的部分费用,也可能完全不承担治疗费用。在同意参加临床试验之前,请与您的保险公司核实,以确保它会支付这项临床试验的治疗费用。

二、化疗前可能需要向医生咨询的问题

1 关于癌症的问题

❀ 我得了什么癌症?

❀ 我的癌症处于什么阶段？

② 有关化疗的问题

❀ 为什么我需要化疗？
❀ 化疗的目标是什么？
❀ 化疗的好处是什么？
❀ 化疗的风险是什么？
❀ 我的癌症类型还有其他的治疗方式吗？
❀ 我的癌症类型的标准治疗是什么？
❀ 我的癌症类型有临床试验吗？

③ 关于治疗问题

❀ 我需要进行多少个周期的化疗？每次治疗多长时间？两次治疗间隔多久？
❀ 我将会用到什么化疗方案？给药方式如何？
❀ 我去哪里治疗？每次治疗持续多长时间？
❀ 治疗时是否要找人接送？
❀ 化疗期间是否需要遵循特殊的饮食要求？
❀ 在化疗过程中是否可以继续服用其他药物，如慢性病药物或抗生素？

④ 关于治疗副作用的问题

❀ 目前会有哪些副作用？以后会有哪些副作用？
❀ 这些副作用的严重程度是怎样的？会持续多久？
❀ 治疗结束后，副作用也会一起消失吗？如何处理或者减轻这些副作用？
❀ 医生和护士能为处理或者减轻这些副作用做些什么事？

三、化疗期间的情绪问题

在化疗期间的某个时间点，您可能会感觉沮丧、焦虑、郁闷、无助、害怕、孤独、生气。

化疗期间经历各种情绪波动是正常的。面对癌症和接受化疗治疗是一种巨大的身心压力，可能引发焦虑、恐惧、悲伤、愤怒、沮丧等情绪。同时，疲劳也常常是化疗的常见副作用，它可能加重了情绪的负担。

化疗期间，如何应对情绪问题呢？

 ❀ 放松。寻找一些安静的时间，想想自己在一个最喜欢的地方，慢慢地呼吸或听舒缓的音乐。这会帮助您感到平静和减少压力。

❀ 运动。许多人发现，适当的运动能够帮助他们感觉更好。有很多可以运动的方式，比如散步、骑自行车、做瑜伽。

❀ 和其他人交流。和信任的人谈谈自己的感受。选择那些能够专注于您的人进行交流，比如闺蜜、亲人、教师、护士或社会工作者，与病友交流也是很有帮助的。

❀ 自我关怀。给自己留出时间和空间，包括足够的休息、良好的睡眠、健康饮食、适度的运动和参与您喜欢的活动。关注自己的需求，尽量保持积极的生活方式。

❀ 加入一个有正能量的支持小组。癌症支持团体为癌症患者提供了相关支持，您可以发现其他人如何应对癌症、化疗和副作用。

在化疗过程中有情绪波动是正常的。毕竟，与癌症共存以及癌症治疗的过程对患者来说是有压力的。

四、化疗相关副作用及应对

1 什么是副作用？

答 副作用是由癌症治疗引起的。化疗中的一些常见副作用有疲劳、恶心、呕吐、血细胞计数降低、脱发、口腔溃疡和疼痛等。

2 引起副作用的原因是什么？

答 化疗的目的是杀死快速生长的癌细胞，但化疗也会影响快速生长的健康细胞。这些健康细胞包括口腔细胞、胃肠道黏膜细胞、骨髓中的细胞、血细胞、促进头发生长的细胞。当化疗危害这些健康细胞时，就会引起相关的副作用。

3 化疗中我会有副作用吗？

答 每个人都不一样，您可能会有很多副作用，也可能只有一些，也可能没有。这取决于化疗的类型和身体的反应。在化疗前，可以和您的医生或护士谈谈可能会发生哪些副作用。

4 副作用会持续多久?

答 副作用会持续多久取决于您的健康状况和化疗的类型。化疗结束后大多数副作用会消失,但有时会持续几个月甚至几年。

有时,化疗会引起长期的副作用,不会消失。这些副作用可能损害心脏、肺、神经、肾脏或生殖器官,某些类型的化疗可能会导致其他癌症。

5 关于副作用我能做什么?

答 医生有很多方法来预防或治疗化疗的副作用,并在每次化疗结束后帮助您治愈副作用。和医生或护士谈论哪些副作用可能发生,以及可以做些什么,一定要让医生或护士知道您注意到的任何变化,它可能是一个副作用的迹象。

(一)贫血

1 贫血是什么?为什么会发生贫血?

答 红细胞在体内时负责运输氧气。贫血就是负责运输氧气的红细胞太少,满足不了身体的需要。当身体没有足够的氧气供应时,心脏负担就会加重,这时您就会觉得心脏跳得非常快。贫血也会让您感到呼吸急促、虚弱、头晕、晕厥或疲乏。如您出现这些症状,建议及时与医生沟通,进行相关的检查和诊断。医生可以评估贫血的原因,并制订适当的治疗计划,如补充营养物质、红细胞生成素或输血等,以改善贫血状况。

一些化疗可以引起贫血,原因是化疗药物抑制骨髓,导致很难产生新的红细胞。

2 有哪些处理贫血的方法?

答 ✿ 充足的休息。每天至少要睡8个小时,白天您可能还需要1～2个短暂休息(1小时以内)。

✿ 限制活动。这意味着只做那些对您最重要的活动,比如,您可能会去工作,但不必打扫屋子,或者您可能会安排菜单而不是做饭。

✿ 接受帮助。让家人或朋友提供帮助,他们可以帮忙照顾孩子、搬东西、跑跑腿、开车带您去看医生,或做其他的家务事,以及做其他您做不到的事。

✿ 均衡饮食。挑选那些含有各种人体所需热量和蛋白质的饮食。热量有助于保持体重,优质的蛋白质可以帮助修复被化疗损伤的组织。和医生、护士或营养师探讨哪些饮食适合这个阶段食用。

❀ 缓慢起身。如果站起来太快，您可能会感到头晕。当您从卧位起身的时候，需要坐一分钟后再起身。

　　您的医生或护士会在化疗期间监测您的红细胞计数。如果红细胞计数太低，您可能需要输血。您的医生也可能开一种药来刺激（加速）红细胞的生长，或者建议您服用铁剂或其他维生素。

　　以下情况需要打电话给医生或者护士：

❀ 疲劳程度改变或不能做日常活动。

❀ 您感觉头晕或者快要晕倒了。

❀ 感觉呼吸急促。

❀ 感觉心跳得非常快。

（二）食欲改变

1 食欲改变是什么？为什么会发生食欲改变？

答 化疗可以导致食欲改变。您可能会不想吃东西，原因是恶心（感觉就像您要吐），口腔和喉咙的问题导致吃东西很痛苦，或者是药物导致您失去味觉。这些改变也可以来自沮丧或疲劳的感觉。食欲下降可能持续几天、几周，甚至几个月。

　　重要的是您要吃得好，即使您没有胃口。吃得好才能摄取足够的蛋白质、维生素和热量，吃得好才有助于提高免疫力和机体恢复。食物摄取不足会导致体重下降、虚弱和疲劳。

　　一些癌症治疗会导致体重增加或食欲增加。一定要咨询您的医生、护士或营养师化疗会导致哪种食欲改变，以及如何处理它们。

2 有哪些处理食欲改变的方法？

答 ❀ 每天吃5～6顿小食或点心以替代一天3顿大餐。选择热量和蛋白质含量高的食物和饮料。

❀ 制订每天吃饭的时间表。时间一到就吃东西，而不是等到饿的时候吃。当您在接受化疗的时候，可能不会感到饿，但仍然需要吃东西。

❀ 如果您不喜欢固体食物，可以食用奶昔、果汁或汤等。类似的液体食物可以帮助提供您身体所需的蛋白质、维生素和热量。

❀ 使用塑料的叉子和勺子。有些类型的化疗会引起口中有金属的味道，用塑料餐具吃有助于降低金属的味道，同时，使用玻璃材质的锅碗瓢盆烹调食物也会有帮助。

❀ 做些积极的事情来增加食欲。比如，在午餐前散步，可能胃口会更好。此外，要注意避免减少食欲的行为，比如在用餐期间或用餐前避免喝太多水或饮料。

❋ 改变日常习惯。这可能意味着在不同的地方吃东西，比如餐厅而不是厨房；意味着与其他人一起吃，而不是独自一人吃；如果您独自一人吃饭，您可以听收音机或看电视；您也可以通过尝试新的食物和食谱改变自己的饮食习惯。

❋ 从医生、护士或营养师那里获取建议。他们可能会希望您摄入额外的维生素或营养补充剂（如高蛋白质饮料）。如果您很长时间不能进食，并且体重正在减轻，您可能需要服用药物来增加食欲，或通过静脉或胃管给予营养。

（三）出血

1 什么是出血？为什么会发生出血？

答 血小板是当您流血时，使血液凝固的血液成分。化疗可以降低血小板的数量，因为它会影响您的骨髓产生血小板的能力。低血小板计数被称为血小板减少症。当血小板计数低时，您会出现瘀青、口鼻出血、皮肤出现瘀点或瘀斑（即使您没有被击中或没有撞到任何东西）。

2 有哪些处理出血的方法？

答 必要的措施包括：

❋ 用非常柔软的牙刷刷牙。
❋ 刷牙前用热水软化牙刷的刷毛。
❋ 轻轻地擤鼻子。
❋ 当使用剪刀、刀或其他尖锐物体的时候一定要小心。
❋ 用电动剃须刀代替剃刀。
❋ 用温和但持续的压力压迫出血处直到止血。
❋ 要一直穿着鞋子，甚至是在家里或医院。

　　禁止的行为：

❋ 使用牙线或者牙签。
❋ 参加可能受伤的体育运动或者其他活动。
❋ 使用卫生棉条、灌肠剂、栓剂或直肠温度计。
❋ 穿戴衣领、手腕或腰部紧缩的衣物。

　　在医生和护士给您做检查前需要确认：

❋ 是否饮用白酒、啤酒、葡萄酒或其他酒类。

✤ 是否有性行为。

✤ 是否服用维生素、草药、矿物质、膳食补充剂、阿司匹林或其他非处方
药。这些产品中的一些可能改变化疗的疗效。

让医生了解到您是否便秘：

✤ 医生可能会开具大便软化剂，避免您在如厕时直肠出血。

医生或护士会确认您的血小板计数：

✤ 如果血小板计数太低，可能需要药物治疗、血小板输注或延迟化疗。

如果有下列任何症状，请打电话给医生或护士：

✤ 瘀点、瘀伤，特别是您没有碰到任何东西。

✤ 红色或粉红色的尿液，黑便或便血。

✤ 牙龈出血或鼻出血，头痛或视力改变。

✤ 月经期或长期大出血，非月经期的阴道出血。

✤ 手臂或腿部有发热的感觉。

✤ 感觉昏昏欲睡或意识模糊。

（四）便秘

1 什么是便秘？为什么会发生便秘？

答 便秘是指排便变得不那么频繁，大便又硬又干，难以排泄，可能有排便疼痛
和腹胀恶心的感觉，或有打嗝、放屁，直肠有痉挛或阻塞感。

化疗和止痛药物均可以引起便秘，不经常活动或者长时间坐着和卧着的
人也可能发生便秘，便秘也可能是吃的食物是低纤维的或没有饮用足够的液
体导致的。

2 有哪些处理便秘的方法？

答 ✤ 记录您大便情况，如排便次数、大便颜色、是否干硬等。向医生或护士展
示这张记录表，并讨论什么是正常的，这会更容易发现您是否有便秘。

✤ 每天至少喝8杯水或其他饮料。喝热的液体，如咖啡和茶，有助于减缓便
秘。果汁，如李子汁，也对便秘有帮助。您摄入的纤维食物越多，需要饮
用的液体就越多。

✤ 确保每天都运动。可以散步、骑自行车或做瑜伽。如果您不方便走路，可
以在椅子或床上做活动。在使用纤维补充剂、泻药或灌肠、大便软化剂
前，一定要跟医生或护士确认可以使用。

✤ 对于高纤维食物的摄入要询问医生、护士或营养师的建议。摄入高纤维食
物和饮用大量的液体有助于减轻便秘。良好的纤维来源包括全麦面包、谷

物、干豆类和豌豆、生蔬菜、新鲜干果、坚果等。

（五）腹泻

1 什么是腹泻？为什么会发生腹泻？

答 腹泻是一种常见的肠道蠕动，它导致排出的大便可能是软便、不成形便或水样便。化疗会引起腹泻，因为它会使大肠和小肠黏膜的健康细胞受到损害，化疗也可能加快肠道蠕动。腹泻也可以由感染或用于治疗便秘的药物引起。

2 有哪些处理腹泻的方法？

答 ❀ 每天吃5～6次小餐，而不是3顿大餐。

❀ 摄入高盐（高钾或高钠）食物前，请咨询医生或护士。当有腹泻时，身体会失去盐分，需要补充盐分。高钠或高钾的食物包括香蕉、橘子、桃子和杏汁，以及煮土豆或土豆泥。

❀ 每天摄入8～12杯清澈液体，这些清澈液体包括水、清汤或运动饮料等，缓慢摄取。在饮用碳酸饮料前，要确保饮料中已经没有碳酸（饮料没有了嘶嘶声）。如果饮料让您感觉口渴或恶心，可以加水。

❀ 吃低纤维的食物，纤维含量高的食物可以使腹泻加重。低纤维的食物包括香蕉、白米饭、白面包和普通酸奶。

❀ 如果腹泻持续超过24小时，或者有疼痛、抽筋等情况，一定要告知医生或护士。医生可能会开药来控制腹泻，您可能还需要静脉输液来补充身体失去的水和营养物质。在服用任何腹泻药物前，一定要咨询医生或护士。

❀ 在排便后一定要轻柔地擦拭屁股，使用婴儿湿巾或者喷雾瓶中流动的水来清洁屁股而不是卫生纸。如果您有痔疮或直肠区域有疼痛或流血，一定要告知医生或护士。

❀ 咨询医生是否需要服用流食，流食可以给肠道休息时间。大多数人需要食用5天左右的流食。

　　远离以下食物：

❀ 过热或过冷的饮料。

❀ 白酒、啤酒、葡萄酒或其他酒类。

❀ 牛奶或奶制品，如冰淇淋、奶昔、酸奶和奶酪。

❀ 辛辣食物，如辣椒酱、辣酱、辣椒、咖喱。

❀ 油腻食物和油炸食品，如炸薯条和汉堡包。

❀ 含咖啡因的饮料或食物，如咖啡、红茶、可乐、巧克力。

❀ 能够引起气体的饮料或食物，如煮熟的干豆类、卷心菜、花椰菜、豆浆和其他豆制品。

❀ 高纤维食物，如煮熟的干豆类、新鲜水果和蔬菜、坚果、全麦面包和谷类食品。

（六）疲劳

1 疲劳是什么？为什么会产生疲劳？

答 化疗导致的疲劳可以从轻度到重度。许多人描述疲劳是因为感觉虚弱、疲倦、疲惫、沉重或反应缓慢，休息不能有效缓解。

许多人都说他们在化疗过程中感到疲劳，甚至在治疗结束后数周或数月内都会感到疲劳。疲劳可能是化疗，或压力、焦虑和抑郁等导致的，如果您同时接受放疗和化疗，您的疲劳感可能会更严重。

疲劳可以由以下原因引起：

贫 血	失 眠	同时做很多工作
疼 痛	缺乏活动	其他健康问题
药 物	呼吸困难	
食欲改变	感 染	

疲劳可能会立刻发生或慢慢地渐进发生。不同的人感到疲劳的方式不同，您可能会比其他相同类型化疗的人感到更多或更少的疲劳感。

2 有哪些处理疲劳的方法？

答 ❀ **放松：** 您可以尝试冥想、做瑜伽，或其他方法来放松和减少压力。

❀ **吃好喝好：** 一般来说，要坚持每天5～6顿小餐，而不是3顿大餐。保持周围充满食物，如罐装汤、冷冻食品、酸奶和奶酪。每天要喝大量的液体，约8杯水或果汁。

❀ **计划好时间休息：** 当您晚上休息好或在白天小睡一下的时候，您可能会感觉更好。许多人说，白天小睡10～15分钟更好，而不是睡很长一段时间。如果您打盹，时间控制在1个小时以内，保持短时间小睡会帮助您在晚上睡得更好。

❀ **多活动：** 研究表明，锻炼可以缓解疲劳，帮助您在晚上睡得更好。试着进行15分钟的散步、瑜伽或骑自行车。当您最有精力的时候，按计划锻炼身体。

❀ **尽量不要做得太多**：因为疲劳，您可能没有足够的精力去做所有您想做的事情，选择您想做的活动，可以找别人协助。尝试安静的活动，如阅读、编织或学习一种新的语言。

❀ **每晚至少睡8个小时**：化疗前，您需要更充分的睡眠。白天活动好身体，晚上才会睡得更好。您可能会发现，睡觉前放松有助于睡眠。

❀ **合理安排工作日程**：疲劳可能会影响工作的精力。您可能会觉得精力很好，足以完成您的全部日程安排。或者您需要少一些工作时间，或者只是一天工作几个小时或每周工作几天。如果工作允许的话，您可以在家里工作，或者您可以在接受化疗的时候，停止工作一段时间。

❀ **让其他人帮忙**：当您感到疲劳时，向家人和朋友寻求帮助。他们可以帮助做家务、开车，陪您看医生，他们也可以帮助购买食物、烹饪食物或为以后准备食物。

❀ **向癌症病友学习**：您可以通过癌症病友分享他们处理疲劳的方法来帮助自己，无论是面对面的交流还是在线交流都不错。

❀ **通过每天写日记的方式记录下自己的感觉**：这将有助于您计划如何最好地利用时间。跟医生或者护士分享您的日记，如果您注意到自己的精力发生变化，无论是充满精力还是非常疲惫，都要让医生或护士知道。

❀ **和医生或护士交谈**：医生可能会开有助于减少疲劳的药物，您在服用后疲劳感会有所改善，并且食欲会增加。如果您的疲劳是贫血引起的，医生也可能建议您采取治疗措施。

（七）脱发

1 脱发是什么？为什么会发生脱发？

答 脱发是指人体部分或者全部毛发脱落的情况。这可能发生在您身体的任何部位，比如头部、脸、手臂、腿部、腋下、阴部等。化疗导致脱发，成了化疗最难以接受的事情之一。

某些类型的化疗药物会损伤毛发生长的细胞。化疗开始后2～3周，脱发往往就会开始，一开始您的头皮可能会受伤，然后您会脱发，可能是一点点地脱落，也可能是一团一团地脱落。头发全部脱落需要一周的时间。一般来说，化疗结束后2～3个月，您的头发会恢复生长。有时您会注意到，即使您在接受化疗的时候，您的头发也开始恢复生长了。

当头发开始恢复生长的时候，它会长得很好。此外，您的新头发可能看起来或感觉起来与以前不同，比如，新头发可能很薄，而不是厚厚的，是卷曲的而不是很直，头发颜色或深或浅。

2 有哪些处理脱发的方法？

答 脱发前：

❀ 跟医生或护士交谈脱发的问题，医生可能知道您是否会脱发。

❀ 剪短头发或剃掉头发。开始时就剪短头发或剃光头，可能让您感觉有控制感。如果您剃光头，要用电动剃须刀。在您还有头发的时候，您就可以计划买一顶假发。

❀ 选假发的最佳时机是在化疗开始前。这样，您就可以把假发和您头发的颜色和风格匹配好，您可以在梳妆的时候把假发梳理成跟真发一样的风格。确保要选择一个感觉舒适，不伤害您头皮的假发。

❀ 询问保险公司是否会支付假发的费用，一些团体也会有免费的假发提供。

❀ 清洗头发的时候务必轻柔。用温和的洗发水，比如婴儿洗发水，用软毛巾吸干头发的水分（不要摩擦）。

❀ 不要使用会损害头皮的物品，包括拉直或者烫发、电吹风、发带或扎头发、喷发剂、染发剂、头发膨松剂。

脱发后：

❀ 保护头皮。脱发期间或脱发后头皮可能受到伤害。当您外出的时候，要戴上帽子、头巾或围巾保护头皮；避免过热或过冷的地方，包括日晒、暴晒在阳光下或冷空气中；使用防晒霜保护头皮。

❀ 保暖。刚开始失去头发时，您可能感觉头部会冷，您可以通过戴帽子、头巾、围巾、假发等方法来帮助头部保暖。

❀ 睡在缎面枕套上。当您睡在缎面枕套上面时，产生的摩擦力要小得多。

❀ 与医护人员讨论您的感受。关于脱发，许多人感到愤怒、沮丧或尴尬。如果您很担忧或者感到不安，您可以向医生、护士、家人、密友或癌症病友倾诉。

（八）感染

1 什么是感染？为什么会发生感染？

答 有些化疗药物会导致骨髓造血功能下降，从而使得白细胞数量不足。白细胞的主要作用是帮助人体对抗感染，所以当化疗后白细胞计数下降时，避免感染发生就显得相当重要了。

白细胞的种类很多，其中一种叫作中性粒细胞。当患者中性粒细胞计数低于正常时，称为粒细胞缺乏症。

当患者发生粒细胞缺乏症时，观察是否存在感染症状就显得十分重要。每天至少测量体温一次，或者遵医嘱定时测量体温，以观察是否有发热。使用电子测温仪可能会更便利。如果患者的体温高于38℃，需要通知医护人员。

 有哪些处理方法？

答 ❀ 在治疗过程中，可定期化验血常规来监测白细胞计数。如果化疗后患者的白细胞下降至非常低的水平，可以应用相关治疗药物使白细胞升至正常范围，降低发生感染的风险。

❀ 使用清水、肥皂勤洗手。确保做饭、进食前一定要先洗手，并且在如厕、擦鼻涕、咳嗽、打喷嚏及摸宠物后都要及时洗手。随身携带手部消毒剂，以确保没有清水及洗手液的时候也能清洁双手。

❀ 使用消毒湿巾擦拭患者接触物品的表面。这些物品包括公共电话、自动取款机、门把手及其他公共设施。

❀ 便后做到尽量轻柔、彻底清洁。使用婴儿湿巾代替日常使用的厕纸，或者使用喷水瓶喷水清洗。如果患者发现自己肛周红肿、出血或者出现痔疮，都要立即通知医护人员。

❀ 远离患病人群，如感冒、流感、麻疹、水痘的人群，同样需要远离刚刚接种脊髓灰质炎、水痘等活疫苗的儿童。如果尚有其他疑问，可以就此咨询主管医生或当地医疗机构。

❀ 远离密集人群。避免进入大量人群聚集的地方，如果要去商场或者电影院，尽量避开高峰期。

❀ 避免受伤。不要修剪或撕拉手指甲或脚指甲根部的外皮；使用电动剃须刀代替传统的刀片剃刀；使用剪刀、缝针、刀具时要格外小心。

❀ 注意观察导管周围的感染征象，感染征象包括渗液、红肿、疼痛。一旦观察到导管周围有上述征象出现，立即通知医护人员。

❀ 保持口腔清洁。饭后及睡前刷牙；选择软毛牙刷；刷牙前使用热水浸泡牙刷，可以使刷毛更加柔软；使用不含酒精的漱口液。

❀ 保护皮肤免受损害。不要挤压粉刺、痤疮；使用乳液软化皮肤，避免皮肤干燥、皲裂；洗澡后使用毛巾轻压擦干身体，避免大力揉搓皮肤。

❀ 正确清理伤口。使用温水、肥皂及消毒液清洁伤口；做到每天清洗伤口，直到伤口表面结痂。

❀ 小心动物。不要清洗猫舍、捡拾小狗粪便、清洗鸟笼、清洗鱼缸等，接触宠物等小动物后要及时洗手。

❀ 未咨询主管医生前，不要接种流感等疫苗。有些疫苗含有活病毒，而粒细胞缺乏症的患者是不能接触的。

❀ 保证食物置于合理温度。不要将剩菜长时间放置于常温环境，饭后尽快将食物收至冰箱冷藏。

❀ 食用生蔬菜及水果前确保清洗干净。

❀ 不要进食生的或非全熟的鱼、肉、海鲜、鸡蛋。这些食物如果不全熟或含有细菌，可能导致感染。

❀ 不要进食过期、变质、发霉的食物、饮品。

❀ 不要随意服用退热药物，事前要通知医护人员。

一旦认为发生感染，需要立即通知医生，即便是在周末或者午夜，确保在非工作时间能联系到医生。当体温升至38℃或更高时，或者是出现寒战、出汗等症状时需要通知医生。在没有通知医护人员之前，不要自行服用阿司匹林、布洛芬、对乙酰氨基酚等退热类药物。其他感染症状包括发红、头疼、肿胀、僵颈、丘疹、血尿或尿液浑浊、畏寒、咳嗽、尿频尿痛、耳痛、鼻窦痛或窦压高。

确保您知道在下班后和周末如何联系您的医生或护士。

（九）不孕不育

1 什么是不孕不育？为什么会发生？

答 有些化疗药物会导致不孕不育。对于女性来说，这意味着不能受孕，而对于男性则意味不能授精。

对于女性，化疗可能会损伤卵巢，导致卵巢的正常排卵减少，同时体内激素水平也会因此而下降。激素水平下降会导致提前绝经，绝经提前及正常排卵减少会导致不孕。

对于男性，化疗药物可能损伤精子细胞，因为精子细胞增殖分裂较快。化疗药物使精子细胞受损、移动速度降低或其他损害致使男性不育。

是否有不孕不育的风险取决于使用的化疗药物、患者的年龄及是否有其他疾病。不孕不育可能会一直持续至终生，如果仍有生育的需要，请在治疗开始前向医生咨询。

2 有哪些处理不孕不育的方法？

答 对于女性，向主管医生或护士咨询：

❀ 生育计划。如果在治疗结束后仍有生育的计划，在化疗之前要向医生咨询。医生可能会建议提前取卵子以备化疗后使用，或者推荐其他生育专科机构。

✿ 避孕措施。治疗期间务必保证不能怀孕，化疗药物会损害胎儿，尤其是早孕前3个月。如果患者仍未绝经，向医护人员咨询避孕的相关事宜。

✿ 妊娠。如果患者未绝经，在化疗开始之前，医护人员会要求患者完成妊娠化验。一旦患者已经怀孕，医护人员会跟患者讨论其他治疗方案。

✿ 化疗会导致新生儿缺陷。确保化疗期间不要怀孕。如果您将来想要生育孩子，请在开始治疗前，向医护人员咨询储存卵子的相关事宜。

对于男性，需向医生咨询：

✿ 计划生育。在化疗开始之前，如果仍计划未来授孕，向医师咨询相关事宜。医师会推荐保存精子的方法，或推荐相关的专业机构。

✿ 节育。在您的化疗过程中，您的配偶或伴侣不要怀孕是非常重要的，化疗会损害您的精子并导致出生缺陷。

（十）口咽部改变

1 什么是口咽部改变？为什么会发生？

答 有些化疗药物会损伤增殖快的细胞，例如口腔上皮细胞、咽部上皮细胞、唇部上皮细胞，这会影响到患者的牙齿、牙龈、口腔内黏膜以及分泌唾液的腺体。化疗结束后，大部分的问题都会消失。

口腔咽部问题包括：

✿ 口干（唾液分泌不足或消失）。

✿ 嗅觉味觉改变（如食物味道像金属或者木头，食之无味，尝起来或闻起来与之前不同）。

✿ 牙龈、牙齿、舌头感染。

✿ 对冷热食物敏感。

✿ 口腔溃疡。

✿ 严重溃疡导致的不能进食。

2 有哪些处理方法？

答 ✿ 化疗开始至少2周前去口腔医院就诊。尽量保证口腔健康非常重要，保证化疗开始前，处理好所有的口腔问题。如果化疗前未能完成口腔检查，咨询医生安排合适的时间就诊。务必向口腔科医生告知目前的疾病及化疗方案。

✿ 每日检查口腔及舌头。这个方法可以确保在问题（如口腔溃疡、白苔、感染）发生时能立即知道。如果上述情况发生，需要立即通知主管医生或护士。

✿ 保持口腔湿润。常用的方法有：每天尽量多饮水，口含冰块，含无糖硬质糖果，咀嚼口香糖。如果仍然有口干症状，可以让医生开人工唾液（唾液替代物）。

✿ 清洁口腔，饭后及睡前刷牙、牙龈和舌头。

✿ 使用极软的牙刷。刷牙前，在热水中浸泡牙刷可以使刷毛更加柔软；如果牙龈敏感或容易出血，可以考虑使用海绵牙刷；刷牙和刷舌头时要温和。

✿ 如果刷牙时疼痛，可以改用棉签或者牙线。

✿ 使用牙医开具的含氟牙膏或者含氟啫喱并定期更换牙刷，以防止细菌滋生。

✿ 您也可以用清水漱口或使用人工唾液或唾液替代物来缓解口干症状；不要使用含酒精的漱口水；将1/4茶匙的苏打或者1/8茶匙的盐溶解在1杯温水里，每天漱口3～4次，记得之后要用清水再次漱口。

✿ 每天使用牙线轻柔地清洁牙齿。如果出现牙龈出血或者疼痛，避开这些区域，清洁其他牙齿。如果患者血小板降低，需要向医生咨询牙线使用的注意事项。

✿ 如果佩戴义齿，确保义齿佩戴舒适，并保持清洁。同时也要尽量减少佩戴义齿的时间。

发生口腔溃疡后要注意饮食：

✿ 选择流质软食、易嚼易咽的食物，包括粥、土豆泥、鸡蛋羹等。

✿ 使用搅拌机将烹饪好的食物打成泥状，使之更容易进食。为避免感染，确保每次使用前后都彻底清洗搅拌机的各个部分。如果有条件，可以使用洗碗机清洗。

✿ 小口进食，细嚼慢咽，进食时可少量喝汤。

✿ 食用室温或者放凉的食物，因为食用热、烫的食物会损伤口咽。

✿ 可以用肉汤、酱汁、酸奶或其他液体泡软食物后食用。

✿ 口含冰块或者冰棒来缓解口腔疼痛。

✿ 咨询营养医师，选择容易食用的食物，因为对于口腔溃疡来说，软质食物较易吞咽。

如果口腔损伤严重，则需要咨询主管医生或护士。肿瘤科医生或口腔医生可以开缓解疼痛或者保持口腔湿润的药物。

远离可能损伤口腔的事物，例如：

✿ 硬脆的食物，如薄脆饼干、薯片、玉米片。

✿ 辛辣的食物，如咖喱、辣酱、辣椒。

* 柑橘类水果，或果汁如橙汁、柠檬汁或葡萄汁。
* 高糖类食物或饮品，如糖果或碳酸饮料。
* 啤酒、白酒或其他酒精类饮料。
* 牙签或者其他尖锐物品。
* 含尼古丁的东西，包括香烟、烟斗、雪茄和嚼烟草。发生口腔溃疡不要饮酒或者吸烟。

（十一）恶心及呕吐

1 什么是恶心呕吐？为什么会发生？

答 有些化疗药物会引起恶心、呕吐。恶心是指胃部不适，想要吐出胃内食物的感觉，呕吐是指已经吐出了胃内容物。有时患者也会出现干呕，干呕是指当胃内没有食物时，仍然感觉要呕吐。

　　恶心呕吐可以发生在化疗过程或者化疗结束几小时甚至几天后。在化疗间歇期，症状可以缓解，身体会觉得舒服很多。

　　新研发的止吐药可以缓解恶心呕吐。化疗开始前1小时至化疗结束后数日都需要服用这类药物，需服药多长时间取决于化疗方案及患者对化疗药物的具体反应。如果服用的止吐药效果不理想，医生可以换其他止吐药来缓解症状，患者可能不只服用一种止吐药来控制恶心呕吐，针灸也可能有效。及时与主管医生沟通由化疗引起的恶心呕吐情况。

2 有哪些处理方法？

答
* 消除恶心。要想止吐，首先要止恶心。选择清淡、易消化的食物，避免消化不良。易消化的食物包括原味饼干、吐司面包及胶冻类食物。
* 规划进食时间。有些患者感觉化疗前少餐更加舒服，而有些患者认为化疗前空腹可能会感觉舒服些（化疗前2～3小时不要进食进水）。化疗后保证至少1小时不要进食、饮水。
* 少食多餐。每天分5～6次少食多餐，会比每日足量吃3餐更舒服；饭中及饭后不要饮用大量水；在进食时坐直，并保持舒适的姿势，以促进消化和减少胃部不适；饭后不要立即卧床休息。
* 食物要温热或放凉后食用（不要太热或太冷）。冰箱里的食物要提前1个小时取出，使其恢复常温，或者直接用微波炉加热；可乐跟姜汁汽水要加热后使气泡挥发干净再饮用。
* 远离气味浓烈的食物、饮料，如咖啡、鱼类、洋葱。
* 小口吃冰棒或者水果冰。吮吸冰块可能会缓解恶心呕吐。

- 吃无糖薄荷糖或者酸味糖。但如果有口腔或咽喉溃疡时，请不要吃酸味糖。
- 化疗前放松。化疗前尽量放松，可以缓解恶心，例如冥想、深呼吸练习或者回想自己经历的美好事情、浏览过的迷人风景。也可以做些较为安静的自己爱好的事情，如看书、听音乐或者编织。
- 当想呕吐时，做深而慢的呼吸，呼吸新鲜空气。跟家人、朋友聊天、听音乐、看电视节目、欣赏电影可以帮助分散注意力。
- 向医护人员咨询。医生会开具止吐的药物，以防止化疗中或化疗后发生恶心。务必遵医嘱服用这些药物，当疗效不理想时，及时跟医生沟通。

（十二）神经系统改变

1 什么是神经系统改变？为什么会发生？

答 化疗药物可能会损伤患者的神经系统。很多神经系统的问题会在化疗结束后1年内逐渐恢复，但是个别的会持续至终生。这些改变包括：
- 手足麻木、无力、麻刺感、烧灼感。
- 怕冷，行走时足部疼痛。
- 肌肉无力、酸痛、易疲惫或者刺痛。
- 失去平衡感或者活动不协调。
- 系扣子或者捡东西时费力。
- 无意识地抖动或颤抖。
- 听力减退。
- 胃疼、便秘或者胃部烧灼感。
- 浑身乏力。
- 精神错乱、健忘。
- 头晕。
- 无精打采、抑郁。

2 有哪些处理方法？

答
- 如果发现自己有任何神经系统改变，立即通知医护人员，立即处理这些症状非常重要。
- 使用刀具、剪刀或其他锐利器具时要格外小心。
- 避免跌倒。慢行，上楼梯时要扶好把手；浴房或浴盆内要放置防滑垫；确保不会被地毯、绳索等物品绊倒。
- 穿运动鞋、网球鞋或其他橡胶底的鞋。

- 沐浴前使用温度计测量水的温度，这样可以避免被热水烫伤。
- 做饭的时候尽量避免被烫伤、割伤。
- 修剪花园、做饭、洗碗时戴手套。
- 感觉乏力时要休息，请人照顾自己。
- 可以借助手杖或者其他设备，以确保行走平稳。
- 如果发现自己记忆力减退、烦躁、抑郁时，要通知医生。
- 如果需要止疼药，可以让医生开。

（十三）疼痛

1 为什么会发生疼痛？

答 有些化疗药物会引起疼痛的副作用，这些疼痛包括手足的灼痛、麻木、刺痛、闪痛、口腔溃疡、头痛、肌肉痛、胃痛等。

疼痛有时是由癌症本身引起的，有时是由化疗药物导致的，医生有措施可以缓解这些疼痛。

2 有哪些处理方法？

答 将疼痛告知医生、护士或者药师，对疼痛的描述要具体。
- 疼痛的部位：是局部疼痛还是全身疼痛？
- 疼痛的性质：是锐痛、钝痛还是搏动性疼痛？是偶尔出现还是持续存在？
- 疼痛的程度：使用标尺卡按0～10分来描述。
- 疼痛持续时间：是持续几分钟、几小时还是更长？
- 缓解及加重疼痛的因素：例如，使用冰袋冰敷是否可以减轻？做某些动作是否会使疼痛加重？
- 服用哪些止痛药物：是否有效？止疼效果可以持续多长时间？每次服用什少剂量？多久服用一次？
- 将疼痛告知家人或朋友，亲友只有了解患者病情才能给予帮助。如果身体非常乏力或者疼痛非常严重，可以通知医护人员，医护人员在了解患者的疼痛症状后，可以明确行动异常的原因。

控制疼痛的方法：
- 按时服用止痛药物（以时钟为准），即便当时没有疼痛的感觉，这点对于长时间疼痛的人尤为重要。
- 按量服用止疼药物。在疼痛已经发展到无法忍受的程度时再服用药物，效果往往不好。
- 可以做深呼吸、练习瑜伽以及其他可以放松的方式，这些可以减轻肌肉的紧张度，缓解焦虑，减轻疼痛。

❀ 就诊疼痛科医生或姑息治疗医生。这些专家可以是肿瘤科医生、麻醉科医生、神经内科医生、神经外科医生、护士或者药师，这些人可以介绍各种止痛的疗法。

❀ 如果疼痛性质改变，请通知主管医生、护士或者疼痛处理师。当疼痛改变时，止疼药物可能会需要调整。

（十四）性征改变

1 什么是性征改变？为什么会发生？

答 有些化疗药物会导致性征的改变，这些改变男女有异。

对于女性来说，化疗会损伤卵巢，导致体内激素水平变化，激素水平的改变会导致阴道干燥、绝经提前等问题。

对于男性来说，化疗可以使激素水平改变，阴茎供血下降，或者损害控制阴茎的神经，所有这些会导致阳痿。

女性患者的问题包括：

❀ 绝经症状（对于未到绝经年龄的患者而言）：潮热、阴道干涩、易怒、月经不规律或停经。

❀ 膀胱炎或阴道炎。

❀ 阴道分泌液体或者阴道刺痛。

❀ 性生活体力不支或性欲减低。

❀ 性生活忧虑、压抑、焦虑。

男性患者的问题包括：

❀ 无法达到高潮。

❀ 阳痿（阴茎不能勃起）。

❀ 性生活体力不支或性欲减低。

❀ 性生活忧虑、压抑、焦虑。

2 有哪些处理方法？

答 女性：

（1）向医护人员咨询：

❀ **性生活**：咨询医生，化疗期间是否可以进行性生活。大部分是可以的，但最好事前咨询。

❀ **避孕**：化疗期间绝对不能怀孕。化疗药物会损害胎儿，尤其是在孕期前3个月。如果患者尚未绝经，向医护人员咨询节育或者避孕的相关事宜。

- ❊ **药物**：向医生、护士或者药师咨询性方面的问题，包括可以缓解阴道干涩的药物、阴道霜或者减轻感染的栓剂。
（2）穿纯棉内衣，如纯棉内裤以及有纯棉垫片的裤袜。
（3）不要穿过紧过短的裤子。
（4）如果性生活时因为阴道干涩而感觉疼痛，可以要求医护人员开药，保持阴道湿润。
（5）应对潮热：

- ❊ **层叠穿衣**：可以备一件方便穿脱的夹克或外套。
- ❊ **多活动**：包括散步、骑行或者其他运动。
- ❊ **减压**：可以尝试瑜伽、冥想或者其他减压方式。

男性：

向医护人员咨询：

- ❊ **性生活**：咨询医生，化疗期间是否可以进行性生活。大部分是可以的，但最好事前咨询。同时咨询性生活时是否需要戴安全套，因为精液中可能含有化疗药物。
- ❊ **避孕**：化疗期间伴侣绝对不能怀孕，化疗药可能损伤精子，从而导致新生儿缺陷。

如果感觉性欲降低，可以跟伴侣多多互动，增加亲密度。

所有患者：

- ❊ 对伴侣敞开心扉、真诚以待，交流你们的感受和关心。
- ❊ 探索表达爱意的新方式。在接受化疗的过程中，患者及伴侣可以用其他方式来表达爱意。例如，如果性欲减低，可能会更愿意拥抱、相拥而睡，一定要让对方知道这些变化，或者选择其他亲近的方式。
- ❊ 向医生、护士、社区工作人员咨询。如果跟伴侣都担心性生活方面的问题，可以向能提供帮助的人咨询。

（十五）皮肤指甲改变

1 什么是皮肤指甲改变？为什么会发生？

答 有些化疗药物会损伤皮肤和指甲中增殖较快的细胞，这些改变可能会引起疼痛或烦心。这些改变多数较轻，不需要特殊的治疗，化疗结束后大部分都会痊愈。

轻微皮肤改变包括：

❀ 瘙痒、干燥、发红、皮疹、脱屑。

❀ 静脉颜色加深：当静脉输注化疗药物时，静脉颜色可能会加深。

❀ 光敏感（非常容易晒伤）：即便对皮肤颜色较深的患者，这种情况依然会发生。

❀ 色素沉着过度，导致暗斑。常见于关节周围、指甲下、口中、静脉输液处、胶带或敷料附着处和头皮。

❀ 指甲问题：包括指甲颜色变深、变黄、易劈裂，有时甚至指甲会松动、脱落，但是新的指甲还是会长出来的。

　　严重的皮肤改变需要立即治疗，不然会导致终身损伤。包括：

❀ 放疗皮损再发。有些化疗药物会导致前期放疗区域的皮肤发红（轻微至明显红肿），患者皮肤可能会起水疱、脱皮或者非常疼痛。

❀ 化疗药物静脉渗漏。当静脉输注化疗药物时，患者感觉静脉区域灼热、疼痛时，应立即通知医护人员。

❀ 对化疗药物过敏。一些皮肤改变意味着患者对化疗药物过敏。如果迅速感觉瘙痒，出现皮疹、荨麻疹，同时伴有哮鸣音或其他呼吸问题时，应立即通知医护人员。

❀ 当静脉输注化疗药物，感觉静脉区域灼热、疼痛时，应立即通知医护人员。

2 有哪些处理方法？

 （1）瘙痒、干燥、发红及脱皮。

　　❀ 当需要使用爽身粉时选择玉米淀粉类产品。

　　❀ 快速沐浴或者擦身替代长时间热水浴。

　　❀ 洗澡后用浴巾吸干（不是擦干）身体水分。

　　❀ 使用温和保湿的肥皂沐浴。

　　❀ 洗澡后在身体湿润时使用润体霜或润体乳。如果没有效果，可以咨询医生。

　　❀ 不使用香水或者含酒精的乳液。

（2）粉刺。

　　❀ 保持皮肤干洁。

　　❀ 向医护人员咨询是否需要使用药膏或者特殊香皂。

（3）光敏感。

　　❀ 避免阳光直晒。这意味着从10：00～16：00不能暴露在阳光下，此时是阳光最强的时候。

❀ 戴宽檐帽子：宽檐帽子可以为面部、颈部和耳朵提供阴凉，帮助遮蔽阳光直射。选择帽檐宽度至少8 cm的帽子。

❀ 使用SPF值不低于15的防晒霜，或者使用阻挡阳光的软膏，如含有氧化锌的软膏。确保在所有暴露的皮肤部位，包括面部、颈部、手臂和腿部上涂抹，每2小时或在出汗或游泳后重新涂抹。

❀ 使用润唇膏保持嘴唇湿润，润唇膏的SPF值不低于15。

❀ 穿浅色的裤子、长袖纯棉T恤衫，戴宽檐帽子，以提供额外的覆盖，并尽量减少阳光暴露；选择织物密度较高的衣物以获得更好的保护效果。

❀ 不要使用日光浴装置。

❀ 保持水分摄入：多喝水，特别是水，从内部保持皮肤湿润，这有助于维持皮肤健康，减少干燥或敏感。

（4）指甲问题。

❀ 洗碗、修剪花园或者做家务时要戴手套。

❀ 使用可以使指甲结实的产品（一旦这些产品损伤指甲或皮肤，立即停用）。

❀ 如果指甲上皮发红、疼痛，则需要通知医生。

（5）放疗皮损再发。

❀ 保护放疗区域皮肤，避免被阳光直晒。

❀ 不要使用日光浴装置。

❀ 在皮肤损伤的部位放湿冷的衣服。

❀ 穿纯棉或其他柔软材质的衣服，包括内衣（胸罩、内裤、T恤衫）。

❀ 一旦放疗皮损再发，立即通知医护人员。

（十六）尿路、肾脏及膀胱改变

1 什么是尿路、肾脏及膀胱改变？为什么会发生？

答 有些化疗药物会损伤肾脏、膀胱细胞。这些问题包括：

❀ 排尿前后烧灼痛。

❀ 尿频、尿急。

❀ 排尿困难。

❀ 不能自主控制排尿行为（尿失禁）。

❀ 血尿。

❀ 发热。

❀ 寒战。

❀ 尿液呈橘红、红色、绿色、深黄色或者散发药品气味。

有些肾脏、膀胱改变会在化疗结束后消失，有些则会伴随终生。

当化疗药物可能损伤泌尿系统时，在化疗期间要大量喝水。

② 有哪些处理方法？

答 ❀ 医生或者护士会化验尿液及血液，以明确膀胱及肾功能情况。

❀ 大量饮用液体。饮用液体有助于化疗药物从膀胱、肾脏排出。

❀ 限制饮用含有咖啡因的饮品，如浓茶、咖啡、可乐。

如有以上问题，通知医护人员。

（十七）其他副作用

1 流感样症状

有些化疗药物会使患者感觉得了流感，这些症状大部分发生在化疗与生物治疗同期使用时。

流感样症状包括：

❀ 肌肉关节疼痛。

❀ 发热。

❀ 头疼。

❀ 寒战。

❀ 乏力。

❀ 食欲减退。

❀ 恶心。

这些症状可能会持续1～3天。感染或者肿瘤本身同样会导致这些症状。如果发生这些症状，需要通知医护人员。

2 体液潴留

体液潴留是由于化疗等治疗或者肿瘤所致的激素水平改变，或肿瘤本身所引起的积液，可以导致面部、手足、胃肠肿胀。有时会发生肺水肿、心包积液，进而导致咳嗽、气短、心慌；有时会发生下腹部积液，引起腹胀。

患者及医护人员可以通过以下措施减轻水肿反应：

❀ 每天相同时间用相同的标准测量体重，一旦体重迅速增加，通知医护人员。

❀ 避免高盐饮食。

❀ 限制摄入液体。

❁ 如果体内有大量积液，医生会开利尿药物，排出多余液体。

③ 眼部改变

❁ 佩戴隐形眼镜困难。有些化疗药物会影响眼睛，致佩戴隐形眼镜时会疼痛不适。咨询医生化疗期间是否可以佩戴隐形眼镜。
❁ 视物模糊：有时化疗会堵塞泪腺管，导致视物模糊。
❁ 眼流泪：有时化疗药物会随着眼泪流出，而导致眼内含泪较平时多。
　　如果视物模糊或者眼内含泪较平时多，请及时通知医生。

五、缓解化疗副作用的饮食建议

① 清流质饮食

　　如果存在腹泻，出现尿路、肾脏、膀胱改变等情况，请参照此列表饮食。

类　型	举　　例
汤	牛肉汤 清淡去油的肉汤 清汤
饮　料	去气泡的碳酸饮料 水果味饮料 果汁（如葡萄汁） 运动饮料 水 无咖啡因淡茶
甜　品	无果肉、牛奶的果味冰 胶冻 蜂蜜 果冻 冰棒

② 半流食

　　如果存在缺乏食欲，出现尿路、肾脏或膀胱改变等情况，请参照此列表饮食。

类　型	举　例
汤	牛肉汤 肉汤 糊状食物或者搅拌机打碎的汤 土豆泥汤 西红柿汤
饮　料	碳酸盐饮料 奶昔 咖啡 冰沙 运动型饮料 茶 水果饮品 西红柿汁 蔬菜汁 果汁 水 牛奶（所有类型）
脂　肪	黄油 奶油 人造黄油 油 酸奶油
甜　品	鸡蛋羹（软质或烘焙的） 冰冻酸奶 去水水果泥 胶冻 蜂蜜 不带硬物的冰淇淋（如坚果、曲奇碎片） 冰牛奶 果冻 布丁 糖浆 酸奶（纯酸奶）
替代及补充	速食类早餐饮品 液体状代餐品

❸ 高热量高蛋白饮食

下表可为没有胃口的患者提供参考。

类　型	举　例
汤	奶油汤 各类豆汤，小扁豆汤、豆汤（例如青豆、黑豆、红豆、芸豆）
饮　品	速溶早餐饮品 奶昔 冰沙 纯牛奶
主食及副食	牛肉 芝士奶油 黄油、人造黄油、植物油 牛角包 芝士 辣味烤火腿 鸡肉 鸡蛋 清炒豆子（如青豆、黑豆、红豆、芸豆等） 鱼肉 坚果、果仁、小麦胚 脱脂奶酪 花生油 酸奶油
甜　品	鸡蛋羹（软质或烘焙的） 冰冻酸奶 冰淇淋 松饼 布丁 酸奶（纯酸奶）
替代及补充	流质代餐 添加奶粉的食物如布丁、奶昔、炒蛋

④ 高纤维食物

如果患者出现便秘，下表可能会提供帮助。

类　型	举　例
主食及其他副食	麦麸松饼 麦麸或者全麦谷物 糙米 清炒豆子（或青豆、黑豆、红豆、芸豆等） 全麦面包 全麦米糊

类　　型	举　　例
水果蔬菜	脱水水果干（如杏干、大枣干、李子干、葡萄干） 新鲜水果（如苹果、蓝莓、葡萄） 生的或烹饪过的蔬菜（如绿花椰菜、玉米、绿豆、豌豆或菠菜）
零　　食	石榴 坚果 爆米花 果仁（如葵花籽） 干果

5　低纤维食物

如果患者发生腹泻，可以参考下表饮食。

类　　型	举　　例
主食及副食	鸡肉（去皮） 精细加工的谷物 脱脂奶酪 鸡蛋 鱼肉 面条 土豆（烘焙的或者去皮研磨的） 白面包 白米饭
水果蔬菜	芦笋 香蕉 罐头（如桃罐头、梨罐头、番茄沙司） 无渣果汁 蔬菜汁
零　　食	饼干蛋糕 胶冻 苏打饼干 冰冻果子露 酸奶（纯酸奶）

6　适合口腔溃疡的食物

如果患者发生口腔或咽部溃疡，可以参照以下表饮食。

类　型	举　例
主食及副食	婴儿食品 精细加工的谷物 脱脂奶酪 鸡蛋（水煮或热炒） 通心面、芝士 土豆泥 食物泥 浓汤
甜　品	蛋黄沙司 水果（水果泥婴儿食品） 胶冻 冰淇淋 奶昔 布丁 沙冰 软质水果（香蕉、苹果沙司） 酸奶（纯酸奶）

7 **容易消化的饮食**

如果患者发生恶心呕吐，可以参照下表饮食。

类　型	举　例
汤	清汤（如鸡汤、蔬菜汤、牛肉汤）
饮　品	去气泡的碳酸饮料 蔓越莓汁或者葡萄汁 水果口味饮料 运动饮料 茶 水
主食及副食	鸡肉（去皮水煮或者烤制） 米粉 速食麦片 面条 土豆（去皮后水煮） 苏打饼干 白米饭 白吐司

类　型	举　例
甜　品	蛋糕 罐头（如桃罐头、梨罐头、苹果酱） 胶冻 冰棒 冰冻果子露 酸奶（纯酸奶）

第六章　靶向治疗

一、靶向治疗相关问题及解答

1 什么是靶向治疗？

答 靶向治疗是一种癌症治疗方法，它通过针对控制癌细胞生长、分裂和扩散的蛋白质进行精准干预。这种治疗方法是精准医疗的基础，随着研究人员对驱动癌症的DNA变化和蛋白质有更深入的了解，他们能够设计出更好的针对这些蛋白质的治疗方法。

2 靶向治疗有哪些选择？

答 大多数靶向治疗采用小分子药物或单克隆抗体。小分子药物具有较小的分子结构，可以轻松进入细胞，因此它们适用于细胞内的靶点。而单克隆抗体，也被称为治疗性抗体，是在实验室中产生的蛋白质，这些蛋白质旨在与癌细胞上发现的特定靶点结合。一些单克隆抗体标记癌细胞，以便免疫系统更好地识别并破坏它们；其他单克隆抗体直接阻止癌细胞的生长或导致它们自毁；还有一些单克隆抗体把毒素带至癌细胞中。

3 哪些人能够接受靶向治疗？

答 对于某些类型的癌症，例如慢性髓细胞性白血病（CML），大多数患有该癌症的人存在某种药物的靶点，因此他们可以用该药物治疗。然而，在大多数情况下，医生需要对肿瘤进行测试，以确定是否存在药物的靶点。

测试并寻找癌症中可能有助于选择治疗方法的靶点称为生物标志物测试。

您可能需要进行活检来检测生物标志物，活检是医生切除一块肿瘤进行检测的过程。进行活检存在一些风险，这些风险取决于肿瘤的大小和位置。您的医生将向您解释进行活检的风险，特别是针对您的肿瘤类型。

4 靶向治疗如何对抗癌症？

答 大多数类型的靶向治疗通过干扰帮助肿瘤生长和扩散到全身的特定蛋白质来治疗癌症，它与化疗不同，化疗通常会杀死所有快速生长和分裂的细胞。靶向治疗癌症的方法如下。

❀ 帮助免疫系统摧毁癌细胞。癌细胞能够生存的一个原因是它们可以躲避免疫系统的攻击。某些靶向疗法可以标记癌细胞，使免疫系统更容易发现并摧毁它们。其他靶向疗法有助于增强免疫系统，以更好地对抗癌症。

❀ 通过中断导致癌细胞无序生长和分裂的信号来阻止癌细胞生长。健康细胞通常只有在接收到强烈的信号时才会分裂产生新细胞，这些信号与细胞表面的蛋白质结合，告诉细胞何时分裂增殖，这个过程有助于仅在身体需要时形成新细胞。然而，一些癌细胞表面的蛋白质发生了变化，使它们误认为分裂增殖信号存在。一些靶向疗法会干扰这些蛋白质，阻止它们传递分裂增殖信号，这个过程有助于减缓癌症不受控制地生长。

❀ 有助于阻断血管生成的信号。为了超过一定大小，肿瘤需要在血管生成的过程中形成新的血管，肿瘤发出能够启动血管生成的信号。一些被称为抗血管生成药物的靶向疗法会干扰这些信号，阻止血液供应。若没有血液供应，肿瘤将保持较小。如果肿瘤已经有血液供应，这些治疗会导致血管死亡，从而导致肿瘤缩小。

❀ 将细胞杀伤物质输送到癌细胞。一些单克隆抗体与毒素、化疗药物或放疗等细胞杀伤物质结合，一旦这些单克隆抗体附着在癌细胞表面的靶点上，细胞就会吸收细胞杀伤物质，发生死亡。没有靶点的细胞不会受到伤害。

❀ 导致癌细胞死亡。当健康细胞受损或不再需要时，它们会有序死亡，然而，癌细胞有办法避免这种死亡过程。一些靶向治疗可以使癌细胞经历这种细胞死亡的过程。

❀ 使癌症缺乏生长所需的激素。一些乳腺癌和前列腺癌细胞需要特定的激素才能生长。激素疗法可以通过两种方式起作用，一种是阻止身体产生特定的激素，另一种则是阻止激素作用于细胞，包括癌细胞。

5 靶向治疗有缺点吗？

答 靶向治疗确实存在一些缺点。

❀ 癌细胞可能会对靶向治疗产生耐药性。当靶点本身发生变化并且靶向治疗无法与之相互作用时，就会发生耐药，或者当癌细胞找到不依赖于靶点的新生长方式时，也会发生耐药。由于耐药性的存在，靶向治疗在与其他靶向治疗或其他癌症治疗（如化疗和放疗）联合使用时可能效果最佳。

❀ 针对某些靶点的药物很难开发。原因包括靶点的结构、靶点在细胞中的功
  能或两者兼而有之。

6 靶向治疗有哪些副作用？

答 最初开发靶向治疗时，研究人员们认为其副作用远低于化疗。然而，人们逐
渐了解到，靶向治疗也可能引起严重的副作用，产生的副作用取决于接受的
靶向治疗类型以及人体对治疗的反应。

靶向治疗最常见的副作用为腹泻和肝脏问题，其他可能的副作用包括血
液凝固和伤口愈合出现问题、高血压、疲劳、口腔溃疡、指甲改变、头发颜
色的丧失和皮肤问题（可能包括皮疹或皮肤干燥）等。

极少数情况下，食管、胃、小肠、大肠、直肠或胆囊壁可能出现穿孔。

有许多药物可以预防这些副作用的发生或在发生后进行治疗。大多数靶
向治疗的副作用在治疗结束后会消失。

7 靶向治疗的给药方式是怎样的？

答 小分子药物通常为可吞咽的药片或胶囊，而单克隆抗体通常以静脉注射的方
式给药。

8 通常在什么场所进行靶向治疗？

答 接受靶向治疗的地点取决于您所使用的药物和给药方式。某些情况下可以在
家中接受靶向治疗，另外也可能在医院的门诊部接受治疗，门诊治疗意味着
不需要在医院住院过夜。

9 多久接受一次靶向治疗？

答 接受靶向治疗的频率和时间取决于多个因素：

❀ 癌症类型及其进展情况。

❀ 所采用的靶向治疗类型。

❀ 身体对治疗的反应情况。

您可能每天、每周或每月接受治疗。一些靶向治疗是按照一定的周期进
行的，即一段时间的治疗之后会有一段时间的休息。

10 靶向治疗对患者有何影响？

答 靶向治疗对患者的影响因个体差异而异。您的感觉会受到多种因素的影响，

包括您在接受治疗前的健康状况、癌症类型、分期、所接受的靶向治疗类型以及剂量等。医生和护士无法准确预测您在治疗期间的感受。

11 如何知道靶向治疗是否有效?

答 在接受靶向治疗期间,您会与医生进行定期随访。医生会进行体检,询问您的感觉和症状。此外,您还将接受各种医学检查,如血液检查、X线和不同类型的影像学检查等。这些定期随访和检查将帮助医生评估治疗的效果。

二、靶向治疗前可能需要向医生咨询的问题

以下是一些可以向医生和医疗团队咨询的问题:

* 我的医保会支付我的治疗费用吗?
* 我需要支付多少钱?
* 这种治疗可能有哪些副作用?
* 我将接受哪种类型的靶向药物?
* 我需要多久接受一次治疗?
* 如何控制可能出现的副作用? 我可以做些什么?
* 我需要去哪里接受治疗?
* 在接受治疗期间,我需要采取什么特别措施来保护自己和他人吗?
* 我的整个治疗过程将持续多长时间?
* 我应该在何时联系医生或护士?

三、靶向治疗相关副作用及应对

靶向治疗药物与传统化疗药物相比,副作用有所不同。有些靶向药物的副作用较小,而另一些则可能引起更严重的问题。靶向药物有多种类型,其副作用在很大程度上取决于所使用药物的类型和作用靶点。

1 关于副作用,我应该知道什么?

答 * 并非每个人都会经历所有副作用,有些人可能只有很少或没有副作用。
* 副作用的严重程度可能因药物和个人差异而不同。请务必与您的癌症护理团队讨论在治疗过程中最常见的副作用、它们可能持续的时间、它们的严

重程度以及何时应联系医生，您的医生可能会给您一些指导或药物来帮助预防某些副作用。

❋ 其中一些药物可能会发生罕见和不寻常的副作用，有些可能很严重。请尽快向您的癌症护理团队报告任何变化和副作用。

② 副作用会持续多久？

答 大多数副作用会在治疗结束后逐渐消失，因为正常组织细胞会逐渐恢复。每个人克服副作用所需的时间不同，这取决于多种因素，包括您的整体健康状况和所使用的药物。

由于许多靶向药物仍然相对较新，因此很难确定副作用会持续多久。我们确实知道一些传统化疗药物的副作用可能会持续终生，例如当药物对心脏、肺、肾脏或生殖器官造成长期损害时。在许多情况下，我们仍然不清楚靶向治疗药物是否会导致这些长期变化。

（一）皮肤改变

许多靶向治疗药物会引起皮疹或其他皮肤问题，这些皮肤问题通常在治疗开始后的几天到几周内逐渐发展，它们不是药物过敏的迹象。

与此相反，过敏反应是不同的，因为它们往往突然发生，通常在服药后几分钟到几小时内。它们可能包括荨麻疹（通常在一天左右消失的风团）和剧烈瘙痒。过敏反应通常还伴随其他严重症状，如呼吸困难、头晕、喉咙或胸部发紧或嘴唇、舌头肿胀。如果您出现这些症状，请立即寻求紧急帮助并联系您的医生。

① 为什么会发生皮肤改变？

答 皮肤改变是由一些靶向治疗药物的作用方式引起的。例如，一些靶向治疗药物攻击表皮生长因子受体（EGFR）蛋白，该蛋白向癌细胞传递生长和分裂的信号，这些药物被称为EGFR抑制剂，比如西妥昔单抗和厄洛替尼。问题在于正常皮肤细胞也含有大量的EGFR蛋白，因此靶向或阻断EGFR的药物也会对正常皮肤细胞产生影响。它们阻碍了皮肤细胞正常生长的信号，使它们更难保持水分。

另外一类抗血管生成药物通常靶向血管内皮生长因子（VEGF）蛋白，贝伐珠单抗就是其中一种。VEGF蛋白有助于肿瘤建立和维持血液供应，但它们似乎对手脚中非常小的血管也很重要，阻断这些蛋白质会导致微小血管受损，从而引发手足综合征。

2 我应该留意哪些皮肤改变?

答 （1）皮肤感觉的改变：在出现发红或皮疹之前，您的皮肤可能会感觉像被晒伤一样，即使外观上看起来没有什么不同，但这种感觉也可能令人不安。您可能在治疗的第一周注意到脸部的这种变化。

（2）光敏性：在治疗过程中，您的皮肤可能会对光更加敏感，并且更容易受到紫外线的伤害。皮肤可能很容易被灼伤和起泡，即使在很少的阳光照射下或暴露在透过窗户的阳光下。

（3）皮疹：这是靶向药物最常见的皮肤问题。皮疹的风险及其严重程度取决于靶向药物的类型和剂量。在大多数人中，皮疹是轻微的，通常看起来像痤疮，出现在头皮、面部、颈部、胸部和上背部。在严重的情况下，它会影响身体的其他部位。

　　皮疹通常从皮肤发红和肿胀开始，在治疗的最初几周内最严重。在治疗大约1个月后，皮肤通常会结痂并变得非常干燥和发红。在此之后的几周内，经常出现圆形、扁平或凸起的红点和中心有脓液的丘疹。在某些人中，这可能导致皮肤感染。皮疹可能发痒、灼热或刺痛，并可能疼痛。它可能会自行好转或在其余治疗期间保持大致相同，但在治疗停止后约1个月完全消失。皮疹可能令人非常痛苦，并使人感到难堪，有一些药物可以缓解痛苦。

（4）皮肤干燥：这对于许多靶向治疗药物来说很常见。它可以在最初的几周内开始，但几乎每个接受靶向治疗的人在治疗6个月后会发生皮肤干燥。皮肤会变得非常干燥、脆弱、发痒并出现鳞屑，甚至可能裂开——尤其是在手和脚上。裂开可以自行发生，但当出现皮疹时，情况往往会更糟。

（5）瘙痒：许多皮肤变化，如皮疹或干燥，都会引起瘙痒。

（6）甲沟炎：一些靶向药物会导致手指甲和脚指甲周围肿胀、发红和疼痛（这可能看起来很像感染或向内生长的指甲）。甲沟炎最常发生在大脚趾和拇指上。这些溃疡可能会发生感染。指甲也可能变脆，生长更慢。

（7）手足综合征：手足综合征与许多癌症治疗药物有关，包括一些靶向治疗。这种综合征的原因尚不清楚，它可能与手脚中微小血管的损伤有关，或者与药物本身从血管中漏出并造成损害有关。

　　手足综合征通常在治疗的前2～6周开始。手脚疼痛敏感、刺痛或麻木是手足综合征最早的症状，然后，手掌和脚底变得红肿。发红看起来很像晒伤，可能会起水泡，在严重的情况下，水泡会破开并变成疮。受影响的皮肤也可能变得干燥、脱皮和开裂。

手足综合征可能会很痛苦，并会影响您的行走和正常活动能力。如果病情严重，可能需要止痛药。如果您有手足综合征症状，请告知您的医生，即使它们是轻微的。及早治疗手足综合征有助于防止病情恶化。像其他皮肤变化一样，它可以治疗，也可以预防。

（8）头发生长的变化：一些靶向治疗药物会导致头上的头发变得稀疏、干燥和脆弱，甚至卷曲，长期使用可能会导致斑秃或头发完全脱落。面部毛发可能比平时生长得更快，包括更长、更浓、眉毛和睫毛变得卷曲，可能需要修剪。但在某些男性中，面部毛发生长减慢，眉毛也可能变薄。这些变化通常不会立即发生，但随着治疗的进行，您可能会注意到它们。

有些人注意到头皮和其他毛发区域有疮，这些溃疡引起的瘢痕可能会使您的头发在治疗后无法重新生长。

（9）头发或皮肤颜色的变化：一些靶向药物在治疗过程中会使皮肤或头发变成淡黄色，在少数人中，头发和（或）皮肤会变黑。一旦治疗结束，这种情况往往会消失。

（10）眼睛内部和周围的变化：眼睛可能出现灼伤感，变得干燥或发红，一些患者会出现眼睑变红、变嫩和肿胀，睫毛结痂等。有时，眼睑可能会向内或向外转动。眼睑扭曲或长时间干燥会损害眼角膜。与您的医生或护士讨论如何管理这些变化，以避免受伤、疼痛或感染。

③ 皮肤改变可以预防吗？

答 您可以采取一些措施来帮助预防或控制皮肤变化，最好在靶向治疗之前就开始。您的医生可能会建议您尽早采取以下措施：

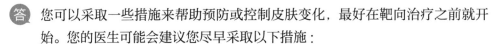

- 使用温和的肥皂、沐浴露和洗发水，避免含有酒精、香水或染料的产品。
- 选择泡澡而不是淋浴。
- 使用冷水或温水洗澡，避免使用热水。同时，尽量避免潮湿炎热的环境。
- 每天至少2次用不含酒精、香水或染料的润肤霜滋润皮肤，最佳时间是在洗澡后，此时皮肤仍然潮湿。
- 穿着宽松、柔软的衣服。
- 保持短指甲。
- 使用不含浓烈香水的洗衣粉和织物柔软剂。
- 尽可能远离阳光，因为阳光似乎会引发和（或）加重皮疹。如果您白天在外面，请戴帽子和穿长袖衣服。外出前1小时使用SPF值30及以上的广谱防晒霜。在窗户附近也要小心。

❀ 不要使用痤疮药物。尽管皮疹可能看起来像痤疮，但痤疮药物对其无效，它们甚至可能使其干燥并恶化。

❀ 如果脚底柔软，请尝试使用凝胶鞋垫。

❀ 穿合脚且不太紧的鞋子。厚而柔软的袜子可能会有所帮助，如果您的鞋子足够大。

　　请咨询您的医生或护士，了解是否有其他措施可以帮助降低皮肤问题的机会。

④ 如果出现皮肤改变，应该怎么办？

答 如果您发现任何皮疹或皮肤变化，请立即告知您的癌症护理团队。及时治疗非常重要，如果不及时治疗，皮疹可能会恶化并导致感染，这可能造成治疗延迟甚至中止。

　　请不要自行使用非处方药物治疗皮肤，也不要在未咨询医生的情况下停止服用靶向药物。您的医生可能会给您开处方护肤霜或口服药物来治疗皮肤问题。

　　如果出现以下情况，请务必告知您的医生或护士：

❀ 灼热感、发红或皮疹。可以使用面霜来防止情况恶化。

❀ 皮肤干燥、剥落或开裂。保湿霜可能有助于解决这个问题。

❀ 皮肤瘙痒。可以使用乳霜和凝胶来缓解瘙痒，还有一些药物可以口服，以尝试止痒。

❀ 指甲或脚指甲周围的区域变得疼痛或发红。面霜可以帮助解决这个问题，但是需要注意可能是感染迹象的变化，需要迅速治疗。

❀ 眼睛非常干燥、发红，或者睫毛向内生长。

❀ 头皮或其他有头发的区域会出现溃疡。需要对这些溃疡进行治疗，以防止瘢痕，这些瘢痕可能会阻止头发生长。

　　医生可能会告诉您尽可能避免直接暴露在阳光下。即使在治疗结束后，患者也可能发现自己对阳光比以前更敏感。

⑤ 皮肤改变可以治疗吗？

答 如果皮肤出现变化，医生将需要经常检查您的皮肤，以确定问题所在、最佳行动方案以及治疗是否有效。在问题得到控制前，您可能需要额外的就诊。

（1）轻度皮肤不良反应：**轻度皮肤不良反应的患者可能不需要治疗。这些变化包括仅在有限区域内的皮疹，不会引起任何痛苦，并且没有被感染。**

不含酒精、香水或染料的护肤霜或软膏有时可以帮助缓解干燥。在使用任何东西之前，请务必与您的癌症护理团队进行沟通。医生可能会开一种温和的皮质类固醇乳膏或抗生素凝胶来涂抹皮疹。

如果眼睑结痂或肿胀，仔细清洁并在闭眼时敷上干净、温暖的湿毛巾可能会有所帮助。

对于轻微的皮肤问题，靶向药物的剂量通常不需要改变。您将被密切观察，以确定皮疹是变得更好还是更糟。

（2）中度皮肤不良反应：包括身体较大区域的皮疹或皮肤改变，导致瘙痒或酸痛引起的轻度痛苦，但没有感染迹象。可以用处方霜或凝胶来治疗，医生也可能给您开口服的抗生素。可以开滴剂或软膏来帮助解决眼部问题。

对于中度皮肤不良反应，靶向治疗药物的剂量通常不需要改变。尽管如此，您仍将受到密切关注，以确定皮疹是变得更好还是更糟。

（3）严重皮肤不良反应：指覆盖大量皮肤的严重皮疹，会引起瘙痒和酸痛，影响您的生活质量（例如睡眠问题或疼痛），并且可能导致感染。治疗与用于中度皮肤不良反应的治疗非常相似，包括乳膏或凝胶，以及口服抗生素。除此之外，医生通常会给予一个疗程的口服皮质类固醇药物。

当出现严重的皮肤问题时，患者通常需要减少靶向治疗药物剂量。预计在此期间患者需要经常去看医生。如果皮疹在两周内没有好转，通常会停止使用靶向药物，直到皮肤问题改善，然后通过持续的皮肤护理重新开始。

（4）关于类固醇护肤霜和凝胶的说明：以乳膏、软膏或凝胶的形式涂抹在皮肤上的类固醇可以帮助缓解许多皮肤问题。但重要的是要知道，使用类固醇霜太久实际上会导致其他皮肤问题，并可能更容易发生皮肤感染。出于这个原因，只能按照医生的指示使用类固醇乳膏（即使是非处方药）。

（二）其他常见和严重的副作用

以下是靶向治疗药物引起的其他常见和严重的副作用。请注意，这里列举的副作用并不完整，因为每种靶向治疗药物可能有不同的副作用。

1 高血压

一些靶向药物，尤其是抗血管生成药物，可能会导致血压升高。在这种情况下，您无法完全预防这种副作用的发生，但如果您正在服用的药物引起了高血压，医生会密切监测您的血压。有些人在治疗期间需要药物来将血压降至安全水平，他们应该继续服用这种降压药物，直到医生告诉他们可以停药。

② 出血或凝血问题

一些靶向治疗药物会干扰新血管的生长，这可能会导致瘀伤和出血问题。这些问题并不常见，也不会发生在每个人身上，但是了解它们会有所帮助，因为没有已知的方法来防止这种副作用。

出血，例如胃和肠出血，可能非常严重，甚至危及生命。如果您吐出血液或看起来像咖啡渣的物质，或者发现有深色或黑色粪便或粪便中有鲜红色血液，请立即告诉您的医生。

一些药物还可能导致肺部和腿部血栓形成，以及心脏病发作和脑卒中。如果您的手臂或腿部突然肿胀、疼痛或压痛，请告知您的医生。如果您出现胸痛、突然呼吸急促、视力问题、虚弱、癫痫发作或说话困难，请寻求紧急帮助，这些可能是血栓引起的严重问题的症状。

③ 伤口愈合缓慢

一些药物能够阻断新血管生长，从而干扰伤口愈合，这可能导致旧伤口（割伤）再次打开，新伤口不愈合，它还可能导致胃或肠穿孔。如果您出现腹部疼痛或发生呕吐，请立即告诉您的医生。

由于其中一些药物会影响伤口愈合，因此通常需要在任何计划的手术（包括牙科手术）之前停止使用。一旦您安排了手术或其他治疗，请立即与您的癌症医生交谈，以便规划下一步如何进行。

④ 心脏损伤

有些药物会损害心脏，特别是与某些化疗药物一起使用时。您的医生可能会在开始治疗前测试您的心脏功能。心脏损伤的可能症状包括胸痛、咳嗽加剧、呼吸困难（尤其是在夜间）、体重迅速增加、头晕、昏厥、脚踝或腿部肿胀。

⑤ 肿胀

一些靶向治疗会导致面部肿胀，尤其是眼睛周围，它们还会导致脚、腿以及手部肿胀。通常情况下，这种肿胀不需要特殊治疗，但在严重的情况下可以使用利尿剂来缓解症状。

6 其他副作用

除了上述提到的副作用外，还有一些与靶向治疗药物相关的其他副作用，包括恶心、呕吐、腹泻、便秘、口腔溃疡、呼吸急促或呼吸困难、咳嗽、一直感到疲倦（疲劳）、头痛、脱发、肝脏或肾脏等器官受损、过敏反应（在接受静脉注射药物时）、某些感染的风险增加，以及第二原发肿瘤的发生风险增加等。

您的癌症护理团队将在治疗期间密切关注您，并经常进行检查，副作用可以而且应该尽早治疗。

第七章　免疫治疗

一、免疫治疗相关问题及解答

1 什么是免疫治疗？

答 免疫治疗是利用人体免疫系统，通过增强或恢复抗肿瘤免疫应答来杀伤和控制肿瘤的一种治疗方法。继手术、放疗、化疗和靶向治疗后，免疫治疗已经成为一种非常重要的肿瘤治疗手段。

2 免疫治疗是如何杀灭癌细胞的？

答 人体是一个由多细胞组成的生命体，细胞会按照一定的规则生老病死——基因调控的细胞分裂、增殖、衰老和死亡。正常情况下，人体的免疫系统可以识别并清除异常细胞。但有时，一些细胞因为物理、化学、生物等因素或人体遭受精神压力出现了特定基因突变，可逃过身体免疫系统的监视，并且大量增殖，从而形成癌症。癌细胞逃避免疫系统的机制包括：
* 进行遗传改造，从而逃避免疫系统的识别。
* 在癌细胞表面合成可阻断免疫细胞功能的蛋白质。
* 改变肿瘤周围的正常细胞，使它们干扰免疫系统对癌细胞的反应。

　而免疫治疗就是针对以上机制发挥作用，恢复或增强免疫系统识别和消除癌细胞的能力，从而达到杀灭癌细胞的目的。

3 免疫治疗有哪些类型？

答 目前肿瘤免疫治疗主要有以下4种类型：
* **免疫检查点抑制剂**：免疫检查点是免疫系统的正常组成部分，可以防止免疫反应过强。免疫检查点抑制剂通过阻断免疫检查点，恢复或增强免疫系统的抗肿瘤反应，从而发挥抗肿瘤作用。目前临床常用的免疫检查点抑制剂有细胞毒性T淋巴细胞相关抗原4（CTLA-4）抑制剂、程序性死亡受体1（PD-1）抑制剂和程序性死亡受体配体1（PD-L1）抑制剂。

❀ **过继性免疫细胞疗法**：指分离癌症患者体内活性免疫细胞，进而在实验室中进行扩增和功能鉴定，然后将这些细胞通过静脉回输到患者体内发挥特异性杀伤肿瘤细胞的治疗方式。过继性免疫细胞疗法包括肿瘤浸润淋巴细胞（TIL）治疗、T细胞受体工程化T细胞（TCR-T）治疗和嵌合抗原受体T细胞（CAR-T）治疗等，其中CAR-T已经进入临床，在血液肿瘤治疗方面表现突出。

❀ **治疗性疫苗**：治疗性疫苗可通过增强免疫系统对癌细胞的反应来对抗癌症。治疗性疫苗不同于预防疾病的疫苗，根据疫苗的来源，可分为来自肿瘤抗原的多肽疫苗、病毒或细菌载体疫苗、核酸疫苗、树突状细胞（DC）疫苗等。目前DC疫苗研究进展最快，是治疗性疫苗的代表性成果。

❀ **细胞因子疗法**：细胞因子是由免疫细胞及相关细胞合成和分泌的具有广泛生物活性的小分子蛋白质的统称，在临床肿瘤治疗和机体炎症反应中发挥重要作用。目前以 α 干扰素（IFN-α）、集落刺激因子（CSF）和白介素2（IL-2）在免疫调节领域应用最广，其中IL-2抗癌治疗的研究和应用最为广泛。

④ 是否所有癌症患者都适合进行免疫治疗？

答 以免疫检查点抑制剂为代表的免疫疗法在多种癌症治疗中表现出显著疗效，包括黑色素瘤、肺癌、淋巴瘤、肾癌、膀胱癌、乳腺癌、食管癌、胃癌、肝癌、胰腺癌、结直肠癌、头颈部肿瘤等。但并非所有的瘤种和所有的癌症患者都适合进行免疫治疗。由于某些特殊人群存在潜在的免疫检查点抑制剂相关毒性风险或其他非预期的毒性风险，因此在免疫治疗前应进行特殊人群筛查，并谨慎治疗。

❀ **不推荐使用者**：妊娠期患者。

❀ **仅在某些情况下可考虑使用**：自身免疫性疾病患者、接受造血干细胞或器官移植的患者、更换免疫检查点抑制剂治疗的患者、驱动基因突变阳性的非小细胞肺癌患者、人类免疫缺陷病毒（HIV）携带者。

❀ **可以使用者**：老年患者、乙型肝炎病毒（HBV）和丙型肝炎病毒（HCV）携带者、免疫接种患者。

⑤ 免疫治疗效果如何？

答 免疫治疗在不同瘤种和不同个体之间的治疗效果有所差异，以CAR-T为代表的过继性免疫细胞治疗在血液肿瘤中可取得高达90%的完全缓解率；以PD-1/PD-L1抑制剂为代表的免疫检查点抑制剂在黑色素瘤、淋巴瘤、非小细胞肺癌等癌症治疗中取得了良好效果。例如PD-1单抗治疗晚期黑色素瘤的客观缓解率达到30%以上。但总体而言，目前免疫治疗的有效率仍然有限。

6 免疫治疗可以和哪些治疗方式联合使用？

答 由于目前免疫治疗有效率仍然有限，科研人员和临床医务人员正在积极探讨免疫治疗与传统的肿瘤治疗方法放疗、化疗，乃至新兴的靶向治疗、抗血管生成治疗的联合治疗，以期为肿瘤治疗带来显著效果。

❀ **免疫治疗联合化疗**：化疗仍然是当前最常用的抗肿瘤疗法。化疗不仅可以直接杀死肿瘤细胞，还可以调节人体免疫系统状态，而免疫系统状态可以反过来影响化疗药物的有效性，因此，免疫治疗和化疗联合可以产生协同效应。

❀ **免疫治疗联合靶向治疗**：在过去几十年中，靶向治疗在肿瘤治疗中取得了突出成就。然而靶向治疗面临的主要问题是在治疗一段时间后，不可避免地发生耐药。近年来，人们逐渐认识到靶向治疗药物的免疫调节作用，表明免疫治疗联合靶向治疗可能有协同效应。

❀ **免疫治疗联合放疗**：放疗是癌症的根治性或姑息性治疗方法。放疗不仅可以控制肿瘤生长，而且可以在全身和肿瘤微环境中调节免疫应答。免疫治疗联合放疗可产生的协同效应已经受到广泛关注。

❀ **免疫治疗联合抗血管生成药物**：抗血管生成药物治疗，是一种通过切断癌细胞营养供给而"饿死癌细胞"的疗法。这种治疗方式可以通过靶向作用于血管内皮生长因子（VEGF）等信号因子，避免癌细胞过度摄取血液中的营养而疯狂增殖。有研究显示免疫治疗与抗血管生成药物具有协同作用，因此，两者的联合治疗策略已经成为当前治疗领域的热点和新方向。

7 免疫治疗多久能看到治疗效果？

答 肿瘤免疫治疗作用于自身的免疫系统，从而使免疫细胞活化、增殖，启动肿瘤细胞的免疫，这个过程需要数周时间。因此相对于传统的治疗方法，免疫治疗整体起效较慢，但一旦起效，维持时间较长。例如，PD-1抑制剂治疗的起效时间一般在2～3个月。

8 免疫治疗的费用如何？能否进行保险报销？

答 很难说免疫治疗需要多少费用，这取决于免疫治疗的类型、剂量、频率和持续时间。通常免疫治疗的药物都较为昂贵，近年随着医保政策的改革，很多抗癌药物进入医保，价格明显下降。

我国医保局原则上每两年调整一次国家医保目录，如果您想了解某种免疫药物是否进入国家医保目录，可以向医疗保险部门进行咨询。如果您在保险公司购买了医疗保险，应及时向保险公司咨询免疫治疗费用的报销情况。

9 在免疫治疗期间，需要进行特殊饮食吗？

答 癌症及免疫治疗会消耗掉大量的能量，因此，对于正在进行免疫治疗的患者来说，补充充足的营养来维持体重尤为重要。您可以向医生或护士进行咨询，自己在免疫治疗过程中是否需要进行特殊饮食，当然也可以就这个问题向注册营养师进行咨询。

10 免疫治疗期间出现哪些症状应引起重视？

答 患者在免疫治疗期间可能出现各种不良反应，有些不良反应可能非常罕见。如果出现以下的症状应引起重视，并及时告知医生进行处理：
❀ 新出现的皮疹、瘙痒、水疱、白癜风等皮肤改变。
❀ 腹痛、腹泻、大便黏液或带血等胃肠道症状。
❀ 气促、咳嗽、胸痛、发热等。
❀ 关节肿胀、疼痛。
❀ 其他任何异常而难以忍受的表现。

在输注免疫治疗药物过程中，如果出现发热、四肢僵硬、瘙痒、呼吸困难、胸部不适、皮疹、荨麻疹、水肿、喘息、心跳加快等，也应及时与主诊医生联系，以便及时处理相关情况。

11 参与免疫治疗临床试验是一个治疗选择吗？

答 临床试验是用来检测新的医学手段在人群中的效果的一种研究方法。研究对象可以是关于疾病新的筛查方法、预防手段、诊断或治疗方案。近年来，科研人员和医务工作者正在积极探索新的免疫治疗药物及治疗方式，所有这些临床试验的目标是为了找到更好的方法来帮助癌症患者。

对于癌症患者，尤其是复发或转移的癌症患者，参与免疫治疗药物的临床试验是一个合理的选择。您可以向您的主诊医生了解一下是否有适合您的临床试验。在同意参加临床试验之前，您需要了解以下信息：
❀ **获益**：所有临床试验都提供癌症治疗保证。可以询问这个临床试验如何帮助您或其他人。例如，您可能是第一批使用新的治疗方法或新药物的一员。

❀ **风险**：新的治疗方法并不总比标准治疗好或疗效相当，即使这种新的治疗方法是好的，它也可能对您无效。

❀ **费用**：在临床试验中，您可以获得全部或部分药物的免费使用或部分检查费用的减免。您的保险公司可能会支付临床试验治疗的部分费用，也可能完全不承担治疗费用。在同意参加临床试验之前，请与您的保险公司核实，以确保它会支付这项临床试验的治疗费用。

二、免疫治疗前可能需要向医生咨询的问题

以下是您可能想向医护人员咨询的问题，在询问时可适当做笔记，以便随时查询。

❀ 我接受的是何种免疫治疗？使用何种药物？

❀ 免疫治疗是如何起作用的？

❀ 免疫治疗疗程会持续多长时间？

❀ 在免疫治疗期间，会出现哪些免疫治疗相关的副作用？

❀ 在免疫治疗结束后，这些副作用会消失吗？

❀ 在免疫治疗结束后，我可能出现哪些免疫治疗副作用？

❀ 如何应对这些免疫治疗副作用？

❀ 我可以在哪些地方了解更多的免疫治疗知识？

三、免疫治疗相关副作用及应对

① 什么是免疫治疗相关副作用？

答 副作用通常是由治疗带来的相关问题，必须理解所有类型的免疫疗法都会带来一定的副作用。下文主要介绍CAR-T治疗和免疫检查点抑制剂治疗相关副作用。

② 引起免疫治疗相关副作用的原因是什么？

答 免疫治疗相关副作用的发生机制至今尚未完全明确，目前认为与免疫治疗激活患者免疫系统，导致全身器官和组织发生炎症反应有关。

③ 常见的免疫治疗相关副作用有哪些？

答 CAR-T治疗常见的副作用有细胞因子释放综合征、神经毒性和血细胞减少症

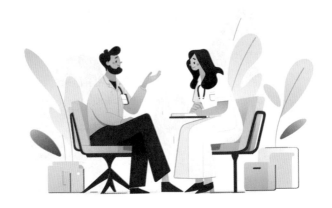

等。免疫检查点抑制剂的常见副作用为皮肤毒性、胃肠道毒性、内分泌毒性、肝脏毒性和肺毒性等。

4 关于副作用，我能做些什么？

答 您可能需要接受长时间的免疫治疗，在治疗过程中和治疗结束后的任何时候都可能出现副作用。不同的人出现的副作用可能不同，出现副作用后您的感受取决于治疗前的健康状况、癌症的类型、癌症的进展程度和接受免疫疗法的类型以及剂量。

与主诊医生或护士谈论哪些副作用可能发生，以及可以做些什么。一定要医生或护士知道您注意到的任何变化，它可能是一个副作用的迹象。

（一）疲劳

1 什么是免疫治疗导致的疲劳？

答 和接受化疗、放疗等治疗一样，接受免疫治疗的癌症患者也会感到不同程度的疲劳。许多患者会将疲劳描述为：感觉虚弱、沉重、疲惫不堪、精力不足，很多时候休息也不能缓解。

2 为什么会导致疲劳？

答 引起疲劳的原因有很多种，免疫治疗本身可能导致疲劳，而贫血、疼痛、焦虑和沮丧等因素也会导致疲劳或加重疲劳。

3 疲劳时间会持续多久？

答 受患者年龄、健康状况、运动水平、心理状态的影响，每个患者疲劳持续的时间可能不同。部分患者在免疫治疗结束12个月后仍然感到疲劳。

4 如何应对免疫治疗导致的疲劳状态？

答 （1）制订活动计划：选择让您放松的活动，例如许多人选择听音乐、看书、冥想或者与喜欢的人共度时光，放松可以帮助您节省体力并减轻压力。医生可能还会建议您进行适当的运动，比如散步、做瑜伽或骑自行车。

（2）合理安排作息时间：如果您在白天感到疲倦，可以打个盹。但是要注意白天过多的睡眠会使夜间难以入睡，尽量将打盹的时间控制在1小时以内。

（3）注意饮食：您可以向注册营养师了解提高能量水平的食物和饮料，高蛋白质和高热量的食物可以帮助您保持体力。有些患者发现一天少量多次进食比一天吃三顿大餐更好。保持水分充足，限制摄入咖啡因和酒精。

（4）告诉医护人员：如果您感到极度疲劳，无法进行正常活动或即使在休息或睡觉后也感到非常疲劳，请告诉您的医疗团队。心理医生会帮助您应对精神上的压力，减轻压力可能会给您带来更多能量。由于无法控制的疼痛也可能是疲劳的主要来源，因此您可能也需要疼痛或姑息治疗专家的帮助。

（二）皮肤毒性

1 什么是免疫治疗导致的皮肤毒性？

答 皮肤毒性是免疫检查点抑制剂治疗的常见副作用。以下是一些常见的皮肤毒性症状：

❀ **皮疹**：一部分皮肤或者全身皮肤出现颜色改变，并可能伴有瘙痒、灼痛、紧绷或表皮脱落等症状。

❀ **瘙痒**：感到皮肤瘙痒，想去抓挠。这种抓挠可能会导致皮肤破损或感染。

❀ **水疱**：皮肤上出现较大面积的水疱，可能伴有疼痛。

❀ **白癜风**：一部分皮肤或者大面积的皮肤上出现白斑。

❀ **反应性皮肤毛细血管增生症（RCCEP）**：大多发生在体表皮肤，少数可见于口腔黏膜、鼻腔黏膜以及眼睑结膜。初始多表现为体表鲜红色点状物，直径约2 mm，随着用药次数增加，病变范围可逐渐增大，多为结节状，也有斑片状、瘤状，颜色鲜红或暗红。

2 为什么会导致皮肤毒性？

答 皮疹、瘙痒、大疱性皮炎和皮肤毛细血管增生症与免疫治疗导致皮肤发生炎症反应有关。而出现白癜风最常见于恶性黑色素瘤患者，可能是因为正常黑色素细胞和恶性黑色素瘤具有共同的抗原，而使用免疫治疗药物攻击恶性黑色素瘤时，也会对正常的黑色素细胞造成损伤。

③ 皮肤毒性时间持续多久？

答 皮肤毒性通常发生在治疗的早期，治疗后几天或几周后都可能出现，也可能在治疗数月后出现。免疫检查点抑制剂相关皮肤毒性持续时间目前尚不明确。

④ 如何应对免疫治疗导致的皮肤毒性？

答 ❋ **皮肤护理**：保护好出现改变的皮肤，尽量不要抓挠，可以使用医生开具的润肤剂轻柔护理皮肤。

❋ **洗澡时的动作应轻柔**：患者可以每日用温水洗澡。若患者选择温水泡澡，则每日泡澡的时间应少于30分钟。不论是冲淋浴还是泡澡，都要选择温和的、无除臭剂及香氛的沐浴露或香皂。在洗澡结束后，使用清洁的毛巾，轻柔地拍干皮肤，不要使劲擦干。

❋ **只使用医护人员认可的洗液或皮肤保护剂**：如果患者在使用医用油脂处理皮肤上的问题，在免疫治疗开始前，必须事先告诉医生。在使用以下物品前，应事先咨询医生：泡沫浴、爽身粉、油脂、香氛、去毛膏、化妆用品、药膏、油膏、香水、香皂、妆粉、防晒霜。

❋ **选择舒适松软的衣服或床品**：穿着的衣服及使用的床品应松软，纯棉材质较好。

❋ **不要在皮肤改变的部位使用胶带或绷带**：当皮肤伤口需要包扎时，应咨询医生。

❋ **和医护人员多交流**：发现皮肤改变后，要及时告知医护人员。

❋ **药物**：药物对部分免疫治疗引起的皮肤改变可能有帮助，包括润肤剂、抗组胺药物、类固醇激素等。

（三）内分泌毒性

① 什么是免疫治疗导致的内分泌毒性？

答 免疫治疗导致的内分泌毒性包括甲状腺功能异常、急性垂体炎、原发性肾上腺功能减退和高血糖等。

② 为什么会导致内分泌毒性？

答 内分泌毒性与免疫治疗引发甲状腺、垂体、肾上腺、胰腺的炎症反应有关。

3 内分泌毒性时间持续多久？

答 各种免疫检查点抑制剂相关的内分泌毒性时间跨度较大，但通常出现较慢。PD-1 抑制剂单药相关内分泌毒性出现的时间通常发生在第 10～24 周，而伊匹木单抗治疗相关内分泌毒性，如垂体炎，最早可能出现在第 7～8 周，但联合治疗内分泌毒性显著提前，平均发生在第 12 周左右。免疫检查点抑制剂相关内分泌毒性持续时间尚不明确。

4 如何应对免疫治疗导致的内分泌毒性？

答 ❀ **甲状腺功能亢进**：如果无症状，只需要临床观察，暂时无需治疗；如果出现症状，需要使用甲状腺激素抑制治疗；如果症状非常严重，患者个人自理能力受限，需要住院治疗；如果危及生命，需要紧急干预。

　　❀ **垂体炎**：暂停免疫检查点抑制剂治疗，直到患者急性症状缓解。有症状的患者可以使用甲泼尼龙或泼尼松治疗。必要时使用相应的激素替代治疗。

　　❀ **原发性肾上腺功能减退**：暂停免疫检查点抑制剂治疗。在使用其他激素替代治疗之前，需要使用皮质类固醇治疗。

　　❀ **高血糖**：监测血糖水平，调整饮食和生活方式，必要时使用胰岛素。

（四）肝脏毒性

1 什么是免疫治疗导致的肝脏毒性？

答 免疫检查点抑制剂相关肝脏毒性主要表现为丙氨酸转氨酶（ALT）和（或）天冬氨酸转氨酶（AST）升高，伴或不伴有胆红素升高。一般没有特征性的临床表现，有时伴有发热、疲乏、食欲下降、早饱等非特异性症状。

2 为什么会导致肝脏毒性？

答 目前认为免疫检查点抑制剂相关肝脏毒性是免疫细胞浸润导致肝细胞炎症的直接结果。

3 肝脏毒性的时间持续多久？

答 肝脏毒性可以发生在首次使用免疫检查点抑制剂后的任意时间，最常出现在首次用药后 8～12 周。预后相对较好，大部分患者在 1～3 个月内恢复到原本的肝功能状态。

4 如何应对免疫治疗导致的肝脏毒性?

答 首先需要减少或停用引起肝脏损伤的药物。对于合并乙型肝炎病毒感染的患者，推荐在首次免疫检查点抑制剂治疗前使用抗病毒治疗（推荐核苷类似物，如恩替卡韦或替诺福韦酯），并定期监测乙型肝炎病毒DNA、表面抗原和抗体；对于合并丙型肝炎病毒感染的患者，无需在接受免疫检查点抑制剂的同时接受直接抗病毒药物或干扰素抗病毒治疗，但是需要定期监测丙型肝炎病毒RNA水平。

（五）胃肠毒性

1 什么是免疫治疗导致的胃肠毒性?

答 胃肠毒性是免疫检查点抑制剂最常见的毒性之一，大多数患者病变累及乙状结肠和直肠，主要表现为腹泻，还可发生腹痛、大便带血和黏液、发热等症状，少部分患者还可表现为口腔溃疡、肛门病变、关节疼痛、内分泌紊乱、皮肤病变等。

2 为什么会导致胃肠毒性?

答 胃肠毒性与免疫治疗激活免疫系统，导致患者胃肠道发生炎症反应有关。

3 胃肠毒性时间持续多久?

答 CTLA-4抑制剂的胃肠毒性发生风险远远高于PD-1/PD-L1抑制剂，并且可发生于治疗过程中的任意时间，甚至治疗结束后数月，需要特别引起重视。PD-1/PD-L1抑制剂的胃肠毒性发生的中位时间为用药后3个月。以上两类药物的联合使用会提高胃肠毒性的发生风险，并且导致发生时间提前。免疫检查点抑制剂相关胃肠毒性的持续时间尚不明确。

4 如何应对免疫治疗导致的胃肠毒性?

答 ❀ 保证足够的饮水量：大部分人每天需要喝1 500～2 000 ml的饮用水。具体可以询问医护人员。

❀ 少吃多餐：比如每天可以吃6～8顿，每顿少量，而不是一天3顿都大吃大喝。

❀ 吃易于消化的食物：如低脂、低纤维及低乳糖的食物。对于大多数人来说，限制或避免进食会使腹泻恶化的食物和饮料，如辛辣的食物、高纤维食物、能产气的食物或水。

❋ 吃钾和钠含量高的食物：因为腹泻时会丢失钾和钠。

❋ 患者应将自己腹泻、腹痛、大便有黏液或带血的情况告诉医生，以便医护人员给予药物处理。

（六）肺毒性

1 什么是免疫治疗导致的肺毒性？

答 免疫相关性肺炎是一种罕见但有致命威胁的严重不良事件。临床症状主要包括呼吸困难、咳嗽、发热或胸痛，偶尔快速恶化，发生呼吸衰竭。

2 为什么会导致肺毒性？

答 肺毒性与免疫治疗激活患者免疫系统，引发肺部炎症反应有关。

3 肺毒性时间持续多久？

答 免疫检查点抑制剂相关肺炎可能在任何时间发生，但是与其他副作用相比，肺炎发生的时间相对较晚，中位发生时间在 2.8 个月左右，而联合治疗的患者肺炎发病时间较早，非小细胞肺癌患者发生肺炎的起始时间要早于恶性黑色素瘤患者。免疫相关性肺炎的持续时间尚不明确。

4 如何应对免疫治疗导致的肺毒性？

答 大部分的免疫检查点抑制剂相关肺炎需要使用激素或免疫抑制剂的治疗。因此，如果您出现了呼吸系统异常症状，请及时告知医生，医生会采取适当的措施来处理肺毒性。超过 85% 的患者可以通过停药和免疫抑制治疗得到缓解或治愈。

（七）类风湿性/骨骼肌毒性

1 什么是免疫治疗导致的类风湿性/骨骼肌毒性？

答 在使用免疫治疗后，出现关节疼痛、肿胀；晨起活动不灵，或肢体僵硬，骨骼变形，肌肉萎缩等关节和肌肉症状。

2 为什么会导致类风湿性/骨骼肌毒性？

答 可能与免疫治疗激活患者免疫系统，引发骨关节和肌肉炎症有关。

3 类风湿性/骨骼肌毒性时间持续多久？

答 在停用免疫检查点抑制剂后，炎症性关节炎可持续 2 年以上。

④ 如何应对免疫治疗导致的类风湿性/骨骼肌毒性?

答 如果您出现了关节炎症状，请及时与医护人员沟通。处理关节炎常常需要使用中等剂量的类固醇激素，或合并使用免疫调节剂、延缓疾病进程的抗风湿药物，如肿瘤坏死因子（TNF-α）抑制剂、甲氨蝶呤或来氟米特等。

（八）输注反应

① 什么是免疫治疗导致的输注反应?

答 输注反应是指患者在免疫治疗药物静脉输液过程中出现的各种副作用，表现为发热、僵硬、瘙痒、低血压、呼吸困难、胸部不适、皮疹、荨麻疹、喘息或心动过速等。

② 为什么会导致输注反应?

答 导致输注反应的因素很多，包括药物自身特性、药液温度过低、药液浓度过高及输液速度过快等。

③ 输注反应时间持续多久?

答 输注反应一般在停药后数小时内或数天内可以好转。

④ 如何应对免疫治疗导致的输注反应?

答 如果您在输液过程中出现任何不适症状，请及时告知医生或护士。对于轻微或中度的输注反应，医生会让患者减慢输液速度或暂停输液。对于较重的输注反应，医生会让您停止输液，并给予抗组胺药物、类固醇激素等药物治疗。

（九）神经毒性

① 什么是免疫治疗导致的神经毒性?

答 免疫治疗导致的神经毒性包括脑病、头痛、震颤、头晕、失语、谵妄、失眠、焦虑、四肢感觉障碍等。

② 为什么会导致神经毒性?

答 神经毒性与免疫治疗激活免疫系统，导致神经系统发生炎症反应有关。

③ 神经毒性时间持续多久?

答 CAR-T治疗相关神经毒性一般发生于治疗后4～10天，持续14～17天。免疫检查点抑制剂相关神经毒性持续时间尚不明确。

④ 如何应对免疫治疗导致的神经毒性?

答 如果发现自己有神经系统改变,立即通知医护人员处理这些症状。同时在日常生活中要注意以下几点:

* 使用刀具、剪刀或其他锐利器具时要格外小心。
* 避免跌倒,慢行。上楼梯时要扶好把手,浴房或浴盆内要放置防滑垫。确保不会被地毯、绳索等物品绊倒。
* 穿运动鞋、网球鞋或其他橡胶底的鞋。
* 沐浴前使用温度计测量水温,这样可以避免被热水烫伤。
* 做饭的时候尽量避免烫伤、割伤。
* 修剪花草、做饭、洗碗时戴手套。
* 感觉乏力时要休息。
* 可以借助手杖或者其他设备,以确保行走平稳。
* 如果发现自己记忆力减退、烦躁、抑郁,要通知医生。
* 如果需要止疼药,可以让医生开具。

(十)血液毒性

① 什么是免疫治疗导致的血液毒性?

答 免疫治疗导致的造血功能异常,包括贫血、白细胞减少和血小板减少等。

② 为什么会导致血液毒性?

答 免疫治疗影响造血系统的机制目前尚未阐明。

③ 血液毒性时间持续多久?

答 目前免疫检查点抑制剂相关血液毒性持续时间尚不明确。

④ 如何应对免疫治疗导致的血液毒性?

答 对于轻中度贫血患者,可能需要接受激素治疗;重度贫血患者在激素治疗的基础上,可能需要输血治疗。对于轻度血小板减少患者,医生会密切观察;中重度血小板减少的患者需要使用激素治疗,部分患者可能需要输注免疫球蛋白。

（十一）肾脏毒性

1 什么是免疫治疗导致的肾脏毒性？

答 由免疫治疗导致的肾功能不全，表现为尿量变化、水肿等。

2 为什么会导致肾脏毒性？

答 肾脏毒性与免疫治疗激活免疫系统，导致肾脏发生炎症反应有关。

3 肾脏毒性时间持续多久？

答 PD-1 抑制剂引起的肾损伤一般在开始治疗后的 3～10 个月出现，CTLA-4 抑制剂相关的肾损伤出现时间更早，一般发生在治疗后的 2～3 个月。免疫检查点抑制剂相关肾脏毒性持续时间尚不明确。

4 如何应对免疫治疗导致的肾脏毒性？

答 对于早期肾功能不全，医生会让患者停用肾脏毒性药物，并进行对症治疗；发生严重肾功能不全时，医生会让患者停用免疫检查点抑制剂，并给予类固醇激素治疗。

（十二）心脏毒性

1 什么是免疫治疗导致的心脏毒性？

答 免疫检查点抑制剂相关心肌炎的症状可能为非特异性的，主要包括胸痛、呼吸急促、肺水肿、双下肢水肿、心悸、心律不齐、急性心衰、心电图发现的传导阻滞等。心肌炎更常见于免疫联合治疗时，主要表现为传导异常的改变和射血分数的下降。

2 为什么会导致心脏毒性？

答 心脏毒性与免疫治疗激活免疫系统，导致心肌发生炎症反应有关。

3 心脏毒性的时间持续多久？

答 免疫检查点抑制剂相关心脏毒性的持续时间尚不明确。

4 如何应对免疫治疗导致的心脏毒性？

答 如果您出现心悸、胸痛等症状，请及时告知医生处理，医生会使用类固醇激素、英夫利西单抗等药物来处理心脏毒性。同时患者应清淡饮食，规律生活，并保持情绪稳定。

（十三）眼毒性

1 什么是免疫治疗导致的眼毒性？

答 免疫检查点抑制剂相关眼毒性包括葡萄膜炎、巩膜炎、眼眶炎等，主要表现为视物模糊、飞蚊症、闪光、色觉改变、红眼症、畏光、视物扭曲、视野改变、盲点、眼球柔软或动眼疼痛、眼睑水肿或突出或复视。

2 为什么会导致眼毒性？

答 眼毒性与免疫治疗激活免疫系统，导致眼睛及周围组织发生炎症反应有关。

3 眼毒性时间持续多久？

答 目前免疫检查点抑制剂相关眼毒性的持续时间尚不明确。

4 如何应对免疫治疗导致的眼毒性？

答 如果发现眼睛出现视物模糊、飞蚊症、畏光等症状，请及时与医护人员沟通。轻度患者可以在医生指导下使用润滑液滴眼，眼毒性更严重的患者可能需要使用类固醇激素治疗。同时应注意眼睛休息，避免长时间看书、电视、电脑或手机屏幕。在家中活动时应慢行，避免被物品绊倒。外出时应有专人陪同。

四、免疫治疗期间的饮食建议

1 液体食物

如果您出现腹泻，下列清单中的饮食可能会对您有帮助。
* **汤水**：清汤、清淡的无脂汤、肉汤、新鲜的蔬菜汤。
* **饮料**：苹果汁、碳酸饮料、蔓越莓或葡萄汁、果味饮料、鲜榨果汁、运动饮料、茶、纯净水。
* **甜点**：不含牛奶蜂蜜的果冰、果冻、明胶甜点（如布丁）。

2 含有高能量及高蛋白质饮食

如果您需要维持正常体重，可以选择以下包含高能量及高蛋白质的食物。
* **汤水**：奶油汤。
* **饮料**：早餐奶、奶昔、全脂牛奶。

❀ **主食及其他食物**：豆类、黄油、人造奶油、奶酪、鸡肉、鱼肉或牛肉、松软干酪、奶油芝士饼干或火腿、鸡蛋、松饼、坚果、小麦胚芽、花生酱等。

❀ **其他甜点**：蛋奶、冷冻酸奶、冰淇淋、布丁、酸奶。

❀ **其他替代品**：把奶粉添加到食品中，如布丁、奶昔或炒蛋。

3 易于消化的食物

❀ **汤汁**：鸡肉或牛肉的清汤。

❀ **饮料**：碳酸饮料、蔓越莓或葡萄汁、果味饮料、鲜榨果汁、运动饮料、茶、纯净水等。

❀ **主食及零食**：煮土豆、鸡肉、烤饼、麦乳、面条、燕麦片、椒盐卷饼、大米、吐司等。

❀ **甜点**：蛋糕、果冻、酸奶等。

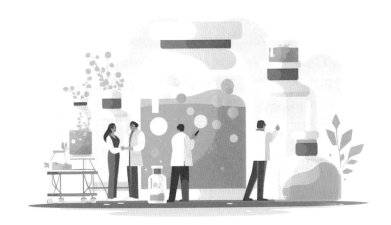

第八章　其他治疗方式

一、内分泌治疗

1 什么是内分泌治疗?

答 激素是身体产生的蛋白质或物质,有助于控制某些类型细胞的工作方式。例如,身体的某些部位依靠雌激素、睾酮和黄体酮等性激素来正常运作。我们体内也有其他类型的激素,如甲状腺激素、皮质醇、肾上腺素和胰岛素。不同类型的激素是由不同的器官或腺体产生的。

一些癌症依靠激素生长,正因为如此,阻断或改变激素的治疗有时可以减缓或阻止这些癌症的生长。用激素治疗癌症称为激素疗法或内分泌疗法。内分泌疗法主要用于治疗某些依赖激素生长的乳腺癌和前列腺癌,其他一些癌症也可以用内分泌疗法治疗。

内分泌疗法被认为是一种全身治疗,因为它们所针对的激素在体内循环。内分泌治疗中使用的药物遍布全身,以靶向并找到激素。这使得它不同于仅影响身体特定部位的治疗,例如大多数类型的手术和放疗,这样的治疗称为局部治疗,因为它们会影响身体的一部分。然而,切除激素制造器官的手术也可以看作内分泌治疗的一种形式。

2 内分泌治疗是如何起作用的?

答 内分泌疗法在身体各处寻找和靶向激素。不同类型的内分泌疗法以不同的方式起作用,它们可以阻止身体产生激素,阻止激素附着在癌细胞上,改变激素,使其不能像原先那样工作。

内分泌治疗可通过阻止或减缓肿瘤生长来治疗某种癌症,或减轻与某种癌症相关的症状。

内分泌治疗是如何进行的?

答 （1）口服药物。

许多类型的内分泌疗法都是口服药物，如药丸、胶囊或液体，这些通常在家里服用。服用频率取决于给予的药物和正在治疗的癌症类型，因此，确保您知道应该如何服用并完全遵循说明非常重要。可能需要采取特殊的预防措施，具体取决于您开的药物。

（2）注射药物。

某些类型的内分泌治疗是在手臂、腿部或臀部注射，称为肌内注射。还有一些类型是在腹部的皮肤下注射，称为皮下注射。注射的频率取决于所治疗癌症的药物和类型。

（3）手术切除激素制造器官。

某些类型的手术也可以是内分泌治疗的形式。例如，睾丸切除术（睾丸是人体雄性激素的主要来源）对于一些需要内分泌疗法作为治疗方案组成部分的前列腺癌男性来说是一种选择。同样，卵巢切除术（卵巢是人体雌激素和孕激素的主要来源）可能是一些乳腺癌女性的一种选择。

此类内分泌疗法的副作用往往与降低体内激素水平的药物副作用相似。优点是它是一次性完成的，不需要长期用药物治疗。缺点是它是永久性的，一旦完成，就无法逆转。

4 内分泌治疗的副作用有哪些?

答 每个患者的副作用可能不同，并且取决于他们接受的内分泌治疗类型和其他因素。在做出治疗决定时，了解可能的副作用非常重要，平衡任何治疗的益处和风险也很重要。与您的癌症护理团队沟通，并询问您对内分泌治疗的任何问题。

接受前列腺癌内分泌治疗的男性可能会有以下副作用：潮热、勃起功能障碍（勃起困难）、骨质流失和骨折风险较高、疲劳、体重增加（尤其是腹部周围）伴肌肉质量减少、记忆问题、其他健康问题的风险增加。

接受乳腺癌或子宫内膜癌内分泌治疗的女性可能会产生以下副作用：潮热，阴道分泌物增多、阴道干燥或刺激、性欲减退、疲乏、恶心呕吐、肌肉关节疼痛、骨质流失和骨折风险较高，以及患其他类型癌症、脑卒中、血栓、白内障和心脏病的风险更高。

正在接受内分泌治疗的乳腺癌男性也会遇到许多相同的副作用，以及勃起功能障碍。

二、骨髓移植和外周造血干细胞移植

1 骨髓移植和造血干细胞移植如何起作用？

答 骨髓移植（BMT）和外周造血干细胞移植（PBSCT）是恢复血液干细胞（又称为造血干细胞）功能的措施。这些干细胞可用于挽救某些癌症因高剂量化疗和（或）放疗对骨髓造成的破坏。造血干细胞非常重要，因为它们能产生各种细胞，例如它产生的白细胞用于对抗细菌、红细胞能输送氧气到身体各组织、血小板参与凝血过程。

大多数造血干细胞存在于骨髓中，部分造血干细胞存在于身体血液循环（外周血）中，它们也可存在于脐带血中，这些不同来源的造血干细胞均可用于移植。移植过程中使用的是健康的造血干细胞，这些细胞到达骨髓，在那里开始分裂产生健康的血液细胞。

2 干细胞移植的类型

答 ❈ 自体移植：用患者自己的造血干细胞。移植治疗前要收集足够的健康干细胞，去除所有癌细胞。

❈ 同系造血干细胞移植：所用干细胞可以从患者的双胞胎同胞身上获得。

❈ 异体干细胞移植：可以从同胞手足、父母或其他家庭成员身上，或与患者的骨髓配型尽可能相似的骨髓或脐血捐赠者的干细胞中获取。

3 寻找匹配的捐赠者

答 不同个体的人体细胞表面上都有一组独特的蛋白质，这些蛋白质被称为人类白细胞抗原（HLA）。具有最大数量匹配的HLA抗原的供体是患者接受移植治疗的理想供体，干细胞捐助者表型与患者的良好匹配可以降低移植物抗宿主病（GVHD）等并发症的风险，从而增加患者的身体接纳捐赠者干细胞的机会。患者的亲生兄弟姐妹比一个陌生人更容易匹配成功。

4 关于移植

答 患者通过导管接收干细胞，就像输血一样，这可能需要 1～5 个小时。

大多数患者移植后要在医院待一段时间，给身体一段时间来产生足够的新的白细胞对抗感染。在这段时间，患者将受到密切监控和照护，使其免受细菌感染。患者还将频繁接受血液学检测，从而确保新的血细胞已经产生，癌细胞得到了控制。

患者也可能需要进行骨髓穿刺。在这个过程中，通过一根针取出小样本的骨髓，并在显微镜下检查，以帮助医生确定患者骨髓的造血功能是否恢复。患者也可能需要输血，从而获得血细胞、血小板，并接受抗生素治疗。

经过自体移植，患者的免疫系统可能在几个月内完全恢复。异基因或同基因移植后，免疫系统恢复正常可能需要1～2年时间。

5 干细胞移植的副作用和风险

答 副作用出现与否与患者接受治疗具有特殊相关性，医生会告知可能会出现哪些副作用。

❀ 主要风险包括感染和出血风险增加。预防或治疗感染需要抗生素；可以通过输注血小板防止出血，输注红细胞来治疗贫血。

❀ 短期副作用可能包括食欲减退、疲劳、脱发、口腔溃疡、恶心、呕吐和皮肤反应。

❀ 移植物抗宿主病是异基因移植的并发症，可导致皮肤、肝、肠等器官损害。捐赠者的白细胞可被患者身体识别，并被患者免疫系统攻击。使用抗排斥药物可降低移植物抗宿主病的风险。

❀ 远期副作用可能发生在几个月或几年后。

第九章　姑息治疗

一、什么是姑息治疗

癌症通常会有伴随症状，任何的肿瘤治疗都有可能引发毒副作用。无论何种肿瘤，癌症照护中一个非常重要的部分就是缓解症状和毒副作用，尽一切可能让您在整个癌症治疗过程中感觉更为舒适，并尽可能地保持最佳的生活质量，这就是姑息治疗。

除了缓解身体上的不适，如疼痛、恶心和乏力，姑息治疗同样关注您的情感、精神和实际需求。此外，姑息治疗也将为您的家人和照护者提供帮助。无论您的年龄、疾病分期，都可以接受姑息治疗。

当然，接受姑息治疗并不意味着您不需要接受抗癌治疗。癌症患者除了需要减轻疾病引发的不适外，还需要接受抗癌治疗，以延缓、控制或根治肿瘤。研究显示，同时接受两种类型治疗的患者出现严重症状的可能性更小，生活质量更高，对癌症治疗的满意度更高。

1 姑息治疗和临终关怀的区别

可能很多人会将"姑息治疗"和"临终关怀"混为一谈，但它们是有区别的。在癌症治疗的整个过程中都应该给予姑息治疗，对于不同分期的癌症患者，姑息治疗都可以提供众多支持。临终关怀是一种特殊类型的姑息治疗，仅关注那些预期生存时间不超过6个月的癌症终末期患者。

对于晚期癌症患者，医生可能会建议接受缓解症状的相应治疗或抗癌治疗。如果患者决定停止抗癌治疗，如化疗，这并不意味着已经停止"对抗"癌症，这也并不意味着您的医疗护理团队已经放弃您了。相反，他们将会更多地关注如何缓解症状和尽可能多方面地给予您和家人支持和帮助。如果一个癌症患者决定开始临终关怀，姑息治疗团队中的成员将帮助他缓解身体和精神上的担忧，尽快过渡和适应角色转化。

2 何时、何地接受姑息治疗？

理想的情况下，从癌症治疗开始及整个治疗过程中都应该接受姑息治疗。这就意味着从诊断开始，出现新的症状或不良反应，或出现其他需要后续支持治疗的症状，就应该给予姑息治疗。您可以在门诊、住院部、长期护理机构、家里等任何地方接受姑息治疗，这主要取决于您的治疗方式以及可获取的资源，您可以和医生、护士、社工讨论您的选择。

美国临床肿瘤学会（ASCO）推荐所有的晚期癌症患者从诊断开始到整个治疗过程中，都应接受姑息治疗。对于初诊为晚期的癌症患者，推荐在诊断后8周内给予姑息治疗。ASCO同样建议，癌症患者应该主动询问在哪里可以得到姑息治疗，并接受专业的姑息治疗团队服务。

3 谁提供姑息治疗服务？

姑息治疗专注于给癌症患者及其家人提供身体、情感、社会和精神上的支持，其中可能包括多个领域的医疗专业人员。医生、护士及癌症照护团队中的其他成员都时刻关心着您的健康和生活质量，因此，姑息治疗通常由您的癌症治疗团队提供。有时，医生可能会建议您去咨询姑息治疗领域的专家。姑息医学专家接受过专业的训练，专注于帮助患者及其家人、照护者面对疾病。

（1）肿瘤医生。

肿瘤医生是指治疗肿瘤的专科医生。通常，您的肿瘤医生是您治疗团队中的领导者。他负责制订您的治疗计划，决定用药方式和用药剂量，他会和其他医疗专业人员一起讨论制订您的姑息治疗计划，其中可能会包括一个姑息医学专家或疼痛治疗专家。

（2）姑息医学专家。

姑息医学专家的专长为姑息治疗和临床关怀，他会和您的治疗团队一起帮助您缓解症状或治疗的毒副作用。姑息医学专家将会和癌症患者交谈讨论，确保治疗计划与患者本人的治疗目标和价值契合。

（3）护士和临床专科护士。

癌症治疗团队中的护士将帮助您管理疼痛和其他症状，同时他们也扮演着联络员的角色，负责和癌症治疗团队中的其他成员联系。如果您在家里接受姑息治疗，护士可能会定期到您的家中指导和检查您的护理情况，确保您的需求得到满足。

（4）社工。

社工为您和您的家人提供咨询，安排家庭会议。社工还能帮您解决比较实际的问题，如往返医院、与家人交谈，并帮助您联系当地的资源。社工还可以帮您办理出院，寻找家庭护理或必要时寻求临终关怀。

（5）疼痛治疗专家。

疼痛治疗专家专长于寻找疼痛的原因并进行相应治疗。他们可能会给予您止痛药，推荐康复计划，进行一些物理性的止痛治疗。有时候肿瘤医生或姑息治疗医生可以缓解您的疼痛，而不需要专门去咨询疼痛治疗专家。

（6）营养师。

营养师可以帮助您解决营养上的困难，如恶心或厌食。营养师还可能为您提供营养补充剂上的建议，帮助您制订专业的饮食计划。

（7）物理治疗师。

物理治疗师能够帮助患者维持和改善日常活动。物理治疗师还会开发一些训练项目，维持和改善患者在治疗期间和治疗后的体力训练。物理治疗师通常专注于患者日常的活动，尤其是上半身的运动，帮助患者自行活动。

（8）儿童生活专家。

儿童生活专家专注于帮助儿童及其家人了解儿童肿瘤的严重性，并帮助患儿们度过这一时期。

（9）志愿者。

很多姑息治疗组织会培训一些志愿者，以帮助那些需要陪伴或情感支持的癌症患者。志愿者可以执行一些简单的任务，如大声朗读或记录，或仅仅是陪伴或聊天。志愿者可以部分承担照护者的工作。

（10）哀伤辅导师和丧亲协调员。

哀伤辅导师专注于为面临或已经丧亲的家庭成员提供咨询，他们接受过专业的社工或心理训练。

4 如何得到姑息治疗？

如果您期望接受姑息治疗，可以询问您的肿瘤医生，您还可以请医生推荐一个姑息治疗专家。

凯特的故事

凯特，39岁，是两个孩子的妈妈，自觉气短和喘息，认为可能是过敏引起的。然而经医生诊断后确诊她患有肺癌，并推荐她接受相应的抗癌治疗和姑息治疗。在和医生的谈话中，医生询问凯特和她的丈夫史蒂夫，他们对治疗最大的恐惧是什么？他们最大的担忧是，如果凯特在家里化疗，她通常都是一个人独自在家，无人照护，因为史蒂夫是一个警察，经常需要出差。

医生推荐了专科护士为凯特和史蒂夫解释化疗过程中可能出现的毒副作用。社工提供了一个非常可靠的居家护士公司的联系方式。最终，凯特决定独自在家化疗，不需要额外的帮助，但社工还是联系了护理公司，并确认如果凯特需要帮助，他们可以第一时间来帮助凯特，让史蒂夫可以安心工作。社工还给凯特和史蒂夫联系了咨询师，专业帮助家庭面对严重的疾病。咨询师帮助凯特和史蒂夫向孩子们解释妈妈的疾病。

"诊断为癌症对我来说是一个巨大的打击，我感觉生活一下失控了。"凯特回忆道，"我的健康护理团队给予了我很大的帮助，让我能部分掌控，并积极主动地做出决定。疾病让我和我的家人变得更加坚强。"

二、姑息治疗的目标

（一）管理症状和毒副作用

癌症本身可以引发身体和情感上的症状，而抗癌治疗，如化疗、放疗和手术治疗等，通常也会引起相应的副作用。您可能发生的特定症状和毒副作用的严重程度取决于一系列因素，包括癌症的部位、类型和分期、治疗方式和您自身的健康状态。姑息治疗目的在于预防、管理和（或）减轻癌症相关的不适，无论其诱发原因和严重程度。

1 如何缓解身体上的症状

可能出现的癌症相关症状，如疼痛、乏力、呼吸急促、失眠、体重减轻等，因人而异。您的健康护理团队将会尽最大可能帮助您控制癌症诱发的身体上的症状，并预防或减轻治疗相关的毒副作用，如恶心、呕吐、腹泻、食欲减低等。

在开始抗癌治疗前，您的健康护理团队成员将会告知您最有可能出现的副作用，并为您个性化地制订计划以预防或管理这些副作用。通常，他们会采用一系列的治疗方案来帮助您减轻生理上的症状并治疗副作用。可能包括：

（1）药物。

您的健康护理团队会使用多种药物来帮助您管理症状和副作用。例如，使用止吐药来预防呕吐，使用止痛药对抗疼痛。您的姑息治疗专家或肿瘤医生可能会推荐非阿片类药物，包括对乙酰氨基酚和布洛芬。如出现中度到重度疼痛，医生可能会推荐阿片类药物，这类药物是处方药。

（2）作业疗法。

抗癌治疗可能会影响患者的日常活动能力。作业疗法治疗师可提供作业治疗（OT），以帮助有需要的个人参与日常活动或"作业"。作业不仅仅指工作，还可以指自我护理实践、日常任务和娱乐活动。作业治疗的目标是帮助个人改善日常活动能力，让您能独自生活或改善您周围的环境以满足您的需求。

（3）物理疗法。

抗癌治疗可能会导致肌无力、肌肉失衡、体位变化、活动受限等，专业的物理治疗师将会为您制订一些专业的项目以帮助您康复。

（4）营养咨询。

营养师可以帮助您找到维持体液平衡、维持或减轻体重的方法；提供一些方法来减少恶心和呕吐；更好地应对食欲和味觉的改变；推荐您膳食中可能缺乏的食物、维生素和其他营养补充剂；当有需要时推荐其他形式的营养支持。

（5）放松技巧。

放松可以增加您的体力，通过放松肌肉来减轻疼痛。不同类型的放松技巧包括深呼吸、冥想和意象导引（即通过想象的方法，集中注意力，使自己产生一些平静的、放松的和有益的视觉形象，以阻断原有的思绪、焦虑或意识流的心理方法）。

（6）按摩。

按摩通过轻柔地移动和摩擦肌肉和软组织，缓解癌症患者的疼痛和乏力。

（7）针灸。

专业的针灸师使用一些细针来刺激身体穴位。针灸有时可用于控制症状和治疗副作用，如疼痛、乏力、恶心、呕吐、体重减轻、失眠、口干、潮红和神经问题等。

（8）体育锻炼。

体力活动，如步行和瑜伽，有助于促进您打起精神，帮助您面对治疗。一些患者可能需要在医疗专业人员的监护下进行训练，其他患者可以自行训练。

您还可能会接受其他姑息性治疗方法以控制肿瘤，如手术治疗或放疗。您的健康照护团队在每次治疗前都会告知您治疗的目的，以保证您接受的治疗与您的治疗目标契合。例如，如果您很难吞咽止痛药物，治疗团队会向您提供其他的选择，如注射或使用透皮的止痛贴剂。

当您感到任何不适时，请及时告知您的健康照护团队，以确保能快速处理。减轻身体上的不适，将有助于您完成癌症治疗，保持自由活动的能力，从而得到高质量的生活。

山姆的故事

山姆罹患前列腺癌14年，癌症复发转移至右侧臀部和脊柱。医生给他开了很多药并进行了物理治疗以缓解疼痛，但山姆的不适仍然与日俱增，因此医生推荐他去疼痛科就诊。

山姆来到疼痛门诊时，他和医生诉说了他因为疼痛而坐立不安的沮丧，他同时讲述了服用止痛药引发的眩晕。山姆希望能够自己步行到庭院外，并能开车送他的孙子参加棒球训练。独立活动和疼痛管理对他而言同等重要。

在分析了山姆的病例后，疼痛专家推荐山姆进行手术埋植止痛泵，可以将止痛药直接传输到脊柱。手术后，山姆只需要服用一种药物，他比术前活动更为积极。

2 疼痛管理

疼痛是癌症患者非常常见的症状，然而，至少95%的癌症相关疼痛是可以成功治愈或管理的。值得注意的是，并不是所有的患者都能从减轻疼痛的治疗中受益，因为他们并不和健康照护团队提及他们的疼痛。如果不及时对疼痛进行治疗，可能会加重癌症其他相关症状，如乏力、虚弱、气短、恶心、便秘、睡眠障碍、沮丧、焦虑和意识模糊。

健康照护团队会帮助您寻找最有效的疼痛缓解策略，通常包括定期服用止痛药。轻度或中度疼痛，通常服用非阿片类的药物，包括对乙酰氨基酚和布洛芬。对于重度疼痛，患者会同时服用非阿片类药物和阿片类药物。阿片类药物，又称麻醉药，包括氢可酮、芬太尼、氢吗啡酮、美沙酮、吗啡、羟考酮和羟吗啡酮等。因为这类药物是强效的止痛药，需要特别管理，所以必须保证阿片类药物的正确服用和储存。

通常预防疼痛加重比完全消除疼痛更简单。当您出现疼痛后，规律地服药可以预防疼痛再次出现。如果您按照医嘱规律服药，但是疼痛持续没有缓解，应该及时告知健康照护团队，您可能需要更大剂量的药物。

服药并不是唯一的止痛方法，一些抗癌治疗也可以帮助您缓解疼痛。例如，对于骨转移诱发的疼痛，局部放疗可以缓解疼痛。其他非药物的治疗策略包括针灸、生物反馈疗法、呼吸训练/冥想、咨询、分散注意力、热敷或冰敷、联想和视觉注意、按摩、营养支持、物理或作业疗法。有效的止疼方案通常是多种方法联用，并且随着您健康状态的改变而不断调整。

3 情感上的表现

除了身体上的副作用外，癌症的诊断和治疗通常还会引发复杂的情感反应，影响您的日常生活。姑息治疗专家和您健康照护团队的成员，不仅可以治疗癌症，帮您了解相关副作用，还可以提供或帮助您联系情感和社会支持资源。这些资源将会帮助您获取有效的处理策略。

（1）恐惧。

当您决定开始治疗时，对癌症治疗相关副作用产生恐惧是很正常的。您的健康照护团队会着重预防和控制副作用。不要害怕与医生、护士或药剂师讨论可能的副作用以及如何管理它们，更多的了解有助于缓解您的精神压力，并为可能面临的困难做好准备。

（2）沮丧。

癌症患者可能会经历沮丧，这是一个可以治疗的情感障碍，同样，沮丧也有可能影响您对癌症照护做出的选择。因此，正视和管理沮丧是癌症治疗中很重要的一部分。如果您感觉到沮丧，应该主动和医生交谈，尤其是持续了2周或更长时间的沮丧。沮丧可能表现为感觉麻木或无望，失去动力，对事物缺乏兴趣。沮丧可能在您获知诊断后短期出现，或在治疗过程中、治疗后出现，可以是中度抑或严重。严重的沮丧会影响您的人际关系、日常活动和工作。尽管沮丧在癌症患者中可能很常见，但是它并不是伴癌生存中必有的一部分。

（3）焦虑。

焦虑可能表现为紧张或担忧。它是正常的情感，但是严重或长期的焦虑可能会干扰您的日常生活和人际关系。您可能会担心治疗或治疗相关的副作用，害怕治疗后癌症复发或转移，失去独立的生活能力，人际关系改变，或可能死亡。焦虑会使您很难面对治疗，同时它也会影响您选择癌症照护。因此，正视和管理焦虑是癌症治疗中非常重要的一部分。

（4）愤怒。

当被告知诊断为癌症时，多数时候人们的第一反应是愤怒。此外，在治疗和随访的过程中，患者也时常会表现出愤怒。如果不加管理，愤怒会导致沮丧。若能以安全、正向的方式发泄，愤怒可以朝好的方向发展。

（5）压力。

罹患疾病（如癌症）可能是我们生活中压力最大的体验。与癌症斗争充满着挑战，我们需要面对来自家庭、工作、经济等多方面的压力。长期的重压会导致免疫系统衰弱，引发其他的健康问题，降低您的幸福感。

（6）内疚。

很多癌症患者会感到内疚。内疚是一种自责和遗憾的感觉，通常很难识别或表达。癌症患者可能会因为他们没有及早发现症状而内疚，会因为他们成为照护人的负担而感到内疚，会为自己幸存了而其他病友没有存活下来而感到内疚。尽管内疚非常常见，但是忍受内疚是不健康的，消除内疚感可以提高您的幸福感和生活能力。

4 体型改变

癌症本身和抗癌治疗都有可能导致您的体型改变，很多癌症患者对自己体型的改变感到非常难为情。常见的体型改变包括脱发、体重改变、手术瘢痕、皮疹、乏力、需要造瘘，以及切除了某个器官、肢体或乳房等。

5 对未来不确定

很多癌症患者对未来充满不确定感。您可能会感觉您的生活不如之前那样有安全感或可以预知，这种不确定感或可引发其他的不良情绪，如失落、焦虑、愤怒、悲伤、恐惧，这些都会影响您健康的生活。您可能会因为回忆患癌前的生活感到极度悲痛。当您有这些情绪时，应该及时去寻求支持，可能会有一些资源可以帮到你。

与家人、朋友、咨询师、病友互助小组等诉说您的恐惧和焦虑，可以在情感上甚至是精神上得到支持。您的健康照护团队可以帮您联系一些资源，教您如何通过记录或冥想，表达和舒缓自己的情绪。一些缓解身体上副作用的手段，包括按摩、放松技巧、针灸等也同样可以帮助缓解情感障碍。

6 性生活相关问题

在癌症治疗过程中和治疗后，身体和情感上的挑战会影响您性爱的欲望和能力。及时治疗并不直接影响您的生殖器官，但会影响您的心情、体力以及整体的健康状态。虽然您会感觉很难为情而不愿诉说，但是开诚布公地和您的医生、护士或健康照护团队讨论您的性健康和亲密行为上的担忧是非常重要的。

（1）性功能问题。

在治疗过程中，或治疗后甚至治疗很长时间后，都有可能并发性功能方面的问题。如何缓解身体上的副作用，减少对您性生活的影响也是癌症照护非常重要的一部分。健康照护团队会帮助您去及时诊断性功能障碍，并给予相应的处理，如药物或其他的设备。

（2）亲昵与欲望的改变。

性健康不仅仅会受到身体改变的影响，癌症诊断和治疗过程中的情感变化也有可能影响您和伴侣亲密的能力，甚至会持续到治疗后。服药也有可能影响您的性欲。健康照护团队将会帮助您面对身体和情感上的挑战，如沮丧、对癌症复发的恐惧以及外貌的改变。

7 生育的担忧

很多抗癌治疗的一个常见副作用就是对生育的影响，可能会引发暂时的或永久性的不育。对生育能力担忧的患者，应该在开始治疗前和肿瘤医生或健康照护团队讨论这一问题，在治疗前就应该做好保护生育能力的措施。

（二）缓解实际的担忧

1 癌症照护的花费

对癌症患者及其家庭而言，罹患癌症对经济上的影响是他们压力和焦虑的主要原因。对于一些患者而言，治疗费用是他们无法规律或完成治疗的主要原因。然而，如果不能按照计划完成治疗，可能会面临很高的复发风险，导致后续花费更高。癌症照护团队的成员将会告诉您治疗的费用和治疗时间，同时给您提出一些减轻经济负担的方案，例如医保、商业保险、慈善救助等。

健康管理团队会帮助您寻找一些资源，来帮助您支付治疗、就诊和药物等费用。此外，他们还会帮您考虑治疗期间其他可能的费用，如孩子的抚养费、汽油、停车费等。

2 交通和住宿费用

计划好往返于家里、医生办公室或治疗机构的交通方式，如自行开车，乘坐大巴、火车或飞机，这取决于你决定在哪里接受治疗。此外，在治疗间隙可能还需要寻找宾馆、公寓或其他地方暂时居住。

③ 家庭和生活花费

在您治疗期间，可能还有其他一系列的额外花费需要考虑和计划，如照护老人、看护孩子等。

④ 看护、居家照护和长期照护

一些癌症患者需要额外的照护，如需要雇佣照护者来做饭，带他们去就诊。一些患者可能还需要在特定的机构接受额外的护理。

⑤ 就业、法律和经济问题

一些患者在被诊断为癌症后，在就业、法律和经济问题上需要接受专业的指导，其中可能包括如何面对工资缩水，如何在法律的帮助下了解就业的权利，在缴纳个人所得税时明确填写医疗花费，书面提出个人意愿和预立医疗指示。

（三）解决精神困扰或担忧

很多患者总是困扰于他们为什么会得癌症，未来的路该怎么走？对于一些人来说，精神上的安慰可能在于他们与自然或其他人的联系。

健康照护团队的成员可以帮助您联系一些资源，让您尝试去感知体验的意义，并重新发现生活的乐趣。

（四）给癌症照护者、家庭和朋友提供支持

癌症诊断和治疗所带来的复杂心情和生活方式改变对癌症患者的照护者、其他家庭成员和朋友而言，都是压倒性的挑战，因此，癌症照护者出现沮丧的风险很高。姑息治疗专家接受过专业的培训，可以满足癌症照护者的需求，并帮助他们处理自己情感上的伤痛。

尽早给予癌症照护者姑息治疗服务，他们能更好地进行癌症照护。癌症照护团队可以给照护者以下的支持：

* 解释癌症患者的疾病、治疗方案和用药。
* 教导他们创造性地、乐观地、有计划地处理癌症照护中的困难。
* 促进自我照护，包括健康饮食、锻炼和放松。
* 帮助他们和患者建立有效的照护伙伴关系。
* 提供一系列的支持网络，并找到寻求更多帮助的方法。

❀ 指导他们进行决策并在决策时给予帮助。

❀ 帮助他们联系咨询和临时看护。

❀ 提供实用的和经济上的援助。

❀ 帮助他们制订终末期的护理计划。

阿方索的故事

　　阿方索，一个单亲父亲，从事两份兼职工作，同时需要照看8岁的儿子马蒂萨。马蒂萨2岁时被诊断为白血病，目前癌症已经完全缓解，马蒂萨需要进行骨髓移植。医生要求马蒂萨出院后待在家里，尽可能地隔离至少3周。阿方索知道，他需要工作，并没有足够的时间来照顾马蒂萨的生活，这时候姑息治疗团队帮助他们渡过难关。

　　首先，社工给他们制订了一个照护计划，阿方索的姐姐每周陪伴马蒂萨3天。然后，社工帮助他们联系到了当地的一个慈善机构，给他们提供了一些资金去雇佣一个健康助理，每周照顾马蒂萨2天。接下来，一个肿瘤护士来到阿方索家里，并培训阿方索和他的姐姐如何洗手、给房间消毒，在接触马蒂萨时需要戴口罩和手套。护士同时还解释了何时及如何给马蒂萨服药，并观察是否有感染的症状。

　　在注意到阿方索非常疲倦和消瘦时，护士和阿方索单独交谈，询问他的原因。阿方索因为担心在自己工作时，儿子的状态会变差，这1个月来他很难安心入睡，容易醒。在护士的建议下，阿方索参加了一个当地的患儿父母组织，并服药和接受咨询，以缓解自己的焦虑。目前，马蒂萨的疾病已经完全缓解，没有复发，阿方索也有了一份全职工作，这让他有更为灵活的时间安排。

　　阿方索回忆道，他很难独自一人照顾自己和儿子，如果没有得到他们的帮助，他不知道能否度过那段艰难的岁月。他对所有接受的帮助感激不尽。

三、沟通自身感受和需求

　　讨论癌症、癌症治疗和您的需求是姑息治疗中很重要的部分，这些谈话将帮助您明确目标和期望。您可以选择尽可能地继续抗癌治疗，无论治疗的艰辛，您也可以选择维持特定的生活质量，这可能意味着在某个时点要停止抗癌治疗。只有当患者、家人和健康照护团队通力合作，才最有可能实现最佳的姑息治疗。

不要害怕向您的癌症照护团队咨询问题或表达自己的想法、倾向和担忧。当您感觉任何的疼痛、不适或其他副作用，如口腔溃疡、恶心、呕吐和便秘，即使您感觉不太严重，也应该及时告知您的健康照护团队。通常会有一些方法可以减轻症状，但是医生和护士需要了解您的疼痛或不适才可以对症处理，让您感觉更好一些。如果您对自己的选择感到困惑，也可以告诉他们，他们会提供更多的信息来帮助您进行抉择。

如果您已经被推荐了一位姑息治疗专家，您的姑息治疗团队会帮助您和您的照护者更好地理解您的诊断、治疗计划和预后（即康复的机会）。此外，在整个治疗过程中，这些都有可能不断变化，因此您需要持续地、开诚布公地和医生和姑息治疗团队沟通和讨论。

简的故事

在确诊为左侧乳腺癌后，简的肿瘤医生推荐她在手术前先进行化疗。每次化疗结束几小时后，她感到非常严重的恶心，接着呕吐。这一副作用在每次化疗后都会出现，并且持续几个小时。

在接受治疗几周后，简的肿瘤医生来询问她的感受。简告诉医生她出现了严重的恶心和呕吐，但是她能理解这是化疗的一部分。医生告诉简，虽然化疗后恶心和呕吐很常见，但有一些姑息治疗的方法可以控制这些副作用。

此后，简换用了另一种止吐药物，在每次化疗前半小时先静脉使用止吐药物。此外，医生还给简额外开了一些口服的止吐药物，一天服用3次。一个护士分享了其他的一些小诀窍，如吃姜和饭后端坐。简的恶心情况缓解了很多，但是在家服用止吐药会让她昏昏欲睡，一度她每天醒着的时间非常少。医生换用了另一种皮肤贴剂，这是另一类止吐药物，此后，简的恶心和昏睡症状都完全消失了。

"我本来认为忍受化疗的痛苦仅仅是抗癌治疗的一部分，"简回忆道，"但是我现在了解到，这些新的药物可以缓解化疗的不适，我不需要继续忍受化疗的痛苦，我可以顺利地完成化疗，并且能够成功地进行手术。"

（一）得到期望的护理

除了向您的癌症照护者、其他亲人以及健康照护团队口头告知您的意愿外，目前也有一些法律上有效的文书可以事先签署，当您无法为自己做出决定时，可以明确说明你期望接受的治疗和不期望接受的治疗。很多人认为，这种文书只有在终末期的时候才有用；然而，无论您现在的疾病分期，事先说明都是很重要的。

1 预立医疗指示

事先书面说明您的期望，可以在您无法说出自己的决定时，仍能够自己为健康做决策。同时，这也使得您的家人感受到您接受了自己期望的照护。

预立医疗指示是一个法律文件。预立医疗指示的第一部分称为"医疗授权委托书"，在这一部分，您可以写上一个或几个您信任的人来帮助决定您的照护，您写上名字的人将会成为您的保健授权人。第二部分称为"生前预嘱"，这里会说明当您疾病非常严重的时候，您希望接受怎样的治疗，此外还包括那些您不希望接受的治疗。

2 不施行心肺复苏术意愿书

"不施行心肺复苏术意愿书"是另一种预立指示，关于您希望接受什么治疗。您可以在预立医疗指示中附带，也可以另立一份声明。

当您心跳或呼吸停止时，健康照护团队可能会尝试让其再次恢复，医学术语称为"心肺复苏"（CPR）。法律上要求，您的健康照护团队必须进行心肺复苏，除非您事先声明要求不做。"不施行心肺复苏术意愿书"就是一份这样的声明，上面写明了您希望进行的或不希望进行的治疗。一份"不施行心肺复苏术意愿书"就是要求在您心跳停止后不进行心肺复苏。

3 预立维持生命医嘱

"预立维持生命医嘱"是一个医嘱。一份"预立维持生命医嘱"表格中会写明在紧急情况下是否进行心肺复苏，因此，一份"预立维持生命医嘱"表格中可以包括放弃复苏声明，同样如果您希望复苏也可以要求，即如果心跳停止，必须对您进行心肺复苏。此外，"预立维持生命医嘱"表格中还可以包括您希望在合并某些特定类型的疾病时，是否接受抗生素治疗或上呼吸机或插鼻胃管。

4 和您的健康照护团队谈话的一些小秘诀

⁂ 要求医生向您介绍您的诊断、治疗计划和预后，预后指的是您康复的机会。当然，这些会随着治疗的进行而变化，因此，需要持续、开诚布公地与医生交谈。

⁂ 在每次预约或随访前写下您的问题。这有助于缓解您的压力，并且可以充分利用和健康照护团队沟通的时间。

⁂ 列表总结您身体上、情感上和实际的担忧，在下次预约的时候可以分享。解决社会、情感、功能和精神上的需求和解决身体上的健康问题同等重要。

⁂ 当您不理解某一个解释、描述或不熟悉的医学词汇时，可以要求健康照护团队再解释一遍。

⁂ 当您感觉到任何疼痛、不适或其他副作用时候，即便不是很严重，也应该告知您的健康照护团队。

⁂ 每次预约医生门诊后，请家人或朋友陪同前往，这样可以帮助您记录一些信息。这可以让您在门诊的时候专心谈话，之后再阅读或重听讨论的信息。

⁂ 记录您的症状和副作用，随时用笔记录出现了哪些症状、发生的频率、严重程度。这将帮助医生发现这些症状的原因并找到解决方案。

⁂ 从可靠的网站了解更多有关您的疾病和治疗的信息，这样方便您咨询问题。

⁂ 利用新的科学技术，帮助您更方便地和您的癌症照护团队联系，如病患网站；或留意自己的健康状态，下载一些相关的APP。

（二）可以咨询的问题

一旦明确诊断为癌症，需要尽快地和癌症照护团队进行沟通。通过沟通，您可以了解自己的预后、治疗目标、缓解症状或副作用的治疗措施。为所有可能的情况做计划，包括姑息治疗的需求，这将会帮助您、您的照护人和其他家人、朋友更好地应对可能发生的事情。

1 询问您的诊断

⁂ 我得了哪种类型的癌症？

⁂ 我的癌症有哪些特征？如何帮助我更好地了解这个疾病？

⁂ 癌症确切的位置是哪里？

❀ 癌症分期是什么？分期的真正含义是什么？

❀ 我的预后怎样？是否有可能完全根治？

❀ 我从哪里可以了解到更多此类癌症的相关信息？

2 询问您的症状

❀ 这种类型的癌症有哪些常见的症状？

❀ 该如何预防和管理这些症状？

❀ 有哪些措施可以缓解我的症状？

❀ 哪些活动可能加重我的症状？

3 询问您的治疗

❀ 我的治疗选择有哪些？

❀ 您会推荐哪些治疗或联合治疗方案？为什么？

❀ 每种治疗的目标是什么？是帮助我根治肿瘤吗，还是仅仅用于缓解症状，还是两者均有？

❀ 我的癌症照护团队中有哪些成员？每个成员的职责是什么？

❀ 是否有适合我的临床试验？这些临床试验的入组单位有哪些？我从哪里可以了解到更多的临床试验信息？

❀ 这个治疗会影响我的日常生活吗？我是否可以继续工作、锻炼和进行日常的活动？

4 询问治疗的副作用

❀ 每一种治疗措施可能存在哪些短期和长期副作用？

❀ 有没有一些预防的措施，以降低我发生副作用的机会？

❀ 如何去管理我可能发生的副作用？

❀ 我应该记录我出现的症状和副作用吗？如果需要，如何记录？

❀ 如果我出现新的症状或副作用，或症状加重，该怎么做？

❀ 在治疗过程中，我如何尽可能地保持健康？

❀ 我接受的治疗有没有可能影响性生活？如果有，影响的程度和持续时间如何？

❀ 这个治疗是否会影响我的生育能力？如果会，我能否在开始治疗前先咨询一位生育专家？

❀ 我目前制订的治疗计划中，有哪些长期或远期副作用？

5 询问可以得到的帮助

❀ 姑息治疗可以提供哪些支持服务？

❀ 我可以在哪里接受姑息治疗服务？

❀ 还有哪些其他的支持服务可以提供给我或我的家人？

❀ 如果我对治疗癌症过程中的实际问题感到担忧，谁可以帮助我？

❀ 如果我对癌症照护的费用感到担忧，谁可以帮助我？

6 询问您的姑息治疗团队

❀ 我的姑息治疗团队有哪些成员？他们的职责是什么？

❀ 我需要多长时间联系一次或咨询一次姑息治疗团队？

❀ 我何时、如何和姑息治疗团队联系？

❀ 在工作时间外或遇到紧急情况时我可以和谁联系？

❀ 姑息治疗如何协调医生以及其他健康照护团队提供的护理？

第十章　临床试验

一、什么是临床试验

临床试验是针对患者的研究，是药物在经过相当长时间的实验室研究和动物研究之后，获批上市前最后阶段的研究。目前临床上应用的大多治疗方案都是基于既往临床试验的结果。

癌症相关的临床试验主要是为了找到新的治疗方法，以能够治疗癌症，发现和诊断癌症，预防癌症，处理癌症的症状或治疗副作用。

临床试验是从实验室研究开始的漫长过程中的最后一步。在临床试验中对人体使用任何新疗法之前，研究人员会在实验室和动物体内进行长时间研究以了解其对癌细胞的作用，还会尝试找出潜在新疗法可能引起的副作用。

本章着重讲述癌症治疗方面的临床研究。这些研究的目的是找到新的癌症治疗方案或者优化目前已有的方案，包括新药物或疫苗，新的手术方式或放疗方法，以及各种治疗方式的联合。

今天使用的许多治疗方法都是过去临床试验的结果。

❶ 为什么临床试验很重要？

当下，人们因过去临床试验中成功发现的癌症疗法而活得更长。通过临床试验，医生确定新疗法是否安全有效，以及是否比现有疗法效果更好。

当您参加临床试验时，可增加研究人员对癌症的认识，并有助于改善未来患者的癌症诊疗。临床试验是取得抗癌进展的关键。

❷ 临床试验的不同阶段

一种新的治疗方案要想成为标准治疗方案，必须通过3～4个不同的临床试验阶段。早期的临床试验要确定治疗是否安全可行，之后的临床试验要评估其是否优于标准治疗。您不需要参加某个临床试验的所有阶段。

（1）Ⅰ期临床试验的目的：确定安全剂量，确定最佳给药途径，观察新的治疗手段对人体的影响。

参加临床试验的人数为15～30名。

（2）Ⅱ期临床试验的目的：初步明确新的治疗手段对特定癌症是否有效，观察新的治疗手段对人体的影响。

参加临床试验的人数不多于100名。

（3）Ⅲ期临床试验的目的：将新的治疗手段（或原有治疗的新用法）与当前标准治疗方案进行比较。

参加临床试验的人数在100至数千名。

一些研究人员设计的试验会将两个不同阶段（Ⅰ/Ⅱ期或Ⅱ/Ⅲ期试验）结合在一个试验中。在这种组合设计中，试验阶段之间存在无缝过渡，这样可以让研究问题得到更快的回答，或者在入组更少受试者的情况下回答。

临床试验还有更早期（0期）和更后期（Ⅳ期）的阶段，这些试验不太常见。0期临床试验是非常小的试验，可帮助研究人员决定是否应在Ⅰ期试验中测试新药。Ⅳ期临床试验着眼于长期安全性和有效性，一般在新疗法获批上市后开展。

二、临床试验适合哪些人群

1 临床试验的入组标准

基于研究目的，每项临床试验都会清晰规定其可以入组和不可以入组的人群标准。

临床试验的常见入组标准包括：患有相应种类及分期的癌症，既往接受过或没有接受过某些类型的治疗，在您的癌症中存在特定的基因改变，特定的年龄，病史，以及当前的身体情况等。

规定这些入组标准，目的是使所有入组患者尽量保持一致性，使得医生能够确定研究结果主要是来自该项治疗，而非其他影响因素。

入组临床试验的标准还可以确保：

❀ **安全性**：有些患者除癌症外可能同时患有其他疾病，临床试验的治疗可能会加重这些疾病。如果有意参加某项临床试验，必须接受相应的医学检查，以确保不会增加相关风险。

❀ **确保研究结果准确有效**：有些患者前期接受过某种特定的或者相似的抗癌治疗，这些患者可能会被某些临床试验排除，因为一旦入组，医生无法判断治疗结果是前期治疗的作用还是本次临床试验的效果。不过，临床试验的具体入组标准和排除标准需要根据药物的特点来细化制订。

2 随机化

随机化是为了避免临床试验的结果发生偏倚而选择的科学方法。当人为的选择因素或其他非试验治疗的因素影响试验结果时，偏倚就会发生。随机化可以确保未知因素不会影响试验结果。

在随机化试验过程中，患者会被随机分入对照组或者试验组。

在Ⅲ期临床试验及部分Ⅱ期临床试验中会应用随机分组，这些试验称为随机临床试验。

如果患者参加这种试验，会被随机分入对照组或者试验组。分组由电脑特定程序决定，有些临床试验也使用随机数字表完成。

❋ 被分入对照组的患者，会接受最广泛接受的标准抗癌治疗。

❋ 被分入治疗组的患者，会接受试验性新型治疗。

❋ 通过将试验组及对照组进行比较，通常可以清楚地确定哪种治疗方案更优，或副作用更小。如果患者考虑加入临床试验，需要了解将有对等的机会进入任何一组。不管是患者还是其主治医生都不能选择进入哪一组。

您也可能会接受安慰剂治疗

安慰剂很少被用于癌症治疗的临床试验。他们往往是在没有标准治疗的情况下被使用。安慰剂被设计成与试验药物外观一模一样，但是没有治疗活性。安慰剂是防止临床试验中发生偏倚的另一种方法，如果临床试验中使用安慰剂，您会被提前告知。

三、临床试验中患者的安全保障

1 临床试验严格遵守指南规定

临床试验遵循的指南明确规定了谁可以参加相应的临床研究。每个试验都有一个负责人，通常由医生担任，也称为主要研究者（PI）。这名负责人会制订临床试验的具体计划书，也被称为研究方案（protocol）。

研究方案需陈述此项研究的内容、实施的具体步骤、每个步骤的必要性，其内容需包括研究背景、适合人群、入组人数、使用药物的剂量、频次、需要完成的检查及频次，以及患者需要提供的信息。

2 安全保障

国家的相关规定可以保障患者在临床试验中的伦理权益。参加临床试验患者的权益及安全可通过以下措施得到保障：

❀ 知情同意。

❀ 两个专属部门详细审核后并一致同意临床试验方案，这两个独立机构包括科学审查小组和伦理审查委员会（IRB）。

❀ 试验实施过程中通过以下机构进行监督：伦理审查委员会，针对Ⅲ期临床试验的临床试验数据安全监察委员会（DSMBs），临床试验的申办组织，临床试验研究小组。

（1）知情同意。

患者在决定是否加入试验之前，可以通过知情同意来了解此项临床试验的目的、相关风险以及获益。完成知情同意的过程，是保障患者安全的关键步骤。在这个过程中，您可以了解此项临床试验的重要信息，这些信息可以帮助您决定是否参加此试验。

通过知情同意，您可以了解此项临床试验的重要信息，这些信息可以帮助患者决定是否参加此试验。

由医师及护士组成的研究小组，首先会向患者介绍此项临床试验，内容包括试验目的，检查及步骤，治疗过程，风险及获益。

研究小组还会向患者介绍其相关权利，包括决定是否参加的决定权，可随时退出研究。

一旦患者决定退出临床试验，您的医生会与您讨论其他治疗方案，以供选择。

同意加入临床试验之前，患者享有以下权利：

❀ 了解目前所有可供选择的治疗方案。

❀ 了解所有关于临床试验的细节——包括治疗、检查化验、可能的风险及获益。

❀ 与试验的主要研究者及研究团队的其他成员探讨本项临床试验。

❀ 用您能理解的语言描述的介绍信息。

临床试验研究小组同患者讨论所有细节之后，会提供一份知情同意书。这份知情同意书包括先前讨论的所有内容细节，并阐述患者的信息将作为隐私得到保护。若患者同意加入临床试验，就在同意书上签字。不过，即便患者已经签署了同意书，仍然可以随时决定退出临床试验。

（2）科学审查。

大部分的临床试验都必须通过不同类型的审阅，用以保障受试患者的权益。审阅由以下部门完成：科学审查小组、伦理审查委员会、临床试验数据安全监察委员会。

（3）科学审查小组。

科学审查小组由相关学科的专家组成，在临床试验进行之前，需要由这些专家审阅此项研究是否基于确实的科学依据设计。所有由政府资金支持的研究必须通过此项审查。即便由其他资金支持（如药企），研究方依旧会寻求相关专家的建议，以保证此项研究具有科学价值。

（4）伦理审查委员会。

伦理审查委员会同样也会在临床试验实施前对其进行审核，以保证研究中存在的风险与可能获益相比较是合理可行的。该委员会在整个试验的进程中进行监察。

伦理审查委员会应由多学科背景的人员组成。多数情况下伦理审查委员会就设在临床试验实施的机构内，很多实施临床试验的机构都有自己的伦理审查委员会。

（5）临床试验数据安全监察委员会。

在Ⅲ期临床试验中，临床试验数据安全监察委员会会对试验进行监察，以保证受试者的安全，他们有时也会加入Ⅰ、Ⅱ期临床试验的研究。临床试验数据安全监察委员会是一个由统计学家、临床医生及其他专家组成的独立部门。

委员会必须保证研究中的风险尽可能地小，保证数据确实可信，当出现安全问题或达到研究终点时，及时叫停研究。

四、参与临床试验的途径和渠道

1 临床试验是否需要付费

当您考虑参加临床试验时，您将面临如何支付医疗费用这一问题。与临床试验相关的费用有两种类型：疾病诊疗费用和研究费用。

疾病诊疗费用是与治疗癌症相关的费用。如果您接受常规治疗，这些费用通常由医疗保险支付，一些情况下也会由您自己支付，包括医生门诊费用、住院费用、常规癌症治疗费用、减少或消除癌症症状或副作用的治疗费用、实验室检查费用、影像学检查费用，以及伴随其他基础疾病（如高血压、糖尿病、乙肝等）的治疗费用。

　　研究费用是指与参加试验有关的费用。这些费用通常不由医疗保险支付，而由试验的申办方支付。研究费用包括研究治疗费用、基于临床试验目的而开展的实验室检查费用、基于临床试验目的而需要进行的影像学检查费用，以及减少或消除临床试验药物副作用的治疗费用。

　　当您参加试验时，您可能会发生额外的就诊，这是标准治疗所没有的。在这些诊疗期间，您的医生会仔细观察副作用和您在研究中的安全性。这些额外的访问会增加交通和营养补贴的费用，您将有可能从临床试验的申办方那边获取相应的补助。

2 决定参加临床试验

　　在您需要接受抗癌治疗的任何时候，临床试验都可以作为一项选择。您及您的家属可以与主管医生、主管护师一起讨论是否应参加临床试验。

　　（1）可能的获益。

* 临床试验通常会提供高质量的抗癌治疗。如果患者加入了随机试验，即便没有接受新的治疗方案，也会作为对照组，接受目前广为接受的标准治疗。标准治疗可能等效或优于新治疗方案。
* 如果接受的新治疗方案被证明有效，那么您就是首批获益群体。
* 通过了解包括临床试验在内的所有治疗方式，您在制订影响自己生命的决策中具有绝对的主动权。
* 您将有机会帮助他人，并促进癌症治疗的发展。

　　（2）可能的弊端。

* 研究中的新型治疗方式并不总是优于目前的标准治疗，甚至有可能不如标准治疗。
* 如果进入对照组，而不是试验组，接受的标准治疗可能不如新型治疗有效。
* 新型治疗的副作用可能超出医生的预测，或者比标准治疗严重。
* 即使新型治疗有效，但是对于个别患者仍没有作用。即使接受已被证实对多数人有效的标准治疗，也不能保证对所有患者都有效。
* 医疗保险或商业保险可能不会覆盖临床试验中的全部费用，所以，在加入临床试验前，要核实哪些费用是不能报销的。

3 常见问题

　　如果您正在考虑加入临床试验，以下内容可以为您提供参考。

（1）关于试验。

❋ 此项试验的目的是什么？

❋ 医生为什么认为此项新治疗会优于目前的标准治疗？

❋ 加入临床试验需要治疗多长时间？

❋ 此项临床试验包括什么检查？具体治疗是什么？

❋ 此项新治疗的副作用或者可能风险有哪些？

❋ 此项新治疗的可能获益是什么？

❋ 如何知晓此项新治疗是否有效？

（2）费用。

❋ 加入临床试验是否需要为其中的检查或药物承担费用？

❋ 医疗保险可以报销其中的哪些费用？

（3）日常生活。

❋ 此项临床试验会影响日常生活的哪些方面？

❋ 多久需要来医院复诊一次？

❋ 是否需要赴外地就诊？

（4）选择比较。

❋ 我还有哪些其他治疗选择，包括标准治疗？

❋ 与其他治疗方案相比较，此项临床试验的治疗方案效果如何？

4 如何查找临床试验

医疗机构、癌症研究所、药企及其他机构都会发起临床试验。临床试验可以在很多机构实施，包括肿瘤医院、综合性医院、地方医院等。可以向您所在的医疗机构或主管医生咨询，通常，医生可能会了解一项甚至多项可能对您有益的临床试验供您选择。

目前网络资源很丰富，中国临床试验注册中心（http://www.chictr.org.cn/index.aspx）、北美临床试验数据中心（https://www.clinicaltrials.gov/）、各大医院官方网站，以及影响力较大的微信公众号、APP等有相应癌症患者临床试验招募信息，您可以从中找到有用的信息。

第三篇

癌症患者的自我修养

第十一章 漫漫康复路

一、什么是癌症康复

癌症康复是癌症幸存者最重要的事情。癌症及其治疗对患者的生活会造成多方面的影响,如影响患者的体力、感觉、认知、心理、家庭、社会和精神意识水平。康复是癌症护理的一部分,并被认为是癌症患者伴随癌症治疗的需求和权利。在多种不同的影响因素中,癌症康复有助于将癌症和癌症治疗相关的影响降至最低,帮助患者提高生活质量,恢复日常生活。

康复项目推荐到门诊进行,由专业护理人员提供服务,或到专科诊所寻求帮助。康复的目标是帮助患者恢复生活中心理和生理的方方面面,并尽可能让他们保持活力和自立。对于那些正从癌症治疗中恢复的患者来说康复非常具有价值:

- ❀ 提高体力和精神力量,帮助抵消癌症或癌症治疗带来的局限性。
- ❀ 体力状态的良好恢复,有助于回归日常生活。
- ❀ 提升自我管理的能力以减轻压力、改善睡眠、平衡情绪和提升权益。
- ❀ 重拾自信,变得更加自立,更少地依赖护理人员。
- ❀ 学习处理因化疗、内分泌治疗、靶向治疗、免疫治疗、放疗等带来的一些副作用,以尽量减少这些副作用对日常生活的影响。
- ❀ 学习如何拥有均衡的饮食、良好的营养、保持或获得健康的体重。
- ❀ 学习如何管理性生活。
- ❀ 学习如何保存生育能力。
- ❀ 减少住院次数。

康复项目根据不同的可获得性和选择性,在内容、范围和形式上有所差异。

即使患者已经返回工作岗位,或者存在进行康复项目的阻力,也应推荐接受康复项目的训练。康复项目大部分以门诊的形式进行,有些则需要住院管理。

二、癌症互助小组

当您审视整个癌症治疗的经历，您会发现您不是一个人在战斗，这一点非常重要。当您试图回到"正常生活"时，家人、朋友和一些社区资源可以帮助您应对身体、情感和精神方面可能会出现的问题。此外许多幸存者发现，分享他们的顾虑并与那些有过亲身经历的人交谈会很有帮助且令人欣慰。癌症互助小组由癌症患者以及那些关心癌症患者的团体组成，尽管有很多患者得到了亲友的支持，但他们仍然会加入癌症互助小组，首要原因是通过这个平台他们可以与其他有类似癌症经历的人在一起。

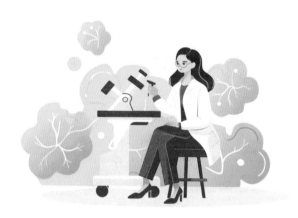

❶ 加入互助小组的理由

❋ 在互助小组中，您可以和其他癌症幸存者谈论您的经历，这些将有助于减压，以及学习到将来可能会用到的应对策略。小组成员可以相互分享他们认为难以和家人及朋友分享的感受和经历。

❋ 团体动力通常会产生一种归属感，会帮助您拥有更好的感受、更多的理解和更少的孤独。

❋ 您可以得到许多帮助与建议，例如如何应对与您的亲友在工作或生活的相处过程中出现的问题。

您可以参与讨论和获得一些实用信息，包括如何处理治疗副作用、如何处理疼痛以及如何与医护人员沟通等。

❷ 互助小组的类型

互助小组有不同的类型，在那里您可以找到最适合您的团体，提供给您最需要的帮助和支持。

首先，不同类型的互助小组主要取决于该互助小组的领导者：

❀ 同伴或自助小组可以让小组成员获益。

❀ 在一个专业领导小组中，一个受过训练的顾问、社会工作者或心理学家可能会帮助成员之间更好地交流。

❀ 由专业人士领导的信息互助小组能够提供与癌症相关的准确信息和教育。这些小组会经常邀请一些演讲者为成员进行培训，比如可以提供专业建议的医生。

互助小组也可以为一些特殊受众提供服务，包括：

❀ 所有的癌症患者。

❀ 患有相同癌症的人，比如乳腺癌。

❀ 某一年龄段或同性别的人。

❀ 同一分期的癌症患者。

❀ 照护者，如家庭成员或朋友。

❀ 患有罕见癌症的人。

近来出现了一种更为流行的新形式——网络互助小组，人们通过聊天室、论坛、微信群、电子邮件等各种网络形式进行交流。这些小组对生活在偏远地区、行动不便、不愿意面对面与他人分享自己的感受、很难找到有类似罕见疾病经历的癌症患者而言，是一种非常好的选择。许多癌症倡导组织也有在线互助小组。

另有一种选择是电话互助小组，在那里每个人都可以拨通同一个电话，就像开电话会议一样。

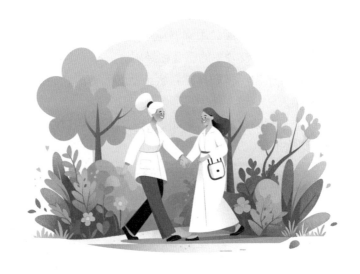

③ 哪里可以找到互助小组和癌症患者组织？

有很多方法可以找到互助小组或者有关互助小组的信息。您可以询问您的医护人员（如肿瘤科医生、肿瘤科护士或家庭医生）或社会工作者，他们可以为您推荐一个互助小组。

④ 如何选择互助小组？

对于不同的患者，有不同的标准可以帮助您选择正确的和最适合您的互助小组。您可以询问小组的联系人以下问题：

❀ 小组中有多少成员？
❀ 参加这个小组的都有哪些人（幸存者、护理人员、家庭成员、专业人士）？
❀ 组织的内容和形式有哪些？
❀ 个人分享的信息会被保密吗？
❀ 谁来领导这个小组？
❀ 会议通常在哪里举行？以何种形式举行？多久举行一次？
❀ 我加入这个小组能得到什么？
❀ 加入小组的主要目的仅限于分享自己的感受吗？还是会提供一些解决常见问题的方法？

⑤ 如果我不想加入互助小组怎么办？

互助小组并不适合所有人，您不必强迫自己加入一个互助小组，因为它不符合您的性格或需求而不加入一个小组是不会对您产生任何负面影响的。不过要记住，与朋友或家人共度时光对大多数人而言都是很有帮助的。联系当地或全国的癌症患者组织对找到其他互助资源是很有帮助的。

三、寻求心理支持

被确诊为癌症通常会引发患者强烈的情绪反应。有些人会感到震惊、愤怒、无助、绝望和难以置信，还有的人可能会感到强烈的悲伤、恐惧、失落，甚至感到丧失尊严，会成为他人负担。对于家庭成员来说，这往往也是一个非常有压力的时期。

对癌症幸存者和家庭成员的精神支持是癌症生存的重要组成部分。精神支持能帮助患者减少以及更好地处理那些曾经危及生命的疾病及相关治疗造成的情感影响，也可以提高生活质量，提升幸福感。在许多肿瘤学机构中，可以发现肿瘤心理科医生通常与肿瘤医生合作，他们也是癌症多学科诊疗团队中的一员。可以通过使用心理干预手段来获得帮助，如压力管理、认知疗法、心理咨询和活动计划。

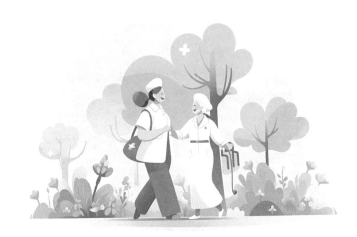

此外，您在病友互助小组中还可以在医学专家和其他幸存者那里获得心理支持。对许多幸存者而言，与医护人员的和谐关系以及家庭成员的关爱在心理支持中扮演着重要的角色。

四、医护人员的角色

在癌症治疗期间，医疗专业人员对患者的状况是最为了解的，他们能够解释患者所面临的问题和困难。通常情况下，在接受治疗时，患者在情感上会对医护人员产生依赖。医护人员的角色并没有随着主要治疗的结束而终止，他们在患者的生存经历中发挥着积极的作用，可以在发现和应对癌症治疗或癌症相关症状方面提供有用的建议，同时也是患者的顾问，提供精神和情感上的支持，以及帮助患者处理治疗后心理和身体上的相关问题。许多专业人士可以用他们的知识和能力帮助患者组织和优化生存经历，与医疗专业人士保持联系并让他们进一步帮助您，这是您生存经历的一部分。

第十二章　回归平常生活

一、建立愿景和自信

很多癌症幸存者会感觉在被诊断为癌症后他们的生活也随之发生了巨大的转变。您可能会一直纠缠于一些问题，如"为什么会是我？""如果癌症复发了我该怎么办？""我现在和以前不同吗？"等。这些感受和问题会影响您的自信。这里有很多途径可以帮助您重拾对未来的信心，并找到这些问题的答案。

❀ **重新评估生活的重心、方式和目标**：很多癌症幸存者认为这段癌症生存经历是一个"警钟"，因此他们会反思并问自己这些问题："我是否为家庭做了应有的贡献？""我对家人和朋友是否足够亲近？""我的工作能让我感到快乐吗？""我实现了我的目标和梦想吗？""现在我的生活中最重要的事情是什么？"把这些问题记录下来，然后花时间仔细寻找答案。经过您的认真思考，您会找到这些问题的答案。

❀ **做您一直想做的事情**：很多癌症幸存者会尝试通过旅行认识更多的人，体验新的文化，结交新的朋友来寻找生活的意义。此外，新的爱好，例如瑜伽、音乐和绘画可以让您的生活更加充实。思考您一直想做的事情，并尝试是否能现在就行动起来！

❀ **通过写作、拍视频等方式分享生活体验**：通过发表和分享自己的经历和感受给与自己有相似经历的人，可以让很多癌症幸存者变得坚强，并且重燃对生活的希望。此外，帮助和建议其他的癌症幸存者，可能会让他们重拾信心。

二、家庭与人际关系

癌症会给您的生活带来很多情感、心理和身体上的改变，这些改变可能会影响您和您的伴侣、孩子以及朋友的关系。在您完成了主要的抗癌治疗后，您可能会猛然意识到您不再那么适应整个社会环境。朋友或家庭成员可能会变得更为拘谨，他们会产生恐惧，担心他们自身的健康，不知道如何谈及您的疾病，并且不太愿意打扰您。

有些患者可能会尝试变得独立，在他们的治疗过程中不寻求帮助，让家人和朋友对他们自身应该扮演的角色不太确定，不知道如何应对。您需要和您的家庭成员以及朋友重新找回亲密关系，但这可能充满挑战。有一些癌症幸存者甚至会避免和其他人接触，这可能是因为他们害怕面对自己生活已经改变的这一事实，或者是因为他们没有得到预期的帮助而感到失望。此外，癌症幸存者因为癌症而引起的认知和身体上的后遗症也会引发他们和家人/朋友关系的变化。

1 父母对子女的养育和家庭生活

带瘤生存或癌症治疗后的生活以及生活中需要面临的很多挑战，可能会深刻地影响您的生活方式，也可能使您无法实现既定的很多目标和成就。这些都可能会影响您对家庭生活的看法，也唤醒您意识到家庭生活和家人陪伴的重要性。

很多癌症幸存者会重新和他们深爱的人建立新的亲密关系。这些幸存者通常会回忆到，他们从癌症经历（也称为创伤后成长或意外收获）中获得了个人和人际关系的成长。相反，也有一些癌症幸存者可能会和他们的伴侣直接产生隔阂，由于他们的伴侣不能理解他们对亲近和支持的渴望，从而感到失望。

对那些有孩子的幸存者而言，在他们的生活中还会有额外的问题。孩子是父母生活中最重要的人，但是癌症治疗会给他们养育孩子带来很大的影响。

您可能会在疾病治疗上花费大量的时间，几个月甚至是几年，以至于您没有足够多的时间来陪伴您的孩子。您会因为自己的缺席感到愧疚，这会影响您对自己扮演父母角色的信心，也会对您和孩子的关系造成负面影响。

当然，这些问题也不仅仅只影响到您的家庭，还有可能会影响到您和其他亲属或您的个人社交关系。

2 您如何应对这些问题？

努力做最好的自己：开放、诚实和尽可能地让自己放松下来。

坦诚地对待您的家庭成员，包括您的孩子，表达您的感受、恐惧以及您隐瞒的事情。开放的态度将会帮助您建立亲密关系，增进相互的情感。让您的孩子知道，这段时间对他们而言也是一段非常艰难的岁月，让他们知道他们应该做些什么来帮助家庭一起渡过难关。

不要尝试突然变成"完美的父母和完美的伴侣"以补偿治疗过程中经历

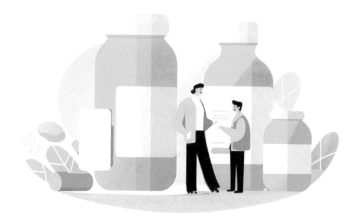

的困苦。您的家人可能更愿意找回您发病前的样子，尽管那时候您可能会有不尽完美之处。

在癌症治愈后，您可能会更加珍惜和家人在一起的日子，甚至希望终日陪伴。不要给您的家庭成员带来过度的负担，不要急于弥补失去的时光，或竭尽全力尝试弥补所有过去的时光。尝试着放松，和您的家人保持放松的状态，这将会帮助您和家人拥有有质量的时光，并且也会让您更加珍惜与家人共处的时光。

③ 朋友

朋友也是您社交生活中非常重要的组成部分。在您度过了诊断为癌症和接受治疗的这段时期，进入癌症生存期之后，您的社交关系可能会发生改变。可能您会对有些朋友感到失望，他们并没有如您所期望的那样在那段艰难的岁月里给予您支持和陪伴。尝试给他们和您自己第二次机会，尝试开放地讨论您的感受：一个"真正"的朋友可能会很开放地和您讨论，可能会和您重新建立新的乃至更为亲密的友谊。癌症生存期也同样给您提供机会去认识更多新人，结交新的朋友。这些都可以帮助您重新体验生活并重获社交能力，让您感受到生活状态的改善。

三、性生活与生育

① 性生活和自身形象

在抗癌期间，癌症对性生活和欲望的负面影响通常会被忽视和低估。很多癌症幸存者会认为他们性功能或性欲的丧失是癌症治疗导致的，因为治疗会带来一系列副作用（如疼痛、过早绝经、恶心），或者改变身体功能（如疲劳）。有一些治疗，即使并没有直接作用于盆腔区域，也可能会影响性功能。此外，一些间接的、与性相关的身体变化，也可能会影响性功能以及自身的感受，如一侧睾丸或一侧乳腺的切除，妇科手术，结肠或气管造口术，脱发或手术后的伤疤，这些都会严重影响您的自信。

体育运动和心理支持亦可以帮助您重拾自信，重获欲望。

有时候，患者会觉得和自己的伴侣或医生讨论性生活很难为情。在提及这一话题时，他们会感到尴尬，相较于癌症，这些问题并不重要。然而，性生活是人类生活中非常重要的核心部分，也是重拾个人角色非常重要的部分。此外，长期避而不谈您所面临的性生活问题，久而久之会使您的感觉越来越差。

在处理性生活问题时，您可以向医生或护士寻求帮助。他/她可能会给您提供直接的帮助，或者为您推荐一个更专业的医务人员（心理医生、泌尿科医生、妇产科医生、性科学家等）。如果是生理方面的问题导致您性功能受损，他们可以提供药物治疗，或者进行行为干预，而情感上的问题可以通过心理治疗和（或）心理咨询解决。

总而言之，在您积极接受抗癌治疗的过程中，您的社交生活和性生活有可能会经历很大的改变。通常只有在治疗结束后，您才开始意识到身体和人际关系上的变化。就像身体需要恢复一样，您的心理状况和社交生活也需要修复。交流是处理这些问题最重要的途径——和您亲密的伴侣诉说自己的真实感受或寻求专业人士的帮助，这些都有助于您的恢复。

2 癌症后的生育

对大多数的人来说罹患癌症并不会改变他们对孕育小孩的态度，然而，在罹患癌症后决定孕育小孩通常是一个非常重大的决定。此外，很多因素可能会影响患癌后的生育能力。

通常，在完成抗癌治疗后生育，对母亲和孩子都是安全的。而且目前并没有研究表明怀孕会增加患者的复发风险，即使是乳腺癌患者也不会。但是在您决定怀孕前，和医生交流您的想法并聆听医生的建议是非常重要且有用的。

目前，关于癌症幸存者需要在停止治疗后等待多长时间才能怀孕并没有定论。这主要取决于疾病的类型和分期，接受了什么治疗，以及后续的治疗计划。很多女性希望了解没有怀孕情况下疾病的复发风险，从而决定是否怀孕。当然，患者的年龄和身体状况也是决定能否怀孕的重要因素。通常，结束治疗后2年是比较合适的怀孕时机。推荐癌症幸存者在决定怀孕前咨询您的医生。

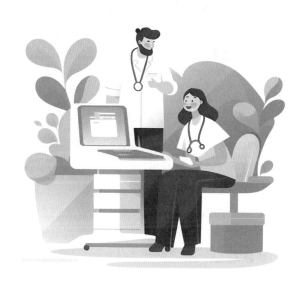

对于男性癌症幸存者来说，在癌症生存期内选择生育与否，并没有特定的限制，也没有相关的指南推荐。男性不同于女性，不像女性的卵母细胞（只在分泌时是完全有功能的），精子会持续产生。精子状态可能会受到放化疗等的影响，因此，您的肿瘤医生可能会推荐您在治疗结束一定时间后再考虑生育，这样可以保证精子的活力和功能。此外，还有一些治疗会有很高的引发不育的风险。

医生可能会鼓励您去进行生育能力的保留，如在开始治疗前冻存精子或卵子。不幸的是，不孕不育通常很难预测，生育能力保留也不一定总是可及，这取决于当地医疗的基础设施、保险支付能力、应急治疗和其他的一些情况。

如果您不能够自然受孕，但仍然想要孩子，记住这里可能会有一些其他的替代手段，包括辅助生殖技术。虽然谈及的这些问题是充满挑战的，但是仍然非常有必要从您的主管医生那里获取重要信息和建议。

与您的伴侣讨论这些选择时可能并不是那么容易。

总之，和您的医生说明您生育小孩的期望，他们会帮助您寻找生育的最佳时间和最佳方式。负责您的医护人员还会建议您考虑其他替代方式或为您推荐一名生殖方面的专家。

四、重返工作岗位

恢复"正常生活"——当一个癌症幸存者这样描述时，这通常意味着他们已经重返工作岗位或寻找到了新的工作。如果工作不是一个大的问题，业余活动如重拾既往的兴趣或寻找新的爱好也是非常重要的，这能让您感受更好，并且更有活力。制订目标，重新恢复到确诊癌症前的生活方式是非常重要的。

1 重返工作

重返工作对于每一个癌症幸存者而言都是不一样的，但您可能会面临一些相同的挑战、问题。接下来将会讨论这些方面的问题。

您可能是因为爱好工作，抑或是必须去工作（因为经济问题），或两者皆有，重返工作对很多癌症幸存者而言都是必须考虑的事情。从心理角度出发，工作给您带来了重新获得友谊及同事关系的机会。对很多人来说，工作可以体现自我价值，实现理想和达成目标。且工作还有助于分散您的注意力，将对肿瘤的注意力转移到工作上，这会让您找回确诊癌症前的感觉。

癌症幸存者会经历一系列不同的工作相关场景：

- 有一些患者可能会在他们的治疗期间继续工作。
- 有一些患者可能会改变他们的工作方式或工作类型。
- 有一些患者可能会在治疗期间丢失工作。
- 很多患者可能会因为癌症本身或癌症治疗而引起身体一般状况的下降，或导致其他并发症的产生，从而永久性或暂时性地失去原来的工作。您本人或医护人员都很难预测这一情况，也无法判定后续是否会改善。

重新恢复正常的活动可能会让您感到不适，这可能是由于您需要忍受工作的强度及压力。但幸运的是，很多癌症幸存者虽然经历了重振旗鼓的艰辛，但是他们还是会努力尝试恢复既往的工作状态。

对于一些癌症幸存者而言，重新寻找一份新的工作，是必须的且有益的选择。

在您决定去工作时，需要充分考虑您的经济来源、健康保险、工作性质、治疗情况和恢复情况。在很多地方，社工、公共卫生领域的专家和保险公司以及患者互助群体（癌症相关慈善机构）可能会给您提供帮助，您可能需要他们的帮助，以便获取更多的选择。

2 准备和计划重返工作岗位

如果您在癌症治疗期间中止了工作，在您准备重返工作岗位前，第一步就是要和您的医生讨论，您是否已经准备好了，您的医生需要了解您的个人感受，您需要和医生描述您期望恢复的工作。这里有一些重要的因素将会帮助您判断恢复工作是否正确：

❀ 您在不久的将来完全恢复的可能性有多大？

❀ 抗癌治疗中会不会有一些副作用影响您的身体状态和重返工作的能力？

❀ 您的体力状态如何？

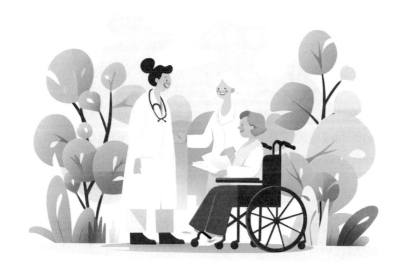

如果您感觉到虚弱和疲惫，一个对体力要求很高的工作对您来说就是不适合的。在这种情况下，您可能需要一个更长的恢复期和特定的康复过程。

假如您的医生认为您可以继续工作，您之前的工作单位也欢迎您回去，接下来您需要和您的上司进行交流。如果您对继续进行全职工作心存担忧，您可以和上司讨论一个合适的折中方案。您可能需要和您的领导、人力资源部门的相关同事，甚至是您的医生召开一个会议进行讨论。

您可能并不愿意向您的工作单位透露自己的病情。因为这是您的个人隐私，是否保密，完全取决于您自己，也取决于您的信心以及您和同事之间的关系。

是否和您的雇主敞开心扉地讨论您的身体和心理缺陷，完全取决于您自己。制订一个实际的过渡计划并寻找最合适的解决方案是非常有必要的，您也可以试着建立灵活的工作安排，如兼职、远程办公、工作职位转换等。此外，您可以咨询您的医护团队以确定具体的工作与休息周期。大的公司一般会有关于这一情形的应对政策，因此，咨询人力资源部门是比较明智的选择。

③ 和同事交流，重新建立工作环境中新的平衡

　　如果您决定和您的同事谈及您的患癌经历，讨论的时间和方式完全取决于您自己。这是一个非常敏感的问题，您必须自己决定如何处理。您可以考虑和同事分享您可能存在的缺陷，以及您计划如何和他们一起工作，这些将有助于您的同事更好地理解您的处境。最重要的是，需要采用简单的方式，让他们明白您重返工作对他们的影响。

　　在很多情况下，您必须去面对工作环境下新的波动。其他同事可能已经替代或将会替代您的工作，可能他们已经获得了您期盼的升迁。请尝试和您的上司讨论您的担忧、对未来的预期和希望，您的上司可能会给您提供一个适用于您未来的计划或策略。您可以选择和其他同事讨论，尤其是和您工作非常亲密的同事。有一些上司和同事可能并不会对您那么友好，这可能是因为他们缺乏对癌症的了解，或者是因为工作环境中存在的竞争，尽管不尽如人意，您还是需要去尝试寻找一些对您有帮助的理解方向。

④ 面对歧视

　　一些癌症幸存者可能会面临不公平的待遇，可能需要去处理一些歧视的行为，识别这种行为并积极应对是非常有必要的。您要谨记，有一些禁止歧视的法律法规是可以保护您的。

　　一些可能遇见的歧视行为举例：

❀ 受到其他同事甚至是一些既往和您亲近同事的孤立。

❀ 非常明显地低估您的工作能力和效率。

❀ 在没有任何解释的情况下被禁止工作升迁。

❀ 对您请假就医的要求缺乏理解。

❀ 管理层或其他同事认为您的工作产出和效率低于公司标准，或您的要求损害公司利益。

　　除了寻求法律的支持外，您也可以通过以下方式积极、直接地降低遇见歧视行为的可能性：

❀ 尝试积极开放地表达您期望的正常工作要求。

❀ 重拾您的工作技能。

❀ 在决定重返工作岗位前，和您的上级领导及同事明确说明您目前的限制，以及期望一个灵活的转化项目。

❀ 从其他癌症幸存者那里寻求顺利重返工作岗位的建议。

❀ 要求您的医生给您提供一个书面证明，认证您重返工作岗位的能力，并尽

可能明确地说明您可能存在的能力上的缺陷。

5 寻找新工作

　　一些癌症幸存者可能会在治疗过程中丢失他们的工作。患癌经历可能会让一些癌症幸存者更改关于自己生活的预期并重塑职业规划，这也可能会引发他们的思考：是否应该继续目前的职业道路。最终，有一些癌症幸存者不能够或不愿意重返之前的工作岗位。对于以上情形，重新寻找一份工作是必须面对的或者说是一个更好的选择。

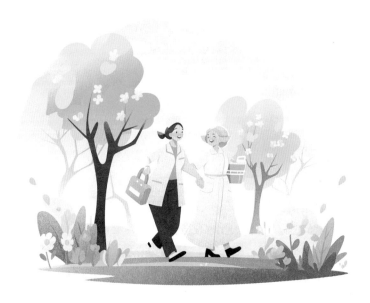

　　在癌症生存期重新寻找一份新的工作需要考虑的重要问题有：
❀ 尝试去寻找一份和您目前新生活预期相符的工作。
❀ 尝试去寻找一份相对灵活、可以满足您就医需求的工作。
❀ 对您的新同事抱以坦诚和开放的态度，包括您的上司，承认自身的状况和可能存在的缺陷。一个健康诚实的伙伴关系是确保从新同事那里寻求支持和理解的前提。
❀ 您需要明确，新的雇主在法律上没有权利要求查看您的既往病史，包括癌症治疗期间的病历。如果雇主了解了您的情况，必须对您既往的癌症史或其他病史保密。此外，雇主也没有权利去询问您完成特定任务的能力等问题。
❀ 　寻求职业咨询师或社工的帮助，给予您工作面试过程的一些建议和窍门。
❀ 　尝试去寻找那些改变了自己工作环境的癌症幸存者，您可能会收到寻找兼职工作或其他社会帮助的建议，以及获得一些潜在的雇主信息和潜在的工作机会。

6 寻找新的爱好与兴趣

请不要忘记：生活中除了工作还有休闲！

在生病前，您可能是一个冲浪、登山或模型制作爱好者，可能因为疾病导致身体状况下降，或因为治疗相关副作用，您不能重拾既往的爱好。我们之前已经谈到您的患癌经历可能会让您重设生活目标，同样的，您也可以寻找一个新的爱好。可能当下就是您完成以前心愿的最佳时间！

发展兴趣爱好是非常重要的，这会在给您带来愉悦的同时增加身体的舒适感。寻找新的爱好，如体育活动、跳舞、绘画、旅行，可以帮助您改善身心健康。完成新的目标（和家人、朋友建立更为亲密的关系）可以让您变得更坚强，也可以帮助您重获自信。

五、管理个人财产

癌症治疗非常昂贵。虽然目前的卫生系统或保险可以覆盖大部分的肿瘤治疗费用，但是还是会有一些治疗没有纳入医保，尤其是一些新的和复杂的治疗手段。此外，除了咨询和诊断费用，支持性治疗（如心理服务、止咳药、止痛药、胃黏膜保护剂、胃管等）需要患者自付一定的比例。尽管这些费用只是占所有费用中的一小部分，但是对一些患者而言这仍是一笔不菲的支出，会带来一定的经济压力，很多人很难同时支付医疗和生活费用。

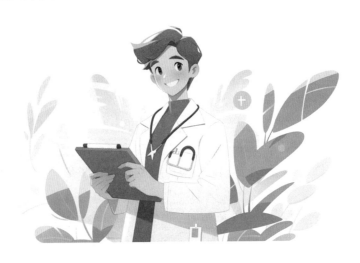

在癌症生存期中，管理好您的财务并处理经济上的困境是非常重要的。对很多人而言，在完成了主要的抗癌治疗后，经济负担将会成为他们生活中需要立刻处理的问题。

您是否有正在进行的支出？您是否担心无法应对经济压力？在这种情况下，列出您所有的支出，并尝试设定优先级，详细地组织和规划您的经济支出（如将其分门别类，医疗费用、税或信用卡）。能否推迟一部分应对的费用？哪些必须立即付款？如果您意识到您目前的收入无法完全覆盖所有的支出，可以尝试寻找替代途径。一些替代方案可能包括：

* 立即和您的债权人沟通，尝试获取一些优惠政策。
* 在某些特定情况下尝试让保险公司直接支付，而不是需要患者先支付，咨询相关部门是否可行。如果需要，可以要求您的医生给您提供一个证明。
* 尝试申请一些公共资助（如临时困难补助或残疾抚恤金）。
* 一些患者组织或其他非营利组织可能会提供一些支持。
* 您当地或医院的社工可能会为您提供一些帮助。
* 考虑其他的收入来源。
* 寻求家人或朋友的帮助。

第十三章　追寻健康生活之道

　　鼓励所有的癌症幸存者去寻求并保持健康的生活方式。既往有研究证实，一个健康的生活方式，不仅可以获得更健康的身体，还能够提高生活质量，同时取得更优的生活预期。此外，一些研究显示健康的生活方式可以预防新的癌症，降低癌症的复发风险，从而延长生存。

　　因为癌症幸存者可能面临罹患第二原发肿瘤的风险，并且其他的一些医疗状况也可能会影响患者的身心健康，因此，推荐癌症幸存者遵循健康的生活指南。其中包括鼓励患者参加规律的中等到较高强度的体力活动，争取和维持健康的体重，如超重的患者应该减重；同时减少酒精摄入，避免吸烟和其他烟草产品，注意防晒；您同时还需要特别关注相关的疫苗，以及那些预防感染的手段。

　　癌症幸存者可能会因为以下原因而激发改变自身生活方式的想法，包括但不限于：

* 降低原发疾病的复发风险或降低第二原发肿瘤的发病风险。
* 降低癌症相关远期并发症的发生概率，如身体和情感上的问题，这可能会在结束治疗很长一段时间后出现。
* 管理持续存在的症状和副作用，如癌症相关的疲劳，完成治疗后的情绪低落等。
* 降低其他慢性疾病的复发风险，如糖尿病和心血管疾病。
* 提高整体的健康状态（生活质量）。
* 降低死亡风险。

　　很多癌症幸存者对应该怎样健康饮食和锻炼了解甚少，包括癌症治疗期和完成治疗后的饮食和锻炼策略。

　　例如，您可能会问自己这些问题：

* 我是否应该改变自己的饮食习惯？如果是，应该如何改变？
* 我是否应该减重或增重？
* 我是否应该服用其他维生素或营养补充剂？如果是，可以服用哪些？
* 体育锻炼对我而言是否安全？
* 如果进行体育锻炼是安全的，我应该进行哪些训练？训练的频率和强度如何？

- 我可以从哪里寻求可靠的关于饮食和运动的信息？
- 除了饮食、锻炼和体重管理外，我还需要进行哪些生活方式的改变？
- 我是否应该调整我生活的重心？

一、健康的生活方式

保持健康的生活方式是降低癌症复发风险和预防第二原发肿瘤最重要的一步，同时还能改善整体的健康状况，包括身体和心理的健康。健康的生活方式包括遵循健康的生活指南，如规律地参加体育锻炼，健康饮食，争取和维持正常的体重，以及管理压力。接下来我们将会详细地回顾以上因素，并提供关于如何达到相关目标的建议。

(一)体育锻炼

健康生活方式的基石是体育锻炼，应该根据您个人的能力和爱好定制个性化的体育活动和训练。根据医生及指南推荐，您每周应该参加至少150分钟中等到高强度的体育活动，其中可以包括150分钟的中等强度训练，如健步走、伸展运动、跳舞、水上有氧运动和瑜伽，或每周75分钟的高强度运动，如骑车、爬山、慢跑、跑步和游泳。同时，还推荐您减少久坐的行为，如在电脑前或电视前长时间坐着。相反，居家或工作时，应尝试去寻找一些积极的替代方案，例如，采用爬楼梯替代乘电梯。即使在您很忙的时候，也要确保每坐1小时就站立或行走5～10分钟。研究表明，久坐时间歇性地起身和行走，可以降低很多疾病的患病风险，还能改善整体的健康状况。

规律的运动不仅可以改善身体状态，而且能降低焦虑、缓解乏力、减少压力和增强自信，同时还能帮助你减肥或保持健康的体重。运动还能够显著降低心脏疾病、糖尿病和高血压的发病风险。此外，研究表明，运动可能可以预防几种不同类型肿瘤的复发风险，这种复发风险的降低与患者诊断前的运动情况无关。即使您以前不是一个经常运动的人，现在开始并保持体育锻炼，同样会给您带来很多获益。

您可能会感觉到运动的欲望减低，此外因身体原因不能保持积极的运动。建议您改变既往对运动的想法，运动不仅仅是指散步、慢跑或去健身房，任何活动都对您的健康有益，如修整花园、陪孩子玩耍，或做家务。这里有一些可以帮助您增加运动的欲望和克服可能限制的手段，比如：

- 运动训练咨询。

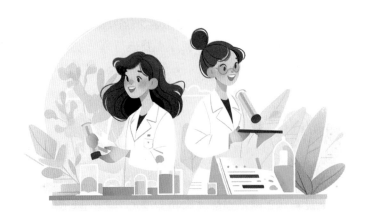

* 私人教练。
* 运动专家推荐。
* 与其他朋友或一群人一起运动（同伴支持）。
* 与其他癌症幸存者交流，让他们描述运动为他们带来的生活质量改变。

（二）压力管理

压力是日常生活的一部分，压力可以帮助我们守时，记住重要的截止日期。然而，对于有些人而言，过大的压力可能会影响他们的生活质量。学会压力管理可以改善生活质量并找回自尊。

管理压力的诀窍：

* 寻求专家的帮助（心理医生等）。
* 和朋友诉说您的压力。
* 寻求其他癌症幸存者的建议，参考他们管理压力的方式。
* 参加病友互助小组。
* 参加其他活动，如冥想、瑜伽、锻炼、培养新的爱好等。

除了从他人那里寻求关于压力管理的帮助外，还有一些其他易学的缓解措施可以自行应用来控制压力。包括：

* **深呼吸**：通常，当您感到有压力的时候，您可能会注意到您的呼吸变快变浅。这种呼吸会增加您的心率，进一步增加您的压力。为了应对这一反应，可以直接通过深呼吸来减缓您的呼吸频率。深呼吸前，您需要找到一个舒适的体位，闭上眼睛。先深吸一口气，憋住气，然后再慢慢呼出。重复进行3～4次，直至您感到平静和放松。
* **引导想象**：一个有效的压力管理策略就是转移自己的注意力，远离压力场景。例如，如果您感觉到疼痛、乏力或焦虑，您可以使用引导想象的技巧

来转移您的注意力，从而缓解症状。可以这样进行：坐着或平躺在一个安静舒适的位置，然后联想一个能让您感觉到平静、放松和安静的地方或氛围。换句话说，想象您来到脑海中"快乐的地方"，这个地方可能是一个海滩，也可能是一个鲜花盛开的草原，最主要的是，这个地方是您认为快乐和平静的地方。尝试着把自己置身在这个地方，调动所有的感官来体验这个地方，如视觉、听觉、味觉和触觉。这一措施对于缓解症状和控制压力是非常有效的。

❈ **学会应对无益的想法**：一般压力的来源是您对自身健康的要求和对未来的恐惧。存在这些想法是正常的，但当它们变得很强烈甚至能够主宰我们的思考时，这些想法则是无益的。我们可以尝试着去了解自己，使用一些"自我对话"的方式来应对这些无益的想法。您可以这么做，当您意识到脑海中出现了恐惧的想法时，首先告诉自己，有这个想法是可以理解的。例如，如果您想到"我恐怕不能应对癌症和治疗所带来的长期副作用"，你需要首先告诉自己，"大多数和我有类似情况的人都会感到紧张、焦虑和恐惧"。减少自责，可以帮助减缓您的压力。下一步问自己，有没有其他的方案来应对这一处境，如"我能否寻求他人的帮助"或"我是否应该和我的医生讨论这个问题，医生可能会找到能够帮助我的方法"，甚至是"我不是第一个有这种感觉的人，我可以通过参考他们的方法来应对"。给自己正面的鼓励同样是有帮助的。

❈ **渐进式肌肉放松**：当您感到有压力时，身体可能会不自主地变得紧张。为了应对这一反应，您可以使用渐进式肌肉放松的策略。您可以这样做，通过身体主要的肌肉群进行渐进式的运动，从头颈部开始，逐渐过渡到全身。首先让这些肌肉紧张，保持5秒钟，注意肌肉紧张时候的感觉，然后放松肌肉，再注意肌肉放松时的感觉。这一想法让您能够意识到肌肉紧张和肌肉放松时不同的感受，最终可以通过这样的方式让自己进入放松的状态。

此外，还有其他管理压力的方法，包括药物的和非药物的（如行为策略等）。首先，尝试向您的家人以及医护团队反馈您的压力，寻求应对和缓解压力的建议和帮助，他们是非常乐意帮助您的。此外，网络上有很多可靠的资源及合适的建议，可以上网去了解其他人缓解压力的方法，借鉴并用于管理自己的压力。

（三）体重管理

① 癌症治疗期间体重的变化

大多数人一听到癌症治疗的副作用，就想到体重减轻。事实上，许多患者在治疗期间或治疗后体重会不减反增，他们可能经历身体的其他变化，比如体脂增加和肌肉减少。接受化疗的患者体重增加也很常见，确诊癌症后接受手术或内分泌治疗的患者体重也会增加。

在治疗过程中体重增加的原因尚不完全清楚。有些治疗方法会使患者产生乏力，以至于锻炼或活动减少，还有一些治疗方法可能增加食欲或者降低新陈代谢。

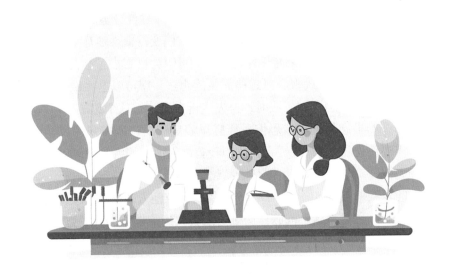

2 减轻体重和控制体重的方法

对不同的个体而言，开始一项减肥计划或专注于健康生活方式改变的最佳时间可能不同。对有些人来说，确诊癌症可能会促使他们专注于自己的健康超过癌症，而且会让他们吃得更健康并增加锻炼。而对另一些人来说，在癌症治疗期间或治疗后立即减重和锻炼身体是一件非常困难的事情。

许多人在确诊癌症时，会更加积极地进行自身健康管理：学习癌症的相关知识，了解癌症治疗的选择，治疗可能带来的副作用以及如何应对治疗相关副作用。当您准备好后，就可以考虑使用同样的方法来改变饮食和生活方式。

首先，您需要和医生进行交谈。医生会计算您的体重指数（BMI）并评估您的整体健康状况和体质水平，以确定您是否能从减肥或改变生活方式中获益，抑或是建议您维持目前的体重。帮助癌症患者管理体重的方法与正常人类似，然而，对于目前正在接受治疗的癌症患者以及癌症幸存者可能会有一些特殊的考虑。

（1）改变生活方式。

改变饮食结构（减少饮食中的热量）以及增加体育锻炼是管理体重或减肥最主要的方法。

❉ **营养。**管理您的饮食结构和数量是避免不必要的体重增加，帮助您体重减轻的重要一步。这意味着，那些想要保持体重的人每天摄入的热量与他们身体所需的热量相当；对于那些想要减肥的人来说，这意味着摄入的热量要比他们的身体需要量少。把减少热量作为减肥计划的一部分对于大多数需要减肥的癌症幸存者来说是安全的。营养师可以帮助您了解如何成功地控制热量的摄入。

❉ **体育活动。**在癌症治疗期间，运动可能是您想做的最后一件事，在治疗期间持续的有氧训练和力量训练可以提高您的生活质量，降低疲劳感，减少肌肉流失，防止体脂增加。在癌症治疗期间和癌症治疗后参加运动对大多数癌症患者而言是安全的。然而，近来已经接受了或者即将接受抗癌治疗（比如干细胞/骨髓移植）可能会增加感染风险，应该避免到健身房运动直至机体免疫系统恢复正常。与医护团队探讨最适合您的体育活动项目和运动强度，如果因为患有癌症、抗癌治疗或其他健康状况而有更高的受伤风险，可以与物理治疗师或运动专家进行交流。这些专家能够发现提高或维持您身体机能最好的方法。

❉ **改变行为的支持。**对很多人来说，超重或肥胖要比仅仅吃太多和锻炼太少复杂得多。当您试着去减肥的时候，获得家人和朋友的支持非常重要。大多数减肥计划包括参与其中的营养师或减肥专家会帮助您改变生活方式以及探索能够长期坚持下来的方法。

（2）减肥药物。

目前还没有研究表明已经获得国家药品监督管理局批准的减肥药物对癌症幸存者来说是安全的。他们通常只在饮食、运动和改变行为支持均无效，或您患有其他由肥胖引起的严重影响健康状况的疾病时才会被考虑推荐。

（3）减重手术。

减重手术或者减肥手术，是指使胃变小的各种手术。如果您的体重指数 $\geq 40 \text{ kg/m}^2$，或者体重指数 $\geq 35 \text{ kg/m}^2$ 且伴有与肥胖相关的严重影响健康状况的疾病时，减重手术或者减肥手术可能是一种选择。您需要记住这些手术都是大手术并且可能伴发风险。此外，手术后虽然胃变小了，但您仍然需要进行长期生活方式的改变。通常，手术医生也会提供一些建议来帮助人们了解手术后应该怎样改变他们的饮食习惯。

体重指数（BMI）是衡量肥胖的一个指标，计算公式是：体重（千克）除以身高（米）的平方。世界卫生组织标准、亚洲标准与我国关于消瘦、超重和肥胖的数值定义略有不同。我国成人体重指数的正常值是 18.5～23.9 kg/m²。低于 18.5 kg/m² 为消瘦，大于或等于 24 kg/m² 为超重，大于或等于 28 kg/m² 则为肥胖。

③ 减重的困难与解决办法

在被诊断出癌症之前，您可能已经尝试了许多种减肥方法或者增加体育活动，但是结果都令人失望，这些可能阻止您追求更健康的生活方式。

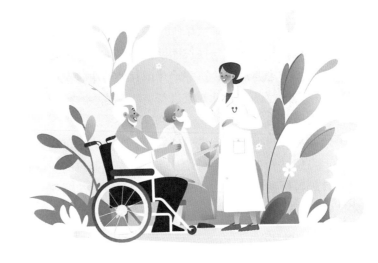

（1）"我已经尝试所有方法，但仍不能减肥。"

减肥是具有挑战性的。尽管和您的医生谈论您曾经尝试过的减肥方法会让您难受，但仍然有必要和他们谈论。因为以前尝试减肥都没有成功，您可能觉得自己"失败了"。您没有失败，您只是还没有找到适合自己的方法。和您的医生谈谈，咨询注册营养师或请教减肥专家，他们可以帮您找到最适合您的减肥方法。许多人发现，如果他们有一个结构化的流程和方案，他们更容易减肥。

（2）"我真的不想锻炼。"

癌症治疗可能让您感到疲劳，以及活动能力发生改变，此时再开始一项锻炼计划将会非常困难，然而，参加体育运动实际上有助于精力的恢复。有一些方法可以帮助您更容易开始一项运动。首先，选择您喜欢的运动，您可能更容易坚持。请记住体育运动的多样性是很重要的，如散步、跳舞，积极地与您的儿孙玩耍或从事一些园艺活动。其次，从少量运动做起，如果您非常不愿意运动，开始每天只做10分钟，适应后再循序渐进地增加运动时间。再次，不要独自一人运动，您可以选择和您的家人或朋友一起参加体育锻炼，或者加入一个您所在社区的运动小组。

（3）"我已经感到应对癌症的压力。"

患有癌症的确压力巨大，因为有很多因素是您难以控制的。幸运的是，对许多人来说体育运动不仅能够减压，而且可以改善焦虑和抑郁的症状。此外，专注于减肥和运动还可以给您带来一些控制生活的感受。

（4）"伤害已经发生了。"

改善健康状况永远不嫌晚。许多研究表明选择健康饮食和经常锻炼可以降低癌症复发或新发癌症的风险。此外，健康生活方式的改变也会降低发生其他疾病的风险，如糖尿病和心脏病，这些疾病对您的整体健康可能比癌症威胁更大。

（5）"我喜欢吃，不想改变我的饮食习惯。"

您仍然可以享受您喜欢的食物，但是需要更均衡一些。对大多数人来说，不要参加一个极端限制饮食的计划。均衡饮食的目的是吃含热量低的食物，即使是稍微减少或改变您的饮食习惯，随着时间的推移也能帮助您慢慢地减肥。吃您喜欢的食物的同时，和营养师协作，可能有助于您减肥。

（四）饮食营养管理
❶ 癌症治疗与饮食搭配

（1）癌症患者的饮食需求与正常人不同。

癌症患者往往需要遵循与您认为的健康饮食所不同的饮食。对于大多数人而言，健康的饮食结构包括：

❀ 大量的水果、蔬菜、全麦面包和谷类。

❀ 适量的肉类和乳制品。

❀ 少量的脂肪（如黄油、肉类、乳制品）、糖、酒精和盐。

当您不幸患有癌症时，您需要摄入足够的食物，增强体质以抵抗癌症治疗所带来的副作用。

当您患有癌症时，您需要摄入额外的蛋白质和热量，您的饮食中还要时常添加额外的肉、鱼、蛋、乳制品和其他蛋白质。如果您有咀嚼和吞咽异常，您可能需要在饮食中添加酱汁和肉汁。有时，您可能需要用低纤维食物替代那些高纤维食物。营养师可以帮助您根据您的需要对膳食进行调整。

（2）癌症治疗前需要做哪些准备。

❀ 与您的医护人员讨论需要注意的饮食问题。在治疗开始之前，您不知道可能会有什么样的副作用或饮食问题。如果确实出现不良反应，也可能是轻微的。很多副作用是可以控制的，在癌症治疗结束后，还会逐步消失。

❀ 在治疗开始前，要保持健康的饮食，维持体重。饮食健康和保持体重有助于您保持身体强壮，降低感染的风险和应对副作用，并有更大的概率接受治疗而不被感染。

❀ 去看一下牙医，开始癌症治疗后保证口腔健康很重要。

❀ 可以向您的医生、护士或营养师咨询有助于改善饮食问题的药物。倾诉您的焦虑和担忧，他们会与您讨论如何管理和应对这些情绪。

❀ 了解您所患癌症的相关知识及其治疗方式。当许多患者在了解到预期结果时会感觉更好。

（3）可以让您吃得更好的方法。

❀ 冰箱、橱柜和冰柜中应存放健康食物，确保在身体虚弱时也能摄入营养。

❀ 储存一些方便食品，如冷冻餐和速煮食品。

❀ 提前烹调好一些食物，并根据每餐的食量做好冷藏。

❀ 疾病治疗期间可以让家人或朋友帮你购买或烹调好食物。

❀ 可以向您的医生、护士或营养师咨询了解可能需要的知识。

（4）并不是每个人在癌症治疗期间都会出现饮食问题。

目前还没有方法能预判您可能要出现的饮食问题及严重程度。您可能会出现很多问题，也可能毫无感觉。在某种程度上，不良反应可能与您所患的癌症类型、癌症部位、治疗方式、治疗持续时间以及治疗剂量有关系。

在治疗期间有很多药物和方式能够帮助您解决饮食问题，而且治疗结束后，许多饮食问题都会消失。您的医生、护士或营养师会告诉您可能出现的饮食问题以及处理方式。如果您出现了饮食问题，请尽快告知您的医生或护士。

（5）同您的医生、护士或营养师交流您的饮食。

如果您在癌症治疗期间不确定吃什么，可以询问一下您的医生或护士，请他们帮您找一位营养师，这是为您调配饮食的最佳人选。在治疗期间及以后，他们能够帮助您选择最适宜的食品和饮品。

在咨询营养师前可以将您的疑问列成清单。您可能会询问在癌症治疗期间是否可以吃您喜欢的食品和菜肴；也可以咨询别的患者在治疗期间遇到饮

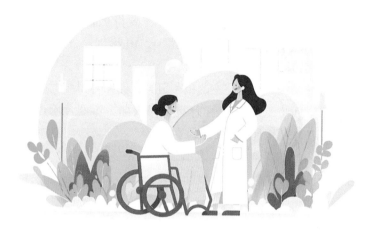

食问题时是如何处理的。

如果您患有糖尿病、肾病、心脏病或其他健康问题而需要特殊饮食，请及时与医生和营养师沟通，他们会告诉您在治疗期间如何继续遵循特殊饮食。

（6）从食品和饮品中获取营养的方法。

在癌症治疗期间，用餐时您可能会觉得是美好的，也可能会感觉很糟糕。以下有一些处理方法：

❀ 当胃口允许时，摄入尽量多的蛋白质和热量，这有助于您保持体魄以及修复癌症治疗带来的损伤。

❀ 在您胃口好的时候多吃一点。您可以考虑在感觉好的时候吃更多的食物，食欲不振的时候喝液体营养补充剂。

❀ 即使最近几天不能进食也不要担心，花些时间来寻找感觉舒适的方式，并在好转时吃一些东西。如果2天以上不吃东西，请告知医生。

❀ 尽可能多喝水。尤其在您吃不下东西时，多饮水变得更为重要。喝水能满足机体对液体的需求，大多数成人每天应喝8～12杯水。

（7）预防食源性疾病。

一些癌症治疗方法可能使你容易患食源性疾病。当出现这种情况时，您在处理和准备食物时需要特别注意这些环节。

❀ 保持冷菜和热餐在适当温度。您吃完饭后尽快将剩下的饭菜放进冰箱。

❀ 生吃瓜果蔬菜前要清洗干净。不要吃不容易洗干净的食物，如树莓。在切表面粗糙的瓜果蔬菜前，如甜瓜，也应清洗干净。

❀ 在准备食物前，应清洗双手、案板和刀具，尤其在准备生肉、鸡和鱼的时候。

❀ 为瓜果蔬菜和肉食各备一个案板。

❀ 肉、鸡和鱼等应在冰箱或微波炉解冻，不要将它们放在室温中。烹调时应做到全熟，熟肉中不应有血丝，鸡蛋不要做成溏心。

❀ 只吃带壳或烤过的坚果。

❀ 只吃刚煮好的米饭。不要吃生的鱼和贝类，比如寿司和生牡蛎。

❀ 确保您饮用的果汁、乳制品和蜂蜜都已灭菌，不要食用过期的食品和饮品，不要吃在冰箱里超过3天的剩菜。

❀ 不要在小摊贩处购买食品。

❀ 不要在小商店、沙拉吧和自助餐厅用餐。

❀ 不要吃有霉变迹象的食物。

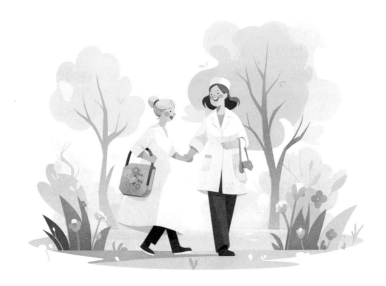

（8）利用食物、维生素和其他补品来抗击癌症。

许多患者都想知道如何通过摄入特定的食物、维生素及其他补品来帮助身体抗击癌症，但目前尚无研究证明哪些特殊饮食、食品、维生素、矿物质、食品补剂、中草药或联合制剂能够减慢癌症生长、治愈癌症或阻止其再长大。而事实上，这些食物或制剂中的一些成分可能会引起其他异常或不良反应。

在准备吃一些特殊饮食或添加辅助食品之前，需要咨询医生、护士或营养师。为避免出现问题，请采纳他们的建议。

（9）家庭护理人员的注意事项。

请不要因为患者的口味天天改变而生气或烦躁，他们可能有很多天不想吃东西或胃口很差。

确保食物触手可及，这能保证当患者有胃口时随时都能吃到一点东西。您可以将速食苹果酱或布丁放在患者的床头桌上，或将切好的胡萝卜丁放在冰箱中。

提供温柔的关怀。相比提供饮食，您的关怀对患者更有帮助，在患者没有胃口的时候可以建议他们喝一些清流质或流质食物。

② 癌症治疗期间情绪可能影响您的食欲

癌症治疗期间，您可能会感觉到沮丧、焦虑、恐惧、气愤、无望、孤独，出现这些情绪很正常。尽管这些情绪不是饮食问题，但强烈的情绪会影响您对食物、购物和烹调的兴趣。疲劳感同样会让人难以承受。

您可以通过多种方式积极应对癌症治疗期间的不良情绪，以下是一些可能有效的建议。

* 治疗开始前了解可能出现的饮食问题和不良反应。许多患者了解到可能出现什么症状并如何处理时，他们就会感觉好一些。
* 在治疗间歇期或感到舒适的日子里多吃一些您喜欢的食物。这时您可以尽情享受这些食物，而不会影响您的心情。
* 放松、冥想。类似的活动能帮助您减压和放松。
* 每天锻炼身体。体育活动帮助癌症患者感觉更好。您可能需要与你的医生或护士讨论在接受癌症治疗时应该做多少运动这一问题。
* 与您信任的人谈谈您的感受。您可能会想同您的挚友、家人、护士、社会志愿者、顾问或心理医生谈谈您的感受，与曾经接受过治疗的癌症患者交谈也会有很大帮助。
* 加入癌症互助团体。这是一个能接触到与您面临相似问题人群的方法，在互助小组会中，您可以倾诉您的体验，倾听他人的感受。在这里，您可以了解到他人是如何应对癌症、治疗的副作用和饮食问题等。
* 充足的休息。确保每晚7～8小时的睡眠。白天花一些时间做静态活动，如读书或看电影。
* 不要强迫自己做超过自己能力的事。尽量将每天的任务简化，许多人在寻求或接受他人帮助后会感觉良好。
* 积极面对每一天。每天进行短途散步或轻度运动会感觉更好，并且可能提高您的食欲。

如果您感觉自己很难处理这些情绪，请咨询医生或护士以寻求药物治疗。

③ 癌症治疗副作用导致的饮食问题

癌症治疗的目的是杀伤癌细胞，但这种治疗同样会对正常细胞造成损伤。正常细胞损伤即出现了癌症治疗中的副作用，其中一些副作用会导致饮食问题。

　　并不是每个人都会出现这些问题，有些患者可能感觉不到任何异常。不良反应通常与接受的治疗类型、剂量及伴发疾病，如糖尿病、肾病或心脏病等相关。可以向医生、护士或营养师咨询相关的饮食问题，并询问哪些可能会影响到您。

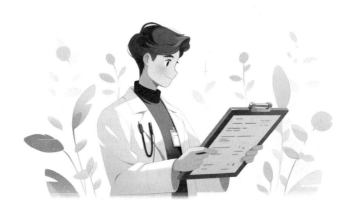

　　癌症治疗中常见的饮食问题：食欲减退、味觉或嗅觉改变、便秘、腹泻、口干、乳糖不耐症、恶心、口疮、咽喉痛及吞咽困难、呕吐、体重增加或减轻等。

　　您可能会因为对癌症和相应治疗有压力而出现食欲下降、恶心等症状，但治疗开始后，您会对治疗过程逐渐熟悉起来，这种反应通常会得到缓解。

④ 常见饮食问题的护理

　　（1）食欲减退。

　　1）什么是食欲减退？

　　食欲减退是指不思饮食或食欲不振。这种不适在癌症患者或癌症治疗期间很常见。可能只是1～2天的食欲减退，抑或是发生在整个癌症治疗期间。

　　2）为什么会出现这种不适？

　　目前导致食欲减退的原因不明。可能包括以下几点：癌症本身，疲劳，疼痛，药物，紧张、恐惧、抑郁或焦虑等情绪，癌症治疗导致的副作用，如恶心、呕吐以及味觉或嗅觉的改变。

　　3）解决方法。

❀ 当食物很难下咽时，可以喝一些流质或用冲调品代替。

❀ 将每日3餐减量并改为5～6餐。少食多餐对您会有帮助，并且不至于让您感觉太撑。

❀ 当您想吃东西的时候，身边最好备有零食。当您外出时可以备一些方便携带的零食，如花生酱饼干、坚果、麦片或果脯。

❀ 在您的食谱中添加额外的蛋白质和热量。

❀ 即使您不想吃任何东西，也要保证每天液体摄入的充足。

❀ 选择那些增加热量或其他营养物质的饮品，包括果汁、汤、牛奶或以大豆蛋白为主的饮品。

❀ 吃一些睡前小吃。可以为您提供额外的热量而不影响您对下一餐的食欲。

❀ 改变食物的形式。您可以用水果奶昔来替代水果。

❀ 吃一些软的、凉的或冰的食品，如酸奶、奶昔和冰淇淋等。

❀ 当您有时间或感觉良好的时候可以来一顿更丰盛的膳食。对于大多数人来讲，通常是休息一夜后的早晨。

❀ 在进餐同时减少饮料的摄入。如果您想多饮些水，最好在餐前或餐后半小时再喝。

❀ 其他处理方式：

• 咨询营养师。即便您并不想吃，他们也会为您提供摄取足够热量和蛋白质的方法。

• 试着来一顿轻松而愉悦的一餐。与您喜欢的人一起来一顿丰盛的饭菜。

• 锻炼。积极锻炼能改善您的食欲。

• 向护士或社会志愿者倾诉您的恐惧、忧虑等可能影响您食欲的情绪。他们会为您提供建议。

• 如果您觉得恶心、呕吐以及味觉或嗅觉改变，请告诉您的医生。医生会帮助您控制这些不适，这样能改善您的食欲。

　4）有助于缓解食欲减退的菜谱。

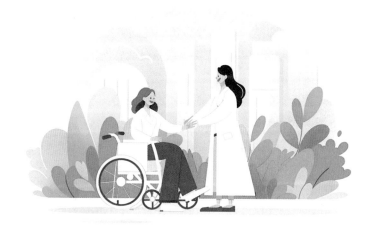

香蕉奶昔

配料：1根熟香蕉，香草提取物（几滴），1杯牛奶。

将所有配料放到搅拌器中，高速搅拌直至成为糊状。

量：1人份。1份：约2杯。

如果是全脂牛奶，每份热量1 000焦，蛋白质9克。

如果是2%低脂牛奶，每份热量950焦，蛋白质9克。

如果是脱脂牛奶，每份热量550焦，蛋白质8克。

（2）便秘。

1）什么是便秘？

当肠道运动减慢时会发生便秘，表现为排便次数减少、大便干燥和排便困难。您可能会出现排便疼痛、腹部胀气或感到恶心，也可能会出现嗳气、大量排气、胃绞痛或直肠压迫感。

2）为什么会出现这种不适？

导致这种不适的原因可以是化疗、癌症部位、止痛药及其他引起便秘的药物，当您饮水过少或摄入的食物中纤维较少时同样会出现便秘，一些患者在活动减少时也会出现便秘。

3）解决的方法。

❀ 多饮水。每天至少喝8杯水，每杯大约300 ml。

❀ 喝热饮。许多人发现，饮用温热饮品（如咖啡、茶和汤品）可以缓解便秘。您可以试着在每餐后喝一些热饮。

❀ 吃高纤维食物。包括全麦面包、谷物、果脯、干黄豆或干豌豆。某些特定癌症种类的患者不宜摄入太多纤维，因此在您的膳食中加入纤维时请先咨询您的医生。

❀ 在应用泻药、大便软化剂或其他治疗腹泻的药物前，请咨询您的医生。

❀ 其他处理方式：

- 咨询营养师。他们会向您推荐缓解便秘的食品。
- 记录每天的排便情况。把记录结果提交给您的医生或护士，并告知他们您平时的排便情况。
- 坚持每天锻炼。每天运动能预防和缓解便秘，与医生沟通，您适合哪种运动及相应的运动量。
- 如果两天没有排便，请告知您的医生或护士。医生会建议您增加膳食纤维摄入、应用泻药、大便软化剂或进行灌肠，不要擅自用药。

4）缓解便秘的菜谱。

苹果/西梅酱，1/3杯麦糠，1/3杯苹果酱，1/3捣碎的西梅酱。

将所有配料混合并储存在冰箱。

每天睡前吃1～2大勺果酱，并喝1杯水。

（注意：确保每次吃过果酱后都喝水，否则其缓解便秘的效果不明显。）

量：16份，每份：1大勺，每份热量：40焦。

（3）腹泻。

1）什么是腹泻？

腹泻即为人体频繁地排便，可能是软便、稀便或水样便。如果食物和液体通过肠道过快，机体则难以充分吸收其中的营养物质、维生素、矿物质和水，并会导致机体脱水。腹泻的发生有轻有重，时间有长有短。

2）为什么会出现这种不适？

化疗、生物治疗或腹部和盆腔的放疗均有可能导致患者腹泻，这些治疗方式在发挥作用的同时也会损伤您大肠与小肠的正常细胞。感染、抗生素、药物治疗便秘也可引起腹泻。

3）解决的方法。

❀ 多摄入液体成分，以补充因腹泻所丢失的部分。比如电解质水等运动
饮料。

❀ 在饮用碳酸饮料前将其中的气体排空。饮用碳酸饮料可能会让您觉得恶心
或更渴，如果饮料使你感到口渴或胃部不适，请额外添加水。

❀ 少吃多餐。将每日3餐改为一日5～6餐。

❀ 吃一些高盐高钾的食物或饮品。您出现腹泻时，机体会丢失电解质，而维
持电解质平衡对人体十分重要。肉汤中盐分丰富；香蕉、杏仁罐头、烤/

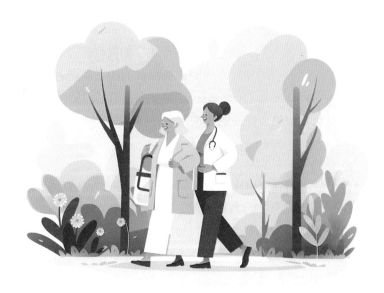

煮/番茄或番茄酱中钾含量较高。

❀ 吃低纤维素食物。食物中膳食纤维过多会加重腹泻。低纤维食物包括酸奶、白面包和白米饭等。

❀ 不要吃太凉和太热的食物和饮品，尽量保持在室温。

❀ 避免这些加重腹泻的食品和饮品。包括：

- 高膳食纤维食物，如全麦面包和意大利面。
- 饮料中含糖过高，如汽水和果汁饮料。
- 过冷或过热的饮品。
- 过油、过腻、过干的食物，如法式炸薯条和汉堡。
- 易产气的食品与饮品，包括炒干豆、生水果与蔬菜。
- 乳制品（低乳糖或无乳糖乳制品除外）。
- 啤酒、红酒等其他酒精类饮料。
- 辛辣食物，如胡椒、辣椒酱、洋葱辣酱及红辣椒。
- 包含咖啡因的食品与饮品，包括咖啡、茶、某些碳酸饮料及巧克力。
- 加入山梨醇或木糖醇的无糖食品。大部分是无糖口香糖和糖果，如果配料中有甜味剂，会在产品说明书中标明。
- 苹果汁，因为其中含山梨醇较高。

❀ 腹泻后12～14小时仅进食清流质。这能帮助肠道休息并补充丢失体液。

❀ 其他处理方式：

- 咨询营养师。他们能帮助您选择预防脱水的食物，营养师也能在您腹泻时告诉您哪些食品可以吃，哪些不宜吃。
- 每次如厕后应用湿巾轻柔地擦拭。如果您的肛门部位出现溃疡、出血或痔疮时，请告知您的医生或护士。
- 如果腹泻超过24小时，请通知您的医生。如果有腹痛或肠绞痛，也应同时告知医生。他会给您开出控制这些症状的药物。如果脱水或营养丢失过多，您可能还需要静脉补液，这意味着您将通过静脉输液来获取额外液体。在咨询医生、护士前，请勿自行随意用药。

（4）口干。

1）什么是口干？

当口腔中唾液的分泌量比平时少就会觉得口干，这时您会觉得说话、咀嚼以及吞咽食物困难。口干同样会引起味觉改变。

2）为什么会出现这种不适？

化疗和头颈部放疗可能会损伤唾液腺从而导致口干，免疫治疗及某些药物也可能会引起口干。

3）解决的方法。

❀ 时时刻刻都要喝点水，这可以湿润您的口腔，并有助于吞咽和谈话。许多患者都会随身带水杯。

❀ 吃一些比较酸或甜的食物和饮品（如柠檬）能帮助您产生唾液。但如果出现口疮，请勿吃太酸或太甜的食品或饮品，否则可能会加重溃疡。

❀ 咀嚼口香糖或口含硬糖、棒冰或冰块等，这些可以促进唾液分泌，湿润口腔。可选择无糖口香糖或糖果以防糖分过多诱发蛀牙。如果您出现腹泻，在应用无糖产品前请咨询您的营养师，有些甜味剂会加重腹泻。

❀ 吃一些容易吞咽的食物，如熟的食物泥或浓汤。

❀ 用酱汁、肉汁或沙拉酱拌着吃，可以让食物更容易下咽。

❀ 不要喝啤酒、红酒及其他酒精类饮料，酒精类饮料会让口腔变得更干。

❀ 不要吃损伤口腔的食物，包括太辣、太酸、太咸、太硬或太干的食品。

❀ 其他处理方式：

- 咨询营养师。在您口干难以咀嚼的情况下，他们会与您讨论如何改善吃饭方式。

- 用唇膏保持嘴唇湿润。

- 晚上睡眠时使用加湿器。

- 每1～2小时漱口1次。一杯温水中加入1/4汤匙小苏打和1/8汤匙盐，漱口后再用清水漱口1次。

- 不要用含酒精的漱口水，酒精会加重口干。

- 不要吸食烟草产品，远离二手烟。烟草产生的烟雾会损伤口腔和咽喉部黏膜。

- 咨询医生或牙医。可以了解一下人工唾液或其他保护、覆盖、湿润您口腔和咽喉部的产品，这些对严重口干有保护作用。

（5）乳糖不耐受。

1）什么是乳糖不耐受？

当机体不能消化吸收乳糖时，就会发生乳糖不耐受。乳糖富含于乳制品中，如奶酪、冰淇淋和布丁等。乳糖不耐受的表现可轻可重，包括胀气、腹绞痛和腹泻。这些症状可以持续到治疗后数周甚至数月，有时，乳糖不耐受甚至可能伴随终生。

2）为什么会出现这种不适？

腹部和盆腔放疗或其他影响消化系统的治疗，如手术或抗生素，均可导致乳糖不耐受。

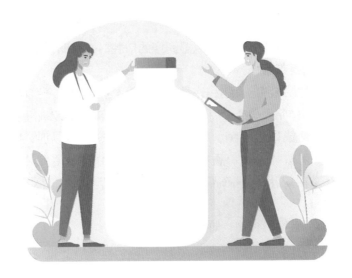

3）解决的方法。

❀ 为自己准备低乳糖或无乳糖食品。

❀ 可以尝试一下大豆或大米制品（如豆浆、米浆或由其制成的冰淇淋），这些食品不含乳糖。但某些特定癌症患者不能吃豆制品，因此在饮食中加豆制品前请咨询一下您的营养师。

❀ 选择低乳糖或无乳糖的乳制品。硬奶酪（如切达干酪）、酸奶都很少引起乳糖不耐受。

❀ 其他处理方式：
- 咨询营养师。他们会帮助您选择低乳糖食物。
- 咨询医生。他们会帮助您选择治疗乳糖不耐受的药物，包括乳糖酶片等。乳糖酶能够降解乳糖。

4）缓解乳糖不耐受的菜谱。

无乳糖双份巧克力布丁

2块烹调用巧克力（每块30克），1杯非乳制品奶油、大米、大豆或无乳糖牛奶，1汤匙玉米淀粉，1/4杯砂糖，1茶匙香草提取物。

在小平底锅中融化巧克力，在另一个汤锅中加入玉米淀粉和糖，在汤锅中加水，搅拌至玉米淀粉溶解，加入剩下的水，中火加热至水变温。

混入巧克力酱，直至汤汁变黏稠并沸腾，关火，加入香草提取物并冷却。

量：2份，每份：3/4杯，每份热量：1 430焦，每份蛋白质：6克。

（6）恶心。

1）什么是恶心？

当想呕吐或胃部不适时就会出现恶心，恶心后可能会出现呕吐，但也可不出现。恶心会导致您不能补充机体所需的食物和营养。通常情况下，在治疗结束后，恶心的症状就会逐渐消失，如果没有缓解或者消失，请联系您的医生。

2）为什么会出现这种不适？

手术、化疗、生物治疗以及腹部、小肠、结肠或头部的放疗均可能导致恶心，特定类型的癌症或其他疾病也可导致恶心。

3）解决的方法。

❀ 吃一些易消化的食物。如香蕉、米饭、苹果酱和吐司，以及酸奶或高汤，也可以吃一些柠檬、橙子或其他酸味食品。

❀ 将每日3餐改为每日5～6餐。许多患者发现少食多餐对缓解恶心有效。

❀ 不要不吃饭。即使您不觉得饥饿，您也应该按时进餐。对于许多人来说，空腹更容易加重恶心。

❀ 选择吸引您的食物，不要强迫自己吃那些令自己感觉恶心的食物。

❀ 就餐时仅可食用少许饮料。许多人在边吃饭边喝水时会感觉过饱或胀气。

❀ 时时刻刻都要补充水分。饮水时速度要缓慢，可以用吸管喝水，或者用水杯饮水。

❀ 不要吃太热或太凉的食物。在您吃东西或喝饮料前，应尽量让过热的餐饮或过凉的餐饮恢复到室温。

❀ 如果您清晨觉得恶心，可在起床前吃一些面包或饼干，除非您需要空腹服药。

❀ 计划出最适合进餐的时间。一些患者在治疗前吃一顿便餐或点心会觉得舒服很多，而某些患者治疗时空腹会觉得舒服（治疗前2～3小时不吃不喝）。

❀ 如果您的止吐药不起作用，请告知医生或护士。

❀ 其他处理方式：

- 向医生了解止吐药物。如果药物无效，请告知医生或护士。如果一种药物不起作用，医生可能会给您改用另一种。您需要在每次治疗前1小时给药并持续到治疗后数天。抗癌治疗方式以及您对药物的反应，决定了您用药时间的长短。针灸治疗可能也会有帮助，如果您想尝试，请与您的医生或护士沟通。

- 当您恶心时，可以向营养师咨询摄入足够食物的方法。

- 抗癌症治疗前请放松身心。深呼吸、冥想能让您觉得更舒服，许多患者在做静态运动时能感觉放松，如阅读或听音乐。

- 记录每次恶心的时间及原因。请医生、护士或营养师为您提供改变饮食的方案。

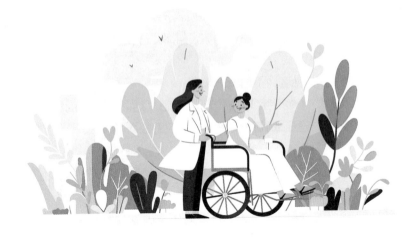

- 避免接触气味浓重的食物和饮品。
- 如果您感觉居住的环境闷热，请及时开窗或用排风扇通风。

（7）口疮。

1）什么是口疮?

化疗、生物治疗以及头颈部放疗均有可能导致口疮（即口腔中小的裂口或溃疡）和牙龈肿痛。牙齿问题及口腔感染，如鹅口疮，同样会导致口疮。

2）为什么会出现这种不适?

抗癌治疗杀伤口腔表层及唇部的快速生长细胞，治疗结束后口腔和牙龈的感觉会有所改善。

3）饮食管理的方法。

❀ 选择容易咀嚼的食物。某些食物会损伤口腔黏膜导致口疮，使得食物难以咀嚼吞咽。选择柔软的食物，如奶昔、煎蛋、奶油蛋羹。

❀ 将食物烹调至柔软嫩滑。使用酱汁、汤和酸奶来软化食物。

❀ 将食物切成小块。您可以用搅拌器或食物料理机将食物打成泥。

❀ 用吸管喝水，可以避免液体刺激口腔创面。

❀ 用非常小的勺子（如婴儿匙）进食，有利于咀嚼。

❀ 吃凉一点或室温的食物，食物太烫会让口腔创口更痛。

❀ 吮吸冰块，冰块可以缓解和减轻口腔的疼痛。

❀ 当出现口疮时应避免吃这些食物：
- 柑橘类水果和果汁，如橘子、柠檬和柠檬水。
- 辛辣食品，如辣椒酱、咖喱饭、洋葱辣酱及红辣椒。
- 番茄和番茄酱。
- 过咸的食物。

- 生蔬菜。
- 坚硬的和松脆的食物，如燕麦卷、饼干、土豆及玉米片。
- 含有酒精的饮料。

  如果出现了口疮，请远离烟草类产品和酒精类饮料。
❀ 其他处理方式：
- 咨询营养师，他们能在您出现口疮时帮您选择食物。
- 生物治疗、化疗或头颈部放疗前至少2周去咨询牙医。在治疗开始前，确保每颗牙齿都状态良好。如有不适，告知医生或护士，请口腔医生检查一下是最保险的，并告诉口腔医生您是癌症患者以及接受的治疗类型。
- 每天漱口3～4次。用含1/4茶匙小苏打和1/8茶匙盐的温水漱口，之后再用清水漱口。

  不要使用以下可能损伤口腔的物品，如：
- 含酒精的漱口液。
- 牙签或其他锐利的物品
- 香烟、雪茄或其他烟草类产品。
- 啤酒、红酒、白酒等酒精类饮料。

  4）缓解口疮的菜谱。

  水果奶油

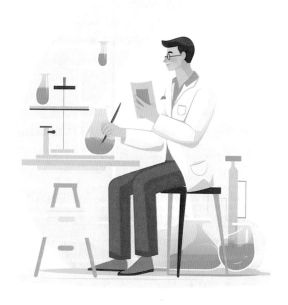

1杯全脂牛奶，1杯香草冰淇淋或冻酸奶，1杯含较多果汁和糖浆的水果罐头（桃子、杏、梨），用于提味的杏仁或香草提取物。

将这些配料放置在搅拌器中搅拌，食用前冷冻保存。

量：2人份，每份：1杯半。

用冰淇淋制作的每份热量1260焦；蛋白质含量7克。

用酸奶制作的每份热量1120焦；蛋白质含量9克。

（8）咽痛及吞咽困难（食管炎）。

1）什么是咽痛及吞咽困难？

化疗或头颈部放疗会损伤咽喉部黏膜，导致发炎和溃疡，这种情况有时也被称为食管炎。您可能会感觉到咽部异物感或胸部烧灼感，还可能会出现吞咽困难，这些问题都会导致进食困难并引起体重下降。

2）为什么会出现这种不适？

头颈部放疗以及某些类型的化疗药物会损伤机体内快速生长的健康细胞，如咽喉部黏膜细胞。出现咽痛、吞咽困难及其他咽部问题的风险取决于您接受的放疗剂量，是否接受同步的放疗和化疗，抗癌治疗期间是否接触烟、酒。

3）解决的方法。

❀ 将每日3餐减量并改为每日5～6餐，您会发现少吃多餐更容易。

❀ 选择容易吞咽的食物。有些食物难以咀嚼和吞咽，可以选择一些松软的食物，如奶昔、煎蛋和烹调过的谷物。

❀ 选择高蛋白质、高热量的食物与饮品。

❀ 将食物烹调至酥软嫩滑。

❀ 将食物切成小块。您可以用搅拌器或食物料理机将食物打成泥。

❀ 用肉汁、酱汁、肉汤或酸奶浸渍软化食物。

❀ 用吸管喝水，这样更容易吞咽。

❀ 不要摄入那些可能损伤或擦伤您咽部的食物。

❀ 如果您出现以下不适，请告知您的医生或护士：出现吞咽困难，感到窒息，吃饭或喝水时呛咳。

❀ 其他处理方式：

● 咨询营养师，他们能够帮助您选择容易吞咽的食物。

● 吃饭或喝水时坐直，头部微微向前弯曲，饮食后至少端坐或站立30分钟。

● 不要接触烟草类产品，包括香烟、旱烟、雪茄和咀嚼类烟草。所有烟草都会加重您的咽喉问题。

● 必要时接受鼻饲。很多情况下，在摄入不足时您不能维持健康的体魄，因此鼻饲是一个很好的选择。如果您将接受鼻饲，您的医生和营养师会给您一些关于吞咽动作的练习指导，请务必按指导进行练习，以保持您吞咽相关肌肉的健康。

- 与医生或护士沟通。如果您出现吞咽困难、感到窒息、饮食时出现呛咳及其他应注意的咽部问题，请告知您的医生或护士。如果出现疼痛或体重减轻，您同样需要注意。您的医生可能会给您开出缓解这些症状的药物，包括抗酸、保护黏膜及控制疼痛的药物。

（9）味觉或嗅觉改变。

1）什么是味觉或嗅觉改变？

食物索然无味或吃某些东西（如肉食）味同嚼蜡，吃某些食物时也可能会有发苦或金属味道。有时，您的嗅觉也会改变，食品的味道并不像以前一样香。

2）为什么会出现这种不适？

牙科问题、抗癌治疗、精神因素及癌症本身均会导致您味觉或嗅觉的改变。尽管目前尚无方法预防这一问题的发生，但抗癌治疗结束后这种现象会好转。

3）解决的方法。

❀ 选择气味和口味好的食物。尽量不选那些不吸引您的食物，举个例子，如果您觉得牛肉闻着或尝着味道异常，那么试着换成鸡肉或鸭肉。

❀ 腌制食品。将鱼、鸡或肉腌制一下可以改善其口味。

❀ 吃一些酸味食物或饮料，包括橘子和柠檬，酸柠檬奶油口味好而且还能增加额外的蛋白质和热量。但在出现口疮和咽喉痛时不要吃酸的食物。

❀ 把吃的东西弄得甜一点。如果吃的东西有点咸、苦或酸，可以加些糖或甜味素，甜一点可以改善其口味。

❀ 在您的食物中加些佐料。可以在蔬菜中加一些培根、洋葱，或用一些香草如罗勒、牛至或迷迭香等，在肉或鸡中可以加些烧烤酱料。

❀ 避免那些让您觉得不适或有异味的食物和饮料。

❀ 其他处理方式：

- 咨询营养师，他们会为您提供处理味觉和嗅觉改变的其他意见。
- 用塑料餐叉和勺子用餐。如果您觉得口中有金属味，改用塑料的餐叉和勺子可能能够缓解这种不适，用筷子进餐也是很好的。同样可以尝试用玻璃制的锅碗代替金属制品。
- 保持口腔清洁。用牙刷或牙线保持口腔清洁，您会觉得食物更可口。
- 使用特殊的漱口水，向医生或牙医咨询漱口水等口腔护理的其他方法。
  与医生护士沟通，向他们倾诉味觉和嗅觉改变是如何影响您食欲的。

（10）呕吐。

1）什么是呕吐?

呕吐即吐出胃内容物。

2）为什么会出现这种不适?

呕吐通常发生在恶心之后，可能由癌症治疗、食物异味、运动、胃部不适或肠胀气引起。某些人在让他们想起癌症的特殊场所会发生呕吐，如医院。与恶心相似，呕吐可以发生在癌症治疗时，也可以在其后的1～2天。空腹时，如果您出现呕吐反应，会表现为干呕。

免疫治疗，某些类型的化疗，腹部、小肠、结肠及头部放疗可能会导致恶心、呕吐或二者兼而有之。通常情况下，发生这种情况是由于消化道的正常细胞在治疗时受到了损伤。

3）解决的方法。

❋ 呕吐期间不要吃、喝任何东西，直至呕吐结束。

❋ 呕吐结束后，喝少量清流质（如清水或肉汤），开始时要缓慢小口地抿。

❋ 在饮用清流质后没有再出现呕吐，可以试着开始全流质饮食或吃一些便于消化的食物。在您觉得好转之后可以逐步添加固体食物。

❋ 将每日3餐减量并改为每日5～6餐。开始进食后，从小量开始更容易。开始时不要吃您最喜欢的食物，这可能导致您开始嫌弃它们。

❋ 其他处理方式：

• 咨询营养师，他们能在您呕吐停止后，为您选择合适的食物。

• 请医生为您开预防或控制呕吐的药物。如果这些药物无效，请告知医生或护士，医生会为您选择其他类药物。您可能在治疗前1小时到治疗后数天都需要服药，您接受的癌症治疗类型及您对治疗的反应影响着您服药时间的长短。如果您想接受针灸治疗，请告知医生或护士。

• 预防恶心是预防呕吐的方式之一。

• 必要时补液。如果出现剧烈呕吐或呕吐持续超过2天，可能会导致脱水（当机体内水分不足时就会出现脱水）。如果出现这种情况，请及时与医生沟通。

（11）体重增加。

1）什么是体重增加?

即身体重量的增加。许多癌症患者都认为自己的体重会下降，当发现自己体重增加时都会惊讶，有时还会不安。

2）为什么会出现这种情况?

患有某些特定类型癌症者容易发生体重增加。

内分泌治疗、某些类型的化疗和药物，如类固醇激素，可导致体重增加。这些治疗同样会引起水潴留，使您感觉发胖、体重增加。

有些治疗会增加您的食欲，您会感觉饥饿并吃得更多。当您摄入的热量超过身体所需时，体重就会增加。

癌症及抗癌治疗会导致乏力、日常习惯的改变，这都会导致活动减少，活动减少后会出现体重增加。

3）解决的方法。

❀ 多吃蔬菜水果。瓜果蔬菜中富含纤维且热量很低，在不增加热量摄入的前提下让您有饱腹感。

❀ 吃富含膳食纤维的食物，如全麦面包、谷物、意大利面等。某些类型的癌症患者不能摄入太多膳食纤维，因此在添加膳食纤维前，请与您的医生沟通。

❀ 应选择瘦肉，如牛瘦肉、猪里脊、不带皮的家禽肉等。

❀ 选择植物性蛋白质，如豆类、坚果和豆制品。

❀ 选择低脂乳制品，如低脂或脱脂酸奶、牛奶。

❀ 减少脂肪摄入，仅摄入少量黄油、蛋黄酱、甜食、油炸食品和高热量食物。

❀ 用低脂方式烹调食物，如烘、烤、焙或蒸。

❀ 少吃盐。这可以减少体液潴留导致的体重增加，减少水的滞留。

❀ 其他处理方式：

　• 咨询营养师。如果您的体重增加是因为水钠潴留，营养师同样会为您选

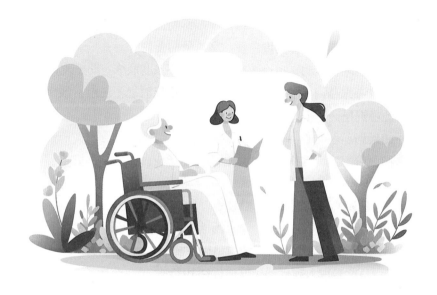

择健康食物，并且让您喜爱的食物搭配更健康。

- 记录饮食日记。追踪您的饮食记录可以帮助您识别导致您发胖的原因。
- 每天坚持锻炼。锻炼不仅能帮助你燃烧脂肪，也能让身心感觉更舒畅。可以向医生或护士咨询，抗癌治疗期间您需要的运动量。
- 在您想减肥前，请咨询医生。他们会查出您体重增加的原因，如果是水钠潴留导致的，通常会开利尿剂。

（12）体重减轻。

1）什么是体重减轻？

即体重下降。

2）为什么会出现这种情况？

癌症本身、抗癌治疗的副作用，如恶心、呕吐等均会导致体重减轻，紧张和忧虑同样会导致体重减轻。许多癌症患者在抗癌治疗期间都会出现体重减轻。

3）解决的方法。

❀ 按时吃饭，而不是感到饿了再吃。

❀ 将每日3餐改为每日5～6餐，您会发现少吃多餐更容易。

❀ 吃高蛋白质、高热量的食物，您也可以在其他食物中添加蛋白质和热量。

❀ 如果您不想吃固体食物，可以选择喝奶昔、冰沙、果汁或汤，这些食物也能为机体提供所需的蛋白质、维生素及热量。

❀ 烹调用蛋白质强化牛奶。您可以在烹调通心粉、奶酪、布丁、奶油沙司、土豆泥、可可、汤或者烤饼时添加蛋白粉（而不是普通牛奶）。

❀ 其他处理方式：

- 咨询营养师，他们会给您提供一些维持或恢复体重的建议。包括根据您的就餐喜好，选择高蛋白质、高热量的食物。
- 尽可能地多运动。短途散步或做其他低强度锻炼有助于改善您的食欲。
- 可以考虑鼻饲。很多情况下，在摄入不足时您不能维持健康的体魄，因此鼻饲是一个很好的选择。
- 如果您出现恶心、呕吐、味觉嗅觉改变等饮食问题时，请告知医生，他们会帮您控制这些症状，让您感觉更好些。

4）缓解体重减轻的菜谱。

高蛋白质奶昔

1/3匙奶粉或1匙蛋白粉，2大汤匙奶油果酱、巧克力果酱或您喜欢的水果酱或糖浆，半杯冰淇淋，半勺香草提取物。

将所有配料放入搅拌器，低速搅拌10秒钟。

量：1份，每份：约一杯半。

每份所含热量：2 500焦（奶粉），2 000焦（蛋白粉）

每份所含蛋白质：22克（奶粉），28克（蛋白粉）

抗癌治疗结束后：

（1）抗癌治疗结束后，许多饮食问题都会消失。

癌症治疗结束后，您的许多饮食问题都会好转。但也有些饮食问题，如体重减轻、味觉嗅觉改变等，可能会比抗癌治疗的疗程更长。如果您曾经接受过头颈部的放疗或经历过手术切除部分胃或肠道，那饮食问题甚至可能会持续终生。

（2）恢复健康饮食。

健康饮食虽然无法阻止癌症复发，但能让您恢复体力、重塑身体并且改善您治疗后的感受。下面是抗癌治疗后改善饮食的一些方式：

准备简单易行且您喜欢的饮食。

选择各种各样的食物，单一食物不足以满足机体对所有维生素和营养物质的需求。

吃全麦面包、燕麦、糙米或其他全谷类食物。它们富含您所需的复合碳水化合物、维生素、微量元素和纤维素。

在饮食中添加豆类、豌豆、小扁豆等，并经常摄入豆类。

对脂肪、盐、糖、酒精、烟草或腌制类食物应节制。

每周食用的红肉应限制在三份以内，并用低脂方式烹调食物，如烘、烤、煮或蒸。

（3）咨询营养师。

即便当抗癌治疗结束后，咨询营养师也是有益的。营养师能帮助您尽快恢复健康饮食，或与您讨论如何处理持续存在的饮食问题。

5 癌症患者食谱列表

（1）清流质。

如果您出现食欲减退、便秘、腹泻或呕吐，列表中的饮品会对您有所帮助。

种　类	饮　品
汤	肉菜清汤 高汤 清炖肉汤

种　类	饮　　品
饮　料	透明果汁（如苹果、葡萄） 透明苏打水 加味水 水果味饮料 混合型果汁 运动饮料 水 无咖啡因淡茶
甜点和小吃	无渣水果冰或牛奶 硬糖蜂蜜 果冻 棒冰
膳食替代品与补充剂	透明的营养补充剂（如早餐方便果汁等）

（2）全流质饮食。

如果您出现食欲减退、呕吐或体重减轻，列表中的饮品会对您有所帮助。

种　类	食　物　与　饮　品
谷　物	精制热麦片（如麦乳、米浆、速食麦片和粗碾谷粉）
汤	法式牛肉清汤 肉汤 滤渣或搅匀的汤
饮　品	碳酸饮料 咖啡 水果饮料 混合型果汁 牛奶 奶昔 冰沙 运动饮料 茶 番茄汁 蔬菜汁 水

种 类	食 物 与 饮 品
甜点和小吃	蛋奶甜羹 冰冻酸奶 冲调果泥 蜂蜜 无坚果或饼干屑的冰淇淋 冰牛奶 果冻 布丁 冰冻果子露 雪芭 糖浆 酸奶
膳食替代品与补充剂	速食早餐饮料 液体膳食替代品 透明的营养补充剂

（3）容易消化的食物与饮品。

如果您觉得恶心或呕吐的症状有所好转，列表中的饮品会对您有所帮助。

种 类	食 物 与 饮 品
汤	高汤（如鸡汤、蔬菜或牛肉） 除了容易引起产气食物以外的其他食品（可进行过滤或打成泥），容易产气的食物包括干豆、豌豆、西兰花或卷心菜
饮 料	无气的饮料 葡萄汁 混合型果汁 牛奶 运动饮料 茶 蔬菜汁 水
主食与其他食物	牛油果 牛肉（嫩） 硬奶酪（如美式的中型） 软、半软奶酪（如白奶酪或奶油干酪） 鸡肉或火鸡（去皮烤）

种　类	食　物　与　饮　品
主食与其他食物	鸡蛋 鱼（清蒸或烤） 面条 意大利面（原味） 花生酱、花生奶油（或其他坚果酱） 去皮土豆（蒸或烤） 椒盐脆饼干 精制冷麦片（如玉米片、爆米花等） 精制热麦片（如麦乳） 苏打饼干 玉米粉圆饼（精面粉） 蔬菜（软烂） 白面包 白米饭 白吐司
甜点和小吃	蛋糕 香蕉 罐装水果，如苹果酱、桃、梨 蛋奶甜羹 冰冻酸奶 冰淇淋 冰牛奶 柠檬糖 棒冰 布丁 冰冻果子露 雪芭 酸奶
膳食替代品与补充剂	速食早餐饮料 液体膳食替代品 透明的营养补充剂（早餐方便果汁）

（4）低纤维食物。

如果您出现腹泻，列表中的饮品会对您有所帮助。

种　类	食　物　与　饮　品
主食与其他食物	鸡肉或火鸡（去皮烘或烤） 精制熟谷物（如米浆、速食麦片和粗碾谷粉） 鸡蛋 鱼 面条

种 类	食 物 与 饮 品
主食与其他食物	去皮土豆（蒸或烤） 白面包 白米饭
水果和蔬菜	胡萝卜（烹调后） 罐装水果（如梨、桃子或苹果酱） 果汁 蘑菇 豆浆（烹调后） 蔬菜汁
小 吃	动物饼干 蛋奶甜羹姜脆饼干 全麦酥饼干 苏打饼干 冰冻果子露 雪芭 香草威化饼 酸奶

（5）高膳食纤维食物。

如果您出现便秘或体重增加，列表中的饮品会对您有所帮助。

种 类	食 物 与 饮 品
主食与其他食物	麸皮松饼 麸或全麦面包 炒干豆或豌豆罐头及其他豆类（如小扁豆、花豆、黑豆、红豆或蚕豆） 花生酱（或其他坚果酱） 蔬菜什豆汤（如小扁豆、豆瓣） 全谷麦片（如燕麦或小麦片） 全麦面包 全麦意大利面
水果和蔬菜	苹果 浆果类（如蓝莓、黑莓、草莓） 西兰花 白菜 卷心菜 玉米

种　类	食　物　与　饮　品
水果和蔬菜	果脯（如杏、枣、西梅或葡萄干） 绿叶蔬菜（如菠菜、生菜、羽衣甘蓝） 豌豆 带皮土豆 菠菜 红薯 山药
小　吃	麸皮小吃 麦片 坚果 爆米花 瓜子（如葵花子或南瓜子） 什锦杂果

（6）易咀嚼和吞咽的食物与饮品。

如果您出现口干、口疮、咽痛或吞咽困难，列表中的饮品会对您有所帮助。

种　类	食　物　与　饮　品
主食与其他食物	婴儿食品 砂锅炖品 鸡肉沙拉 精制熟谷物（如米浆、速食麦片和粗碾谷粉） 松软奶酪 鸡蛋（蒸蛋或炒蛋） 鸡蛋沙拉 通心粉与干酪 土豆泥 花生酱、花生奶油 蓉状熟食 汤 烩菜 金枪鱼沙拉 蛋奶甜羹
甜点和小吃	果馅饼 水果（蓉状或婴儿食品） 冰淇淋 奶昔 布丁

种 类	食 物 与 饮 品
甜点和小吃	冰冻果子露 冰沙 软水果（如香蕉） 酸奶
膳食替代品与补充剂	速食早餐饮料 液体膳食替代品 透明的营养补充剂

（7）简单的零食。

如果您出现食欲减退，列表中的饮品会对您有所帮助。

种 类	食 物 与 饮 品
饮 品	巧克力牛奶 速食早餐饮品 果汁 牛奶 奶昔
主食与其他食物	面包 谷物 硬或半软干酪

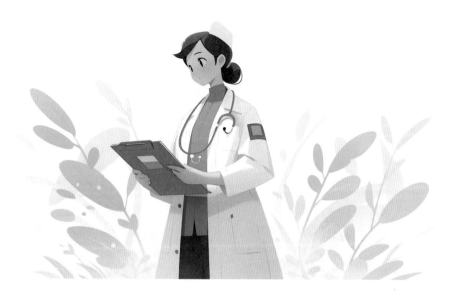

种　类	食　物　与　饮　品
主食与其他食物	饼干 浓汤 水煮蛋、炒蛋 小松饼 坚果 花生酱（其他类坚果酱） 面包和鹰嘴豆泥 比萨 三明治
水果与蔬菜	苹果酱 新鲜或罐装水果 蔬菜（生的或熟的）
甜点与小吃	全麦、水果、坚果、小麦、胚芽制成的饼干、蛋糕或麦片 蛋奶甜羹 用奶酪、豆子或酸奶油制成的沙司 冰冻酸奶 麦片 燕麦卷 冰淇淋 坚果 爆米花 布丁 冰冻果子露 酸奶

（8）添加蛋白质的方法。

如果您出现食欲减退、咽痛、吞咽困难或体重减轻，列表中的饮品会对您有所帮助。

种　类	食　用　方　法
硬质或半软奶酪	融化后： 三明治 面包 松饼

种　　类	食　用　方　法
硬质或半软奶酪	玉米粉圆饼 汉堡 热狗 肉和鱼 蔬菜 鸡蛋 甜点 炖制水果 磨碎撒至： 汤 酱 砂锅炖品 蔬菜果盘 土豆泥 米饭 面条 烘肉卷
松软奶酪/ 意大利乳清奶酪	与各种水果蔬菜混合 加至： 砂锅炖品 意大利面 面条 蛋类（如煎蛋饼、酿鸡蛋或蛋奶酥）
牛　奶	用牛奶替代水，饮用或烹调用 用在热谷物、汤、可可或布丁中
脱脂速溶奶粉	加至牛奶或牛奶饮品中（如消毒蛋奶酒和奶昔） 用于： 砂锅炖品 烘肉卷 面包 小松饼 酱 浓汤 土豆泥 通心粉和奶酪 布丁 蛋奶甜羹 其他乳制甜品
膳食替代品、 补充剂及蛋白粉	在牛奶饮品和甜点中加入速食早餐粉 与冰淇淋、牛奶和喜爱的水果混在一起制成高蛋白奶昔

种　类	食　用　方　法
冰淇淋、酸奶和 冰冻酸奶	加至： 碳酸饮料中 牛奶饮品（如奶昔） 谷物 水果派 与软的或烹调过的水果混合 把面包片、小饼干、全麦饼干与冰淇淋或冰冻酸奶制成三明治 将早餐饮品与水果混合
鸡　蛋	将煮熟的鸡蛋切碎加入沙拉、蔬菜、砂锅炖品和奶油肉馅中 做一份含鸡蛋、牛奶、汤的多脂蛋奶甜羹 将煮熟的蛋黄加入酿鸡蛋和三明治中 将鸡蛋打入土豆泥、蔬菜泥或酱中（加入鸡蛋后应将这些食物烹熟，因为生鸡蛋中含有有害细菌） 可以将鸡蛋或蛋白加入： 蛋奶甜羹 布丁 乳蛋饼 炒蛋 煎蛋饼 薄烤饼或法国吐司糊
坚果、种子和麦芽	加至： 砂锅炖品 面包 小松饼 薄烤饼 小饼干 威化饼 撒至： 水果 谷物 冰淇淋 酸奶 蔬菜 沙拉 吐司 代替面包屑撒到菜肴中 与香芹、菠菜或香草同奶油制成面条、意大利面或素什锦的酱料 与香蕉一起混到切碎的坚果中

种　类	食 用 方 法
花生酱和其他坚果酱	*涂在：* 三明治 吐司 小松饼 饼干 威化饼 薄烤饼 水果片 可以用蔬菜蘸酱 与牛奶或其他饮品混合 与冰淇淋或酸奶混合
肉、家禽和鱼	*可以将切好、弄熟的肉或鱼加至：* 蔬菜 沙拉 砂锅炖品 汤 酱 饼干面团 煎蛋饼 蛋奶酥 乳蛋饼 三明治馅 鸡或火鸡的填料 包在派的皮中或饼干面团的里层 或塞入烤土豆中
豆类、豆荚和豆腐	加入砂锅炖品、意大利面、汤、沙拉和谷物中 将弄熟的豆子捣碎，与奶酪和牛奶混合

（9）增加热量的方法。

如果您出现食欲减退、咽痛、吞咽困难或体重减轻，列表中的饮品会对您有所帮助。

种　类	食 用 方 法
牛　奶	用全脂牛奶替代低脂牛奶 添加到热或冷谷物中 在烹调鸡肉或鱼肉时可以加入牛奶 可以与汉堡、烧肉丸或炸肉丸混在一起 用牛奶制作热巧克力

种　类	食　用　方　法
奶　酪	可以撒在砂锅炖品、西红柿和蔬菜上面 加到煎蛋卷中 加到三明治中
麦　片	用于饼干、小松饼和面包糊中 *撒在：* 蔬菜 酸奶 冰淇淋 布丁 蛋奶甜羹 水果 与水果制成夹心蛋糕 与果脯、坚果制成小吃 替代布丁中的面包或大米
果脯（葡萄干、西梅、杏、枣、无花果）	将它们置于温水中，作为早餐、甜点或零食 *加入：* 小松饼 小饼干 面包 蛋糕 大米 谷物 布丁 食物填料 烹制的蔬菜（如胡萝卜、红薯、山药、橡子或南瓜） 加入派和派皮中 与浆果和麦片制成零食
鸡　蛋	将煮熟的鸡蛋切碎加入沙拉、蔬菜、砂锅炖品和奶油肉馅中 做一份含鸡蛋、牛奶、汤的多脂蛋奶甜羹 将煮熟的蛋黄加入酿鸡蛋和三明治中 将鸡蛋打入土豆泥、蔬菜泥或酱中（加入鸡蛋后应将这些食物烹熟，因为生鸡蛋中含有有害细菌） *可以将鸡蛋或蛋白加入：* 蛋奶甜羹 布丁 乳蛋饼 炒蛋 煎蛋饼 薄烤饼或法国吐司糊

二、应避免的不良习惯

（一）减少酒精摄入

减少甚至是避免酒精的摄入是保持健康生活方式非常重要的一部分。

过度摄入酒精会降低您的体力状态（损害身体健康），还会导致您的行为改变，给人际关系和工作带来相应的问题。此外，过量的酒精摄入还会增加肝硬化和神经系统疾病的患病风险。

研究表明，摄入酒精会增加一系列癌症的发病风险，例如口腔癌、喉癌、食管癌、肝癌、乳腺癌和结肠癌等。

（二）戒烟

吸烟会直接增加很多癌症的发病风险，如肺癌、喉癌、口腔癌、食管癌、膀胱癌和胰腺癌等。此外，吸烟还会增加心脏病、高血压、肺部疾病（慢性阻塞性肺疾病）、性功能障碍等疾病的发病风险。

烟草中含有尼古丁，这是一种高度成瘾性的物质，让人们很难戒断。

最有效的戒烟方式就是行为治疗和药物治疗联合（药物如尼古丁或口香糖）。换句话说，即专业帮助和尼古丁替代品的结合。

患者的吸烟史应该被记录在个人病史中。

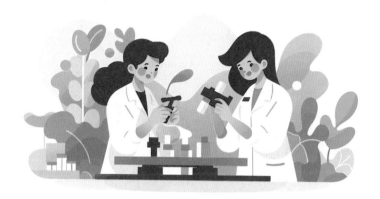

戒烟的益处

癌症患者戒烟对生理和心理均有益处，包括：活得更长；获得治疗成功的可能性更大；更少的肿瘤治疗（包括手术、化疗和放疗）相关严重不良反应；从肿瘤治疗不良反应中更快地恢复；发生继发性癌症的风险更小；感染的风险更低；呼吸更畅通；更加充沛的精力；更好的生活质量。

确诊癌症后继续吸烟会导致下列风险：生存期更短；获得治疗成功的可能性降低；导致更多的术后并发症，例如伤口愈合缓慢、感染、瘢痕形成和更长的住院时间；导致更多的化疗不良反应，例如感染、乏力、心肺相关问题和体重减轻；导致放疗不良反应增加，例如口干、口腔溃疡、味觉丧失和治疗后瘢痕形成。这将影响患者的呼吸、肠道和泌尿道功能以及皮肤的外观；增加癌症治疗后复发的风险；增加其他严重疾病的发生风险，例如心脏疾病、肺部疾病和继发肿瘤等；更差的生活质量。

和医生探讨您使用烟草的情况

为什么很多癌症患者不愿意与医护团队讨论他们的吸烟情况？可能的原因是：患者担心医生或者家人批评或责怪他们；担心可能会因此在抗癌治疗中接受更少的支持；认为由于伤害已经发生，确诊癌症后戒烟没有意义；认为他们需要通过烟草来缓解患病的压力；之前已经尝试戒烟但失败。

您可能会有以上这些感受，然而在任何时候戒烟都可以改善您的健康，即使是在确诊癌症之后，了解这一点非常重要。医护团队也希望帮助您达到戒烟这个目标。

许多人认为吸烟是一种生活方式，其实不是。它具有成瘾性，无论您使用多少烟草，即使您想戒烟，您的烟瘾都会让您很难戒掉。

为了让自己成功戒烟，您需要和医生开诚布公地谈论您的烟草使用情况。医生需要知道您使用了多少尼古丁，从而寻找正确的治疗方法来帮助您戒烟。让医生了解您的配偶、家人或亲密朋友是否也使用烟草同样很重要。

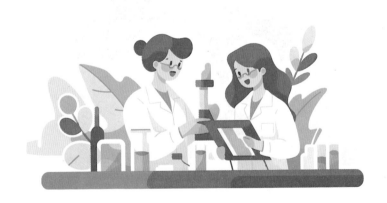

戒烟的六大误区

【误区1】吸烟完全是个人的选择。

【事实】烟草中含有尼古丁，而尼古丁具有强大的成瘾性。这种成瘾性被认为是一种"大脑疾病"，因为它会影响大脑和整个身体。许多刚开始吸烟的人很快就会对尼古丁上瘾。吸烟强度指数（HSI）是衡量人们对尼古丁成瘾程度的一种简单方法。

烟草依赖评估量表*

评 估 内 容	0分	1分	2分	3分
您早晨醒来后多长时间吸第一支烟？	>60分钟	31～60分钟	6～30分钟	≤5分钟
您是否在许多禁烟场所难以控制吸烟？	否	是		
您认为哪一支烟最不愿意放弃？	其他时间	晨起第一支		
您每天吸多少支卷烟？	≤10支	11～20支	21～30支	>30支
您早晨醒来后第1个小时是否比其他时间吸烟多？	否	是		
您患病在床时仍旧吸烟吗？	否	是		

0～3分，轻度烟草依赖；4～6分，中度烟草依赖；≥7分，重度烟草依赖。
*法氏烟草依赖评估量表（FTND）

吸烟严重指数

评 估 内 容	0分	1分	2分	3分
您早晨醒来后多长时间吸第一支烟？	>60分钟	31～60分钟	6～30分钟	≤5分钟
您每天吸多少支卷烟？	≤10支	11～20支	21～30支	>30支

≥4分为重度烟草依赖。

【误区2】我已经患了癌症，现在戒烟是没有意义的。

【事实】戒烟永远不嫌晚。在确诊癌症后戒烟的患者寿命更长，获得成功治疗的机会更大，治疗的副作用更少，从治疗中恢复更快，生活质量也更佳。

【误区3】吸烟能帮助我应对癌症治疗的压力，若同时还需要戒烟，压力会更大。

【事实】尼古丁不能缓解压力。当您吸烟时感到的平静状态，实际上只是因为尼古丁戒断症状得到了暂时的缓解，尼古丁戒断症状在您吸烟结束20分钟后便会再次开始。打破尼古丁的成瘾性非常困难，过程并不舒服，但戒烟的健康益处大于戒烟的不适感。

【误区4】吸烟者可以靠自己的能力戒烟而不需要医生的建议。

【事实】吸烟具有成瘾性。虽然有些人可以自己戒烟，但大多数人在医生、家人和朋友的帮助下戒烟更容易取得成功。许多有效的办法有助于成功戒烟，医疗团队可以提供相关的支持、信息和任何必要的药物来帮助患者戒烟。

【误区5】大多数戒烟项目的成功率都很低。

【事实】戒烟很困难，通常需要多次尝试，直至永久戒烟。试验研究已经证明，心理咨询和药物治疗可以提高戒烟成功的概率。同时还有一些可以帮助应对尼古丁戒断症状的药物，请向医护团队寻求帮助。

【误区6】如果医生不跟我讨论烟草的使用情况，则证明吸烟对癌症治疗并不重要。

【事实】目前已有明确的数据证明吸烟影响癌症的治疗。2014年，美国外科医师总会公布了报告《吸烟与健康》，结果显示吸烟会增加癌症患者和癌症幸存者复发的风险，发生继发性癌症和死亡的风险也增加。吸烟导致的风险适用于所有癌症类型和治疗。

如何戒烟

目前有很多方法可以帮助您停止使用烟草，主要包括药物治疗和心理咨询。但下定决心是戒烟的第一步，然后您需要计划，有一个戒烟计划会增加戒烟的成功率。

（1）药物治疗。

戒烟药物可以缓解戒断症状，帮助有戒烟意愿的吸烟者提高戒烟成功率。目前我国批准使用的戒烟药物有：

尼古丁贴片、尼古丁咀嚼胶（非处方药）：尼古丁替代治疗（NRT）是使用最广泛的戒烟方法。它有轻微的副作用，可以通过药店和医生处方获得。NRT可以缓解尼古丁的戒断症状，医生会根据您目前的吸烟习惯，给您提供最适合的用药剂量。NRT类药物辅助戒烟安全有效，可使长期戒烟的成功率增加1倍。使用NRT贴片或咀嚼胶的疗程应至少达到12周。单一药物减轻戒断症状不明显时，可联合使用两种NRT类药物（如联合使用贴片和咀嚼胶），有望取得更好的效果。NRT类药物可长期使用（超过12周），但需要进行随访。一旦开始尝试戒烟，应规律使用NRT类药物。

盐酸安非他酮缓释片（处方药）：该药物可帮助减轻尼古丁戒断症状。常见的不良反应包括口干、入睡困难或嗜睡、头痛等。

伐尼克兰（处方药）：该药物可帮助减轻戒断症状，同时防止戒烟者因难以忍

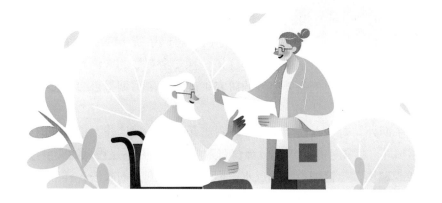

受烟瘾而复吸。伐尼克兰可使长期戒烟率提高2倍以上。应在戒烟日前1周开始使用，并规律使用12周。常见的副作用包括恶心、异常梦境、便秘和睡眠障碍等。联合使用一线戒烟药物已被证实是一种有效的戒烟治疗方法，可提高戒断率。有效的联合药物治疗包括：① 长程尼古丁贴片（>14周）+其他NRT类药物（如咀嚼胶）；② 尼古丁贴片+盐酸安非他酮缓释片。

（2）心理咨询。

除了药物治疗外，心理咨询也有助于戒烟，可以增加成功戒烟的机会。医生可以向您推荐专业的心理咨询师或心理健康治疗师来帮助您戒烟。心理咨询师可以帮助您构建一个没有任何烟草的环境，改变吸烟的行为，并找出让您想要吸烟的诱因。它适用于以下人群：已经多次尝试戒烟但仍未成功，经历严重的焦虑或抑郁，不能从家人和朋友处获得足够的支持，对酒精或其他物质的依赖。

医疗保险、医疗补助和私人保险公司涵盖了不同类型的戒烟项目和不同的报销水平。与您的医护团队交谈，了解您的保险可能涵盖的内容。如果没有保险，他们可以帮助您寻求其他的方法。

（3）移动戒烟程序。

如果您想在戒烟过程中得到额外的帮助，您可以在智能手机、笔记本电脑或其他移动设备上使用移动应用程序，使用这些应用程序可以帮助您达到目标。一定要谨慎地选择应用程序，请向您的医护团队寻求指导。

（4）电子香烟和其他形式的香烟。

有些人认为，改用电子烟可以帮助他们戒烟。电子烟也称蒸汽香烟。电子烟会蒸发一种尼古丁液体，模仿传统香烟中燃烧烟草产生的烟雾，这就是为什么有些人认为电子烟是"蒸汽香烟"的原因。

电子烟是一种相对较新的产品，市场正在迅速变化，目前市面上有成千上万的电子烟设备和液体。到目前为止，电子烟不受美国食品药品监督管理局的监管，也没有任何法规或质量控制指导相关产品的生产。美国食品药品监督管理局未批准电子烟作为戒烟的一种方式。2015年，美国临床肿瘤学会（ASCO）和美国癌症研究协会（AACR）发表了一份关于电子尼古丁递送系统（ENDS）的联合声明，他们认为目前没有足够的科学研究表明这是一种安全有效的戒烟方法，不赞成将其作为戒烟的手段。目前仍需要更多的研究来证实电子香烟是否会危害健康或改善健康。

除了电子烟外，有些人还想用烟斗或者雪茄替代，但这并不是戒烟的有效方法。无论是烟斗、雪茄还是小雪茄，都含有致癌物质，并不是香烟的安全替代品。至于水烟或水烟袋，尽管烟首先通过水，但其与其他形式的吸法一样危险。事实上，吸水烟会比普通的吸烟吸入更多的毒素。

无烟烟草，如咀嚼烟草、鼻烟和溶解的烟草，也不是戒烟的有效方法。许多人认为无烟烟草比香烟、雪茄、烟斗和小雪茄安全，然而，无烟烟草制品也含有尼古丁和其他致癌（尤其是口腔癌）的化学物质。

（5）了解戒断症状。

不同的人会有不同的戒烟经历。然而，让吸烟者做好准备，面对戒烟所需要面对的现实是很有帮助的。

当您第一次戒烟的时候，您可能会经历尼古丁戒断症状。常见的尼古丁戒断症状包括吸烟的冲动，易怒，注意力难以集中，躁动，食欲增加，焦虑，心情郁闷。

这些症状通常在戒烟后的前几天最为明显，戒烟后1～2周，症状会逐渐减轻。然而，如果您对尼古丁高度成瘾，这些症状可能会持续数周或数月。克服尼古丁成瘾性是一件伴随终生的事情，不要害怕寻求帮助和支持来应对尼古丁戒断症状。

（6）制订戒烟计划。

如果您打算戒烟，制订计划将会增加您达成该目标的可能性。该计划需要回答下列问题：

我是否想戒烟？

多久时间可以戒烟？

可能会影响戒烟的情况有哪些？

戒烟令我害怕的事情有哪些？

（若您曾经试图戒烟）是什么让我再次吸烟？这次我该如何改变从而成功戒烟？

如何与医生和其他医护团队的成员一起制订一个好的计划来帮助我戒烟？

帮助您戒烟的资源

当您和医护团队成员合作计划戒烟的时候，您可以根据以下步骤来提高您达到目标的机会：

与您的医生、护士或其他卫生保健专家讨论戒烟并寻求支持。

拨打戒烟热线（全国戒烟热线400-888-5531、400-808-5531，卫生热线12320）。

参加戒烟的在线项目。

与戒烟专家见面。

询问可以帮助您戒烟的药物。

实用的戒烟咨询

戒烟应彻底：不要在戒烟后尝试吸烟，即使是一口烟。

戒烟经验：帮助吸烟者回忆、总结之前戒烟尝试中的成功经验与失败原因，在过去戒烟经验的基础上进行本次戒烟。

帮助吸烟者制订戒烟计划：设定戒烟日，应在2周之内开始戒烟；告诉家人、朋友和同事自己已决定戒烟，取得他们的理解和支持；预见在戒烟中可能出现的问题，特别是在戒烟最初的几周内可能出现的问题或困难，如尼古丁戒断症状等；处理掉身边与吸烟有关的全部物品，在完全戒烟前使家中与办公室（桌）无烟。

控制吸烟欲望：改变与吸烟密切相关的生活行为习惯，如改变清晨的行为顺序，先洗漱、吃饭，再上卫生间等；建立一些补偿行为，可借用一些替代物，如饮水、咀嚼无糖口香糖等。

分析戒烟中可能遇到的问题：如应对戒断症状、避免吸烟诱惑、改变生活习惯等。

处理戒断症状：针对吸烟者的主诉可以采取相应措施，如：

"我感觉紧张、烦躁"——做深呼吸，散步。

"我不能集中精力"——减轻工作负担。

"我感觉身体疲乏，总想睡觉"——保证充足睡眠。

"我总想吃东西"——多吃一些蔬菜、水果进行替代，不要吃高热量的零食。

限酒：在戒烟期间饮酒会降低戒烟成功率。

家庭中的其他吸烟者：应鼓励家中其他吸烟者共同戒烟，至少要求他们不在戒烟者面前吸烟。

（三）避免过多紫外线暴露

现今，大部分人都认识到，过度的紫外线照射可以引发皮肤疾病，尤其会增加黑色素瘤的发病风险。尽管如此，大众对于预防皮肤癌的动力还是很低，即使是在癌症幸存者中。

因此，保持预防皮肤癌的意识和动力，同时熟练掌握一些简单的预防措施是非常重要的。其中，避免过度暴露于紫外线是最重要的预防措施。如果计划要暴露于紫外线，应该采取一些防护措施，如避免紫外光照最强的时候外出（10:00～15:00）、涂抹防晒霜（SPF值≥60）、穿防晒衣、戴防晒帽和太阳镜、穿长袖衣裤等。确保在淋浴或出汗后及时补涂防晒霜，因为接触水后，防晒霜将失效。

（四）避免使用特定药物

很多癌症幸存者会面临癌症和治疗带来的副作用，这些副作用包括了肾脏疾病、性功能障碍、外周神经病（多发性神经病变）、消化系统疾病、免疫抑制和血栓风险等。

使用特定的药物会加重这些副作用。为了避免出现这种情况，需要牢记：

当对使用一个新药存在疑虑时，请咨询医生的建议。

当治疗其他疾病时，提醒医生应该避免使用影响抗癌治疗的药物。

咨询您的药师，使用某些非处方药物和营养补充剂可能产生的副作用。

详细阅读药品说明书。

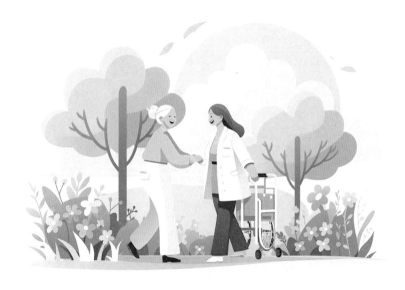

（五）感染和接种疫苗

在您积极治疗的过程中，感染可能对您而言是一个严重的威胁，因为很多抗癌治疗都是抑制免疫的，会显著降低您对抗感染的能力。医生可能会和您讨论一些治疗过程中需要遵守的防护措施（如避免接触感染人群等），也会建议您在出现发热或其他急性感染症状时及时就医。由于抗癌治疗可能引发的副作用非常广泛，不仅会增加一般的感染风险，同时还会发生免疫力下降，增加特定的感染风险（如真菌感染等），因此，医生给您的建议和给其他患者的建议可能不一样。一些患者可能还需要禁食生蔬菜或奶酪。

当您进入癌症生存期后，您可能会问自己当下面临的感染风险是什么？现在是否还应该遵循与抗癌治疗时一样的行为准则？

在此声明，本书将不会就此问题给出明确的答案，因为这和您的癌症类型、疾病分期、过去的治疗史、您的年龄、您目前的身体状态、是否合并其他疾病（如慢性支气管炎、糖尿病）等因素有关。如果您希望清楚地了解您需要注意哪些事项，请和医生详细讨论，我们只能给予您一些一般性的建议。

1 如果发生感染了，如何应对？如何预防感染？

医生肯定警告过您，在您积极治疗期间，可能会出现严重的、快速进展的感染。

好消息是，如果您积极的抗癌治疗已经结束，感染的风险将会慢慢降低，您将再次恢复"正常的生活"，这也意味着您不再需要特意服用特定的药物。用医学术语表示即您将慢慢从免疫缺陷（不能很好地应对感染）过渡到"免疫完整"的状态。

需要注意的是，所有的恢复都是一个渐进的过程，免疫功能不会在您治疗结束后立刻恢复。

2 自己的免疫功能何时恢复正常？通过何种渠道知道？

事实上，您不用太过纠结于知道这一答案，一些抗癌治疗并不会显著影响您的免疫防御系统（如内分泌治疗、某些靶向治疗）。

很多化疗方案（如结直肠癌的辅助化疗）在用药结束几周后，您的免疫系统就能够恢复正常。如果出现症状，您还是需要及时就诊，但大多数时候您可以根据既往处理感染的方式来应对。如果感染并不是很严重（如普通感冒），您可以直接服用非处方药物，等待症状自行恢复。如果症状加重或持续，则需要及时就诊。

如果接受了一些高强度的治疗，可能会出现延迟性免疫抑制的风险，如接受了同种异体移植，您的免疫系统将会长期处于严重抑制的状态，您需要特别留意感染的症状，避免去过度拥挤的地方，避免食用不洁食物等。

有一些治疗（如淋巴瘤的治疗）看起来是"无害的"，没有明显的副作用，但是可能会让您在后续几年中长期罹患一些特定的感染（如一些呼吸道感染）。

最后，一些患者即使已经终止了治疗，还是会处于免疫抑制的状态（如服用固醇类激素、免疫调节药物等）。

❸ 如何知道这些信息？

您应该询问您的肿瘤医生关于感染的风险。虽然多数情况下，医生也不能预测您是否会在近期生病，但医生可以预估您可能的风险，从而和您以及您的家人讨论，告诫您在出现某些特定症状时需要特别留意。

如果您近期已经完成了化疗或其他形式的积极抗癌治疗，没有机会和您的肿瘤医生讨论这些问题，那么您可以遵循在治疗期间医生给您制订的一些预防措施：

一旦出现症状，应该及时向医生反馈。

一旦出现高热或其他呼吸系统的急性症状，马上到医院就诊。

在考虑严重感染时，您的医生会立即给您使用抗生素。对于那些有严重急性或长期免疫缺陷的患者，这些措施是救命的！

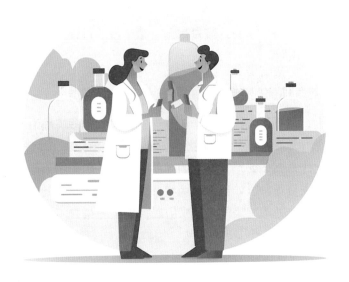

这里需要强调的是，您已经完成了积极的抗癌治疗。目前您处于癌症生存期，这也就意味着您会逐步再次恢复"正常生活"，包括使用公共交通，在特定场合和朋友会面，或进入公共泳池。

时间和优良的医疗服务将会帮助您恢复正常生活。

4 疫苗（免疫接种）

当然，您可以通过接种疫苗来预防特定的感染，如流感疫苗。

医生会鼓励患者接种大多数的疫苗。如果需要接种，最好是在治疗开始之前接种，因为在接受了免疫抑制性的治疗后，疫苗的疗效可能会受到影响。当然，并非所有的疫苗接种均受限制，很多疫苗可以在治疗期间进行接种。您可能还需要查看既往您接种过哪些疫苗。

在癌症生存期，不论您是哪种癌症类型的患者，关于疫苗接种的推荐都是完全适用的。您的社区医生有资质检查您接种疫苗的状态以及为您推荐您需要接种的疫苗，您也可以咨询您的肿瘤医生。

对于免疫力低下的人群，需要接种麻疹、流行性腮腺炎、风疹和水痘疫苗，这些疫苗不应该在化疗期间接种。需要检查破伤风和白喉的抗体滴度，如有必要应该给予加强免疫。肺炎球菌疫苗应该在治疗间期接种，如果在化疗期间接种该疫苗，疗效会大打折扣。脊髓灰质炎疫苗应该选择灭活疫苗。流感病毒应该每年接种。此外，在合适的状况下可以接种人乳头瘤病毒（HPV）疫苗及甲型和乙型肝炎疫苗。

即使是一个免疫力正常的人，通常也很难明确地预测一个疫苗是否会在您体内发挥作用。

大多数疫苗接种起来都是安全的，它们不含有任何"活"的细菌或病毒。

但是，疫苗可能会含有不同的活性成分（灭活的病毒，如流感疫苗），或疫苗只含有细菌的一部分（如百白破联合疫苗），通常只有抗原部分（纯化的，如肺炎球菌疫苗），或经基因工程改造过的部分（重组抗原，如乙型肝炎疫苗）。

在使用减毒活疫苗的时候一定要特别小心，虽然目前减毒活疫苗已经非常少了，但是还有一些疫苗目前仍然是减毒活疫苗，如黄热病、麻疹、腮腺炎、风疹和一些脊髓灰质炎疫苗等。活疫苗应该在化疗前至少4周接种，或者抗癌治疗结束3个月后接种。如果您接受了针对B淋巴细胞的单克隆抗体治疗，您应该在治疗结束后6个月再接种疫苗。其他需要特别留意的情况可以咨询医生。

第十四章　治疗的结束并非终点

一、发现和管理癌症相关的症状

（一）常见远期副作用及其管理

多数患者在用药期间及后续都会发生副作用，尤其是在癌症治疗阶段。然而，您会发现有些副作用可能会持续至治疗结束后很长一段时间，这被认为是癌症相关的长期性、持续性或慢性效应。有些副作用会发生在治疗结束后数周、数月甚至数年后，被认为是癌症远期副作用，它们通常发生在某些特定类型治疗后一个明确的时间段。

您可以向医生咨询关于癌症治疗期间可能出现的长期和远期副作用。医生不仅可以帮助您应对正在经历的副作用，也可以告诉您有可能会发生的远期副作用。这些远期副作用主要取决于您所患的癌症、正在接受的治疗、基因或家族遗传的风险，以及您整体的健康状况。医生还可以帮您区分是疾病本身或癌症治疗所导致的副作用，还是其他原因导致的副作用，如因年龄增长出现的症状。

❶ 化疗导致的恶心呕吐

尽管目前已经出现很多新型方式用于预防化疗导致的恶心和呕吐，但它们仍然是很常见的与治疗相关的副作用，主要分为急性、延迟性和预期性呕吐。发生恶心或呕吐的风险主要取决于化疗药物、肿瘤类型以及是否存在其他治疗（如手术、放疗等）。

治疗化疗引起的恶心、呕吐的新药明显改善了这些症状，从而提高了生活质量。医生会告诉您发生恶心和呕吐的风险高低，以及应该如何应对。

部分患者会在接触某些气味或某些情景时，想起既往的化疗从而感到恶心或发生呕吐。心理治疗对这类恶心和呕吐有很好的治疗效果。

如果恶心和呕吐这个反应对您有影响，及时向医生寻求帮助是非常重要的。如果这种反应发生较晚，很可能预示着其他疾病的存在（例如肠道感染等）。和医生谈谈这些经历，以确保它们得到及时合理的解决。

2 疼痛和周围神经病变

对大多数癌症患者来说，疼痛是他们最深切关注的问题之一（对医生来说也是如此）。疼痛是癌症患者非常常见的症状，很多癌症患者在治疗结束后还需要处理疼痛。当疼痛持续时间超过3个月则被认为是慢性疼痛。当按照癌症疼痛指南治疗时，70%～90%的患者可以获得疼痛缓解。当疼痛发生时，需要尽快寻求帮助来处理疼痛，以避免转变成慢性疼痛（慢性疼痛可能更难治疗）。

有很多药物可以帮助缓解疼痛症状，药物的选择取决于您正在经历的疼痛的原因、类型和程度。准确地向医生描述症状，以及它们对您功能的影响，这些细节可以帮助肿瘤医生为您选择更好的治疗方案。一般来说，医生会从温和或低剂量的止痛药开始，如果您的症状没有得到缓解，才会进一步给您更强的止痛药。阿片类药物（包括吗啡）是治疗中度到重度癌症疼痛的有效止痛剂，它的止痛效果非常好，可以安全地维持很长一段时间，副作用小。使用吗啡需要特殊的处方流程，因为这些药物是潜在的成瘾性药物和滥用药物。这些药物因医疗法规原因，其处方的开立及保存有专业的监管。医生会详细告诉您吗啡可能的副作用以及使用的相关风险（您的医生将承担风险评估和这些药物用于医疗目的时的管理）。

服用某些内分泌药物治疗的乳腺癌患者（即芳香化酶抑制剂）可能会经历骨骼或关节疼痛，并会为此感到担忧。如果您担心这种副作用，应及时与医生沟通，制订处理措施。

周围神经病变是指连接中枢神经系统（大脑、脊髓）到身体其他部分的神经发生的损害。这种损害可以由特定的药物引起，较少情况下是由放疗或肿瘤本身引起。不幸的是，即使在治疗结束后，一些常用的化疗药物所引起的神经病变也可能会长期伴随您。典型的情况是，先从四肢的末端开始出现症状：麻木、刺痛、类似于穿紧手套或袜子的感觉、皮肤变薄、肌无力等，随着症状的加重，将从手或脚末端逐渐发展到近端。这些症状通常在治疗后逐渐好转，但也可能是不可逆转的。对于后者，虽然这些症状治疗难度大，但可以通过全身止痛药或局部治疗而减轻。因此，即使这些症状很轻微，与医生讨论这些症状也非常重要。

3 骨质流失可能导致骨质疏松

对很多癌症患者来说，"骨"疼痛和关节疼痛是常见的副作用。这些副作用主要发生于接受内分泌治疗和类固醇治疗的癌症患者，其次是接受化疗的患者。然而，也有可能是活动少、体重减轻等其他因素导致的。

您首先需要向医生确定到底是什么原因导致的疼痛，因为关节和肌肉的疼痛通常可能是长期的不活动和缺乏锻炼造成的。这种情况就像在长期不活动后，进行徒步或骑自行车后会经历的疼痛一样，随着合理的训练，疼痛会逐渐减少或减轻。

如果您患有退行性关节疾病，存在关节疼痛、肌肉萎缩或正在服用一些类固醇类药物等，您的症状可能会恶化，这可能需要更谨慎的运动训练。您应该寻求运动医学专家（理疗医师、运动生理学家等）的建议，了解如何更好地改善身体状况。

最后，您可能会患上骨质疏松症，这种疾病在一般人群中也很常见。很重要的一点是，只有部分人会真正经历骨质疏松症的症状，因为这种疾病可能长期保持非激活状态，只有在出现并发症（如骨折）的情况下才会被发现。骨质疏松症可以通过骨密度检测来诊断。

骨质疏松症意味着骨质进一步流失，导致骨质变薄和脆弱，其后果是发生骨痛和骨折的风险增高。绝经后的女性发生骨质疏松症的风险可能会增加，建议对这类幸存者倍加关注。

为了避免骨质疏松的发生，您可以咨询医生骨质疏松症的风险。医生会提供诊断和处理方面的建议，如定期测量骨密度，定期摄入药物，并推荐可以增强骨骼的日常生活习惯。

另一方面，有一些特殊的药物可以减缓骨质流失，明显降低骨质疏松症的发生风险。此外，您可以改变一些日常生活习惯，比如吃富含钙质和维生素D的食物，避免吸烟，进行体育活动，从而将骨质疏松症的发生风险降到最低。

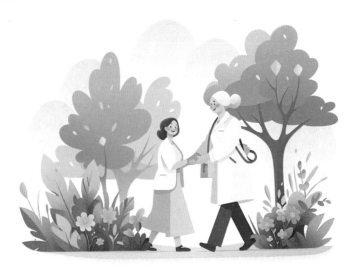

4 黏膜、牙齿和头颈部软组织问题

在治疗期间，皮肤、黏膜或软组织都可能会受到影响，最常见的症状是口腔疼痛、牙龈肿胀和龋齿。随着时间推移，这些症状大多可以缓解，完全恢复可能需要几周或几个月的时间。头颈部癌症患者接受治疗后通常会因唾液腺功能丧失而口腔干燥，若出现这些症状，需要定期进行口腔护理，以减少龋齿的发生。这些处理需要长期坚持，如果您有上述症状，请咨询您的口腔科医生和肿瘤医生。

5 皮肤毒性

化疗后容易出现皮肤干燥，一些治疗可能也会引起湿疹样或粉刺样的皮肤毒性（多见于靶向治疗，一些化疗药物也会引起）。通常，这些症状可以自行恢复，使用保湿乳液也有效。有些可能需要按照医生的建议给予特殊的治疗（如抗生素）。告知皮肤科医生您正在接受的抗癌药物治疗，以确保不会与其他可能的疾病相混淆。

6 淋巴水肿

人体所有的淋巴液通过淋巴管流至身体的各个部位。这些淋巴管与淋巴结相连，它们与血管不同，在正常情况下不可见（即便在浅表的皮下也不可见）。

每当淋巴系统受损时，淋巴液就会阻塞并积聚，导致组织肿胀（称为淋巴水肿）。周围淋巴水肿的症状包括肢体肿胀、皮肤改变、肢体疼痛和不适、活动受限，以及非凹陷性水肿。

由于癌症的治疗范围通常不仅仅局限于原发肿瘤部位，还包括周围的淋巴结区域，这可能会影响淋巴液的引流。

淋巴水肿可能是手术切除或局部放疗引起的，有时它也可能是癌症淋巴转移的结果，还可能是局部感染和其他非癌性疾病引起的。

淋巴水肿主要影响手臂和腿部，主要发生于乳腺癌或泌尿生殖系统癌症患者治疗后。此外，身体的其他部位也会受到淋巴水肿的影响（比如颈部或脸部），这取决于癌症的类型和治疗方法。

淋巴水肿的治疗模式有一般治疗，如物理治疗和压力疗法。有效的保守治疗可能需要在专业治疗淋巴水肿的医院进行。目前还没有任何药物被证明治疗淋巴水肿是有效的，因此很少使用药物治疗。

7 心血管问题

（1）心脏问题和药物引起的心脏毒性。

许多患者进行抗癌治疗时会发现患有心血管疾病（如高血压或冠心病）。发生心脏问题的潜在危险因素是放疗（心脏区域）、使用特殊药物的化疗（例如蒽环类药物），以及靶向疗法（如曲妥珠单抗或舒尼替尼）。在开始这些特殊治疗之前，您应该已经被告知这些副作用。

以下幸存者可能会有更高的风险，包括：

年龄65岁以上。

在癌症治疗前有心脏病的患者。

有其他的并发症，比如超重或糖尿病。

接受某些高剂量的化疗和（或）靶向治疗（具体包括曲妥珠单抗和蒽环类药物等）。

接受治疗的某类肿瘤患儿（例如霍奇金淋巴瘤）。

对于某些癌症药物（如上述），通常建议接受心脏病专家定期的心脏功能监测（心电图、心脏超声、心肌酶谱等）。咨询医生是否需要进行专业的检查。运动或休息时出现呼吸急促、大腿肿胀或心悸可能是出现心脏问题的先兆。

一些用于治疗癌症的药物（如靶向血管生长因子受体的药物）可能会导致血压显著升高（如果您在抗癌治疗开始时就患有高血压病，则血压升高会更显著）。有些患者甚至可能发生恶性高血压或高血压危象，这意味着血压急剧上升达到危险水平，这种情况需要立即进行医学干预（如果在家里不能治疗，则立即到医院）。与医生讨论是否需要更频繁地监测血压，在家里可以进

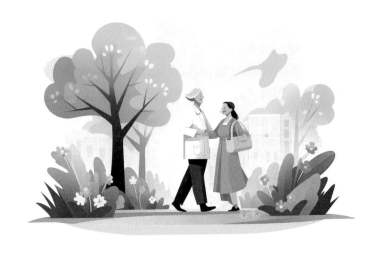

行哪些干预措施以及何时需要寻求医疗帮助，医生也会告诉您是否需要寻求专业的建议。如上所述，高血压是靶向血管内皮生长因子的药物常见的副作用，这些药物包括贝伐珠单抗、索拉非尼和舒尼替尼等。一旦停止使用这些药物，高血压的风险就会逐渐降低至正常水平。

请记住您自己也可以通过追求更健康的饮食和生活习惯（戒烟、参加体育锻炼等），来保持良好的心脏健康。

（2）深静脉血栓/肺栓塞。

作为一名癌症幸存者，您发生深静脉血栓（DVT）的风险可能更高。其中下肢深静脉血栓最为常见。如果没有适当的治疗，这个血栓会脱落进入肺部，进而堵塞肺部血管，导致肺动脉栓塞（PE），如果不及早发现和治疗，可能会危及生命。

根据癌症类型、分期、治疗和活动状态，发生深静脉血栓和肺动脉栓塞的风险也不同。如果您之前发生过深静脉血栓或肺动脉栓塞，再次发生的风险通常会更高。

注意脚、踝、腿或手臂（发生率低）的肿胀。您可能会注意到有疼痛、抽筋、触痛和紧缩感（通常在小腿上）、皮肤发红（但有时也会褪色），以及腿部发热和沉重的感觉。通常情况下，这些症状只发生在身体一侧，而不是双侧同时发生。

如果发生肺动脉栓塞，您可能会出现头晕、呼吸急促、心律不齐（心慌）、一侧胸痛和（或）咳血，这些症状的严重程度可能各不相同。这些症状不仅在深静脉血栓或肺动脉栓塞中出现，也可能由其他疾病引起。

如果您发生上述任一症状，一定要立即告诉医护人员。对疑似深静脉血栓或肺动脉栓塞的诊断必须通过血液和超声/影像学检查进一步确认。诊断越早，治疗越早，预后越好，发生并发症的概率也越低。发生深静脉血栓后需要进行长期的抗凝治疗。

坚持运动和保持体内充足的碳水化合物，可以降低深静脉血栓或肺动脉栓塞发生的风险。戒烟也有助于降低风险，部分患者可以从使用弹力短裤或长袜中受益。

8 疲乏

您是否感到疲劳，没有精力？疲乏是一种持续的情绪、身体或心理上倦怠或筋疲力尽的感觉，这是癌症治疗最常见的副作用之一。疲乏是一种典型的多维症状（可能表现为多种不同的形式），可能由多种不同的原因引起。持续时间和强度因人而异，不仅取决于癌症类型和所接受的癌症治疗方式，还取决于其他一些因素，如现存的疾病和治疗这些疾病的药物，以及生活和工作环境及心理状态。

不幸的是，对于乏力，目前还没有一种简单可行的医学治疗方法。一些研究表明，行为干预，特别是体育活动，可以帮助减轻癌症相关的疲乏。针对癌症幸存者的疲乏症状，进行适度有氧锻炼的个体化方案值得强烈推荐。对于大多数癌症幸存者来说，散步通常是安全的，患者在与医生商量后可以开始散步或其他类型的锻炼项目，不需要进行任何正式的运动测试（心电图、压力测试等）。患者如果存在受伤高风险因素（如神经病变、心肌病，或其他抗癌治疗后的长期副作用），可能事先需要进行运动测试。在开始锻炼项目之前，应该去咨询物理治疗师或运动专家。如患有淋巴水肿的乳腺癌幸存者进行上肢力量训练之前，应该考虑向运动专家面对面咨询。

对于大多数将要进行运动计划的幸存者来说，不必再次进行心血管筛查，除了一些特定类型的高危人群，如糖尿病患者或心血管疾病患者，因为其他疾病或应用特殊治疗而发生心血管疾病风险增高的患者（例如，接受过纵隔放疗的幸存者，或使用过蒽环类化疗药的幸存者）。

然而，对于普通人群来说，心血管疾病筛查仍然是一种有用的检测手段。

此外，认知行为干预法、瑜伽和（或）正念减压方法在治疗慢性疲乏方面都非常有用，在使用这些方法后，许多幸存者症状有显著改善。

其他一些情况也可能导致疲劳（如睡眠障碍会使您白天更累，治疗睡眠障碍可能会减少您发生疲乏的概率）。然而，值得注意的是，更多的睡眠并不总是能减少癌症相关的疲乏。

9 睡眠障碍

睡眠障碍，如入睡困难、睡眠维持困难、睡眠效率低、早醒和白天极度嗜睡，都是癌症患者治疗过程中普遍存在的问题。有时睡眠障碍会发展成慢性，在癌症治疗结束后持续数月甚至数年。睡眠有可能受到各种因素的影响，如身体疾病、疼痛、缺乏活动、住院、药物和其他治疗，以及恶性疾病的心理影响。抑郁症在癌症治疗患者中很常见，睡眠问题是抑郁症的常见症状。

或许是时候寻求心理帮助了！您的诊断和治疗对您产生的影响可能远远超出预期，且行为疗法已被证实能够良好地解决睡眠障碍。试着抽空去做一些可以改善您心理健康和减压的事情，比如业余爱好或瑜伽。

为了处理睡眠障碍，在一定时间内，使用各种睡眠诱导物（催眠剂）也可以帮助您，即使使用它们可能会有成瘾的风险。当然，使用这些药物应该由医生开具处方，并选取最适合您的药物。

许多幸存者抱怨他们会出现记忆丧失、难以集中注意力、难以做出复杂的决定或者处理多项任务，这些统称为认知功能障碍。有些人可能更喜欢用"化疗脑"来描述癌症治疗后出现的思维不清问题（尽管一些幸存者可能没有接受化疗）。那些没有接受过化疗的患者，如果接受了内分泌治疗、脑部放疗或头颅手术，也可能出现认知问题。其他影响认知功能的因素还包括睡眠障碍、焦虑/抑郁、疲劳、疼痛和治疗疼痛的药物或其他疾病。除了生理上的原因，如治疗引发的疲劳、疾病相关的恐惧和抑郁等，引起认知变化（如大脑功能或结构变化）的原因通常很难解释。

治疗后常见的认知问题包括：

记忆障碍（出现记忆问题），无法集中注意力，执行能力的变化（处理信息和做出决策的能力降低），多任务同时处理的障碍，学习新材料/阅读理解困难，与数字相关的工作（计算）障碍。

我们不知道为什么有些患者会出现"化疗脑"，而另一些患者则不会。研究者们正在积极研究这一问题，以下策略可能会对您有所帮助：

选择一天中您感到最精神焕发的时候，进行最具挑战性的任务。

把任务细化成更小的问题，记录下来，做好寻求帮助的准备。

开车时不要听收音机。

让电话转接至语音信箱。当您感觉思维清晰，并能集中注意力时，听留言并回电话，说话时注意记录。

养成良好习惯，例如，把阅读眼镜放在电话旁边，这样您就会知道在哪

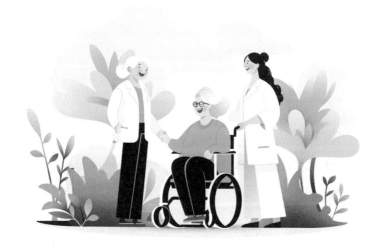

里能找到它们。

记录自己要做或要记住的事情，并将它放在能够看到的地方。

一些计算机程序在帮助癌症患者改善认知功能方面显示出了一定的前景。医生可以根据需要向您推荐或提供心理帮助。

11 抑郁和焦虑

很多接受过癌症治疗的患者都有过抑郁或焦虑的情绪，出现心烦意乱或者担心诊断和治疗的感觉都是正常的。对大多数人来说，随着时间的推移，这些感觉会逐渐改善。然而，如果您大部分时间感到悲伤或担心，就不能享受生活，您会避开朋友和家人，或者感到未来黑暗，您可能会感到沮丧或焦虑。那些抑郁或焦虑的人经常说"这不是我""我似乎无法摆脱这些烦恼"。有很多事情都会导致抑郁或焦虑：过去就存在抑郁或焦虑的问题，感到孤立或缺乏支持，有很多担心的事情，担心经济情况，治疗过程中出现很多并发症，治疗的副作用或疼痛，工作、家庭或社会生活的重大变化等。

沮丧或焦虑并不是软弱的表现，也不是您没有办法帮助自己。好消息是针对焦虑和抑郁的治疗通常都有效。谈话疗法，包括认知行为疗法，是减少焦虑和抑郁的有效方法，当然有些患者也可能受益于药物治疗。寻求治疗焦虑和抑郁的方法非常重要，请不要默默承受。如果您觉得您在苦苦挣扎，请咨询您的医生，他们会为您推荐专业的治疗。

12 对癌症复发的恐惧

担心癌症复发很正常，这可能是癌症最普遍的长期影响。当您从积极治疗转变为康复治疗时，对癌症复发的恐惧可能会急剧上升。抗癌治疗结束后，离开被照顾的环境，担忧疾病的后续随访，需要继续与挥之不去的疾病影响及治疗做斗争，来自家人和朋友的认为您"是正常人"的压力，担心癌症复发……这都是在治疗结束后高度焦虑造成的。对大多数患者来说，随着时间的推移，担忧会逐渐减少，但对一些患者来说，这种担忧会持续，并会极大地影响他们的生活质量。有时他们要求额外的检测，反复检查他们的身体，或者寻找每一点他们能找到的信息（大部分是不准确或不科学的信息）。处理这种恐惧的第一步是把它看作一种常态，而不是试图与它抗争，并尝试把这种程度的担忧当作生活的一部分。认识到这种担忧是有诱因的（比如随访、意外的疼痛、阅读到其他患癌症的名人死亡的消息），可以帮助您正确对待这些情况。这种意识也许能够帮助您感到更自信，如果这不能帮助您，则应该寻求心理治疗。获得帮助来理解及处理您所担心的问题，对于重新获得控制感和减少担忧非常重要。

13 眼部问题

患者可能会抱怨在化疗期间或化疗结束后视物模糊。当出现这个问题时，应该去找眼科专家检查，其中常见的原因之一是发生了白内障或原有的白内障病情恶化（眼睛晶状体增厚导致透明度降低），这种情况可以通过简单的手术治疗。

14 激素（内分泌）系统问题

内分泌系统指的是一系列能生成激素的器官，如下丘脑、垂体、甲状腺、甲状旁腺、胰腺的胰岛素分泌部分、肾上腺和性腺。在多种治疗情况下（手术切除、放疗、化疗、免疫治疗等），内分泌功能可能被暂时或永久抑制，从而减少或抑制某些激素的产生，进而使您出现特定的症状。

我们将与您分享一些例子。

（1）激素分泌不足（如甲状腺功能障碍）。

外科手术切除内分泌腺必然导致相应的激素分泌不足。此时，需要尽可能地摄入相应的激素来弥补激素的缺乏（医生处方）。

局部放疗后出现内分泌功能不足也很常见。例如位于头颈部的甲状腺，如果邻近的组织正在接受放疗，至少部分甲状腺会有被照射的危险，在这种情况下，很可能发生甲状腺功能不全。

免疫检查点抑制剂的免疫疗法可能会影响垂体、甲状腺和其他内分泌腺的功能，导致甲状腺、肾上腺或其他腺体功能障碍。

一些激素缺乏可能并不会立即显现，只有在出现特定症状后才会被发现，有时甚至可能会在干预治疗后多年才显现。

根据您所接受的治疗，医生应该定期让您进行常规血液检查来了解常见的内分泌功能。其他激素缺乏可以通过特殊的症状显现出来。当有疑问时，请咨询医生。

（2）不孕不育。

无一例外，切除女性卵巢或男性睾丸都会导致不孕不育。

不幸的是，对盆腔和生殖区域的化疗和放疗以及内分泌治疗，都会导致不孕不育。对生殖的影响因素包括年龄，但最重要的因素在于特定抗癌药物的治疗强度。通常情况下，高危患者应该尽可能地在治疗开始之前进行关于冷冻卵子或精子的相关咨询。如果没有进行卵子或精子的冻存，后续的生育选择会更加有限。此外，还需要向生殖专家咨询以寻求孕育子女的方法。

（3）月经不调、更年期。

许多女性幸存者会经历更短或不规律的月经周期或闭经（即月经周期的完全停止）。对于许多年轻的幸存者，其月经往往会随着时间慢慢恢复。值得注意的是，即使在月经没有恢复的情况下，您也有可能已经恢复了生育能力，并且随时可能有"怀孕的机会"。什么时候月经会重新恢复，也没有明确的时间。当然，有一些女性患者，即使在化疗期间月经也不会停止，另一些女性患者，可能会在几周或几个月后重新恢复月经。然而，也有一些女性患者可能会提早绝经，尤其是当40岁以上的女性接受化疗的时候。您应该咨询妇科医生关于出现绝经的风险和可能的治疗方法。请注意，虽然在常规血液检查中没有预测绝经风险的指标，但是一些特定的检测可以帮助妇科医生给您提供一些合适的建议。

接受内分泌疗法治疗前列腺癌或因睾丸癌而摘除睾丸的男性患者，可能会经历类似于更年期的症状（"男性更年期"的特征是性欲减退、性冷淡、肥胖改变等）。此外，骨盆区域的放疗或接受特定化疗药物的治疗会导致不育，还有一些与上述女性相似的危险因素（如化疗强度、年龄）。泌尿外科医生会给您提供关于不育症的医学建议，以及应对"男性更年期"问题可能的解决方法。

对于一些患者来说，抑制激素分泌是预防癌症复发的关键（如抑制前列腺癌患者雄激素水平或对激素受体阳性乳腺癌患者进行抗雌激素治疗）。对大多数患者而言，这些并发症是可逆的，并可以通过医学干预来减轻或纠正。

15 性功能障碍

性功能障碍是癌症幸存者的一个重要问题，这些问题可能是医学或心理原因导致的性交疼痛、提前绝经、闭经、不孕不育、体型改变等因素造成的。

此外，在抗癌治疗后，性欲降低和勃起功能障碍的发生概率很高，这可能与激素或其他器官功能障碍没有任何关系，相反，这可能是由于长期关注于自己癌症的患者缺乏自信心造成的。恢复"性趣"可能并不像听起来那么简单。

与医生讨论您对性欲和性功能的担忧，医生可以和妇科医生、泌尿科医生或其他专家一起讨论，心理学家或性学家也可以帮助您解决这些问题。

16 泌尿问题

部分癌症和癌症治疗可能会导致泌尿或膀胱的问题，可能出现的症状包括尿失禁（很难控制膀胱的功能）、排尿不畅、排尿疼痛或灼烧感、尿血、膀胱痉挛、盆腔疼痛或不适。但是一个简单的尿路感染也可能导致同样的症状，所以排除尿路感染对于解决该问题很重要。

任何影响膀胱周围区域的治疗都可能导致这些问题，例如前列腺癌、结直肠癌、膀胱癌、尿路上皮癌、妇科肿瘤如宫颈癌和子宫癌的治疗。脑部或脊柱癌症（以及相应的治疗）会影响控制膀胱或盆底肌肉的神经功能，从而导致类似的并发症。因此，对盆腔区域进行放疗，包括对膀胱、骨盆区域的手术，也可能直接或间接地损伤控制排尿的肌肉或神经。一些化疗可能会特别刺激膀胱黏膜。抗激素治疗可能会导致激素水平的变化，这将影响邻近的器官，例如，乳腺癌治疗会导致激素变化从而使尿道干涩。

治疗方法需要根据并发症的原因来制订，需要个体化治疗。可能的干预措施包括膀胱训练、物理治疗和药物。不要忘记充分补水，当您记得多喝水时，一些泌尿问题可能会"消失"。

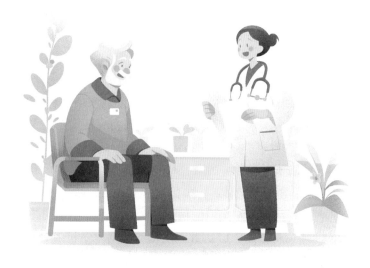

17 肠胃问题

腹泻、便秘或不规律的胃肠动力是许多抗癌治疗后常见的问题，特别是治疗胃肠道肿瘤后。

在胃或胰腺手术后体重减轻相当常见，并且可能非常严重，一些患者误以为是癌症复发。

食物摄取后的慢性腹泻也可能是胃或胰/胆道区域的手术和（或）放疗所致。有些患者在胃手术后可能需要终身服用维生素B$_{12}$。

在胃肠道手术后，许多患者会逐渐恢复正常的胃肠功能，但可能需要几个月，甚至几年，有些人可能会发现他们的胃肠功能再也不能恢复到以前的状态。部分患者可能出现腹泻，这主要取决于食物摄入量和其他因素，您可能需要调整饮食或服用药物。如果持续的肠道或消化问题对您的生活造成了影响，应该寻求医生或者营养师的帮助，他们应该能够帮助您。在合理的时间，摄入正确的量和成分（包括维生素）可能对减轻症状、保持健康和维持体重至关重要。

⑱ 肺部问题

肺部问题经常表现为呼吸困难或咳嗽（可能伴有咯血）。然而，值得注意的是，咳嗽和呼吸困难不仅与肺部问题相关，这些症状也可能是由心脏，甚至是头颈部的问题引起的。医生会诊断您的"肺部问题"是由哪个器官引起的。这里将重点讨论肺引起的呼吸问题。

某些类型的化疗、靶向治疗和胸部放疗可能会对肺部造成伤害，接受化疗和肺部放疗的癌症幸存者可能有更高的肺损伤风险。此外，有肺病史的患者，如慢性阻塞性肺疾病或患有慢性心脏疾病的人，在化疗或放疗后有增加呼吸问题的风险。

类似的肺部问题可能由不同的治疗方法引起，这是一个复杂的问题。

下面这些有关肺部的问题可在化疗或放疗期间或结束后出现。

肺部感染：许多抗癌治疗会降低您的免疫力，使您更易受到感染，感染通常需要用抗生素或抗病毒药物进行治疗。

药物引起的肺炎：药物，尤其是较新的抗癌药物，如靶向药物（口服酪氨酸激酶抑制剂、单克隆抗体、免疫治疗），可能会导致临床症状、实验室检查和影像学表现与肺炎非常类似的疾病。然而，治疗恰恰与感染相反，治疗方法为免疫抑制（激素治疗）。因此，疾病的鉴别诊断非常重要，可能需要专家的意见。这部分患者的治疗是建立在早期发现的基础上，通常会应用类固醇激素和对症支持治疗。

放射性肺炎：类似于药物引起的肺炎，通常这种情况更容易被鉴别，因为它一般在放疗期间或不久之后发生，而影像学图像仅限于在该放疗区域显示肺炎。治疗包括使用类固醇激素。

肺纤维化：这是一种罕见的疾病，涉及细小肺泡（空气气泡，气体交换发生的地方）过度瘢痕化，最终逐渐丧失吸收氧气的能力。幸运的是，这是一种罕见的疾病，其主要是一些老的（但仍在使用）抗癌药物（如博莱霉素）或放疗的副作用，可以通过影像学检查和肺功能检查来明确诊断。要注意剂量累积和避免使用诱发药物。

咯血（即咳血）可能会与某些抗血管生成药物如贝伐珠单抗、索拉非尼等有关，可能需要停用这些药物。停用药物后这些症状可能会消退。

同样地，间歇性的肺泡性肺水肿，可能由药物引起，停药后不会再次发生相关症状。

肺栓塞和心源性水肿，可能是在抗癌治疗之后出现的，可能与抗癌治疗有关，也可能无关。

如果出现呼吸道感染的症状，您需要寻求医生的诊断和建议。诊断方法包括医生对您进行详尽的问诊和临床检查，如影像学检查（如X线检查或CT扫描）、肺功能检测和其他呼吸科医生建议要做的检查。目前为止没有进行常规筛查的依据，所以只有在出现症状时才需要进行特定的检查。

针对上述问题的治疗在前面已经讨论（如抗生素、类固醇激素），如果有其他症状，可能需要进行其他的治疗（如有明显出血、严重气短等）。

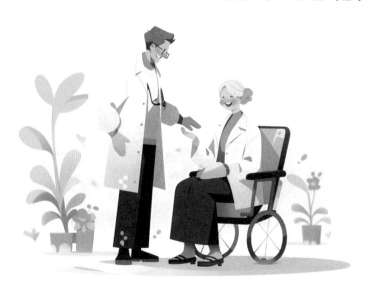

（二）儿童肿瘤的常见健康问题

在治疗过程中，儿童医疗照护团队人员将提供一种被称为支持治疗或症状管理的照护模式，它有助于预防或应对由癌症引起的健康问题，它对感染、情绪压力、营养问题、疼痛及孩子受损的免疫能力有所帮助。以下内容是针对这些健康问题的小贴士。

1. 感染

当细菌侵入并在体内生长时，感染就发生了。儿童在接受治疗期间发生感染的风险往往会增加。某些癌症和某些类型的治疗可严重降低白细胞，不足以帮助患儿抵抗感染。通常情况下，对于白细胞低于正常水平的孩子，其感染的主要来源是其自己身体内的细菌。

（1）保护孩子免受细菌感染的建议。

虽然完全避免感染很困难，但您可以与医生和护士交谈，从而获得更多可以采取的预防措施：

健康洗手法。孩子和周围的人（特别是您的家人和孩子的医疗照护团队成员）应经常用肥皂和温水洗手。进食之前、如厕后、在公共场所以及与周围的宠物接触时更应注意。

保持高度清洁。如果孩子带有导管，保持导管周围皮肤清洁和干燥很重要。同样重要的是，饭后和睡前需保证孩子的牙齿清洁。每天检查您孩子的口腔是否有溃疡或其他感染的迹象。如果孩子被刮伤或割伤，一定要马上消毒和清洁。

远离细菌。孩子需要远离人群和生病的人。在准备食物时您可能还需要采取特别的预防措施，例如，水果和蔬菜尽可能需要煮熟或去皮，肉类需要彻底煮熟。帮助您的孩子加热食物，不要把食物放凉；如果食物放置时间过长从而超出了食物保存所需的温度，请不要进食；不要将食物不加防护地暴露在外。

（2）感染的症状。

癌症治疗时并发感染是紧急医疗事件。您需要与医生讨论感染的相关症状，如果孩子出现以下症状时要知道如何应对：寒战、咳嗽或喉咙痛、耳朵疼痛、发热38℃及以上、头痛或鼻窦疼痛、脖子僵硬或疼痛、皮疹、口腔或舌头上有溃疡或白膜、皮肤肿胀或发红（特别是导管周围皮肤）、尿液带血或浑浊、排尿时疼痛或有灼热感等。

可以让护士测量口腔或直肠的体温，确保准确的体温。

2. 压力

减少压力可以改善您孩子的情绪，并有助于减少疼痛和不适。让孩子平静下来的秘诀如下：

让孩子做好准备。在进行新的检查或治疗前，孩子可以与护士一起参观实施治疗的房间，摸摸设备，见见医生，观摩这些检查或治疗的模式预演。

帮助孩子放松。寻找方法帮助孩子释放压力，缓解受挫情绪。询问可以使孩子放松和娱乐的活动事宜，问问孩子是否有期待的事，例如和朋友打电话也很有帮助。

耐心等候。让孩子知道您在哪里，您可以给他们一个拥抱、微笑，一个诚实的答案，或一个可以哭泣的肩膀。

获得心理咨询支持。社会工作者、儿童生活专家和护士可以帮助提高孩子处理压力和困难情况的能力。随着时间的推移，孩子可能会出现严重的情绪问题，孩子的医疗照护团队成员可以提供心理学家或其他心理健康专家的名字以供帮助。

3. 营养

良好的营养可以帮助孩子感觉更好，保持更强壮的体魄。通常良好的营养意味着吃各种各样的食物，但孩子们在治疗过程中往往很难吃得好，沮丧或害怕等负面情绪也会造成进食更加困难。有时，根本无法让孩子吃很多。有些孩子需要使用药物来增加食欲，如使用膳食补充剂或静脉输液。孩子需要进行体重、身高和血液检查，以保证适当的增长和良好的营养。

当孩子吃得好时，要有耐心并及时表扬。帮助孩子吃好可能需要很多的耐心、创造力以及不停地尝试和纠错。不要争辩、喋喋不休、惩罚孩子或强迫让他吃，保持进餐时间情绪冷静。

有时看电视或电影可以分散孩子的注意力，会使他更容易进食。体育活动，如散步或玩耍，可能会增加孩子的食欲。询问有关机构，您可能会得到增加孩子食欲的建议。

（1）帮助孩子吃得好的小贴士。

定期与营养师交流，从而获得帮助孩子的切实可行的建议和策略。

了解什么类型的食物和饮料对孩子是最好的。大多数的孩子需要吃各种各样的食物，应专注于营养丰富的食物（如瘦肉、家禽、全麦面包、谷物、面食、豆类、大米、水果、蔬菜和乳制品）。咨询营养专家相关食谱和简单的小吃，并推荐给孩子。

一些孩子可能被建议需摄取额外的蛋白质和热量。富含蛋白质的食物有助于肌体修复和重建，高热量食物可以防止体重减轻。这些食物包括鸡蛋、奶酪、全脂奶、冰淇淋、坚果、花生酱、肉和鱼。

鼓励少食多餐。一天内多次少量进餐对孩子来说比一次吃顿大餐更容易。

给予维生素或其他补充剂之前进行检查。维生素和某些补充剂可能是不合适的，因为这类物质可以改变或影响一些癌症治疗药物的作用。例如，一些维生素会干扰某些化疗药物的吸收，但是其他维生素可能又是安全的，重要的是要与医生讨论这些问题。

特别注意食物清洁，以降低感染的风险。您可能需要特别地处理和准备食物，例如，水果和蔬菜尽可能需要煮熟或去皮，肉类需要煮熟煮透。

减少副作用。一些副作用会使进食困难，如食欲减退、便秘、腹泻、口腔溃疡、恶心、呕吐。

关注孩子的转变。如果孩子不吃不喝，不要等孩子体重减轻后再采取行动。

（2）帮助孩子补充液体的小贴士。

饮用足够的液体非常重要，这对于有食欲减退、呕吐或腹泻的孩子尤为重要。体液流失会导致脱水危险，如果孩子变得虚弱、头晕，并有深黄色尿液，很可能已经脱水。

采取以下步骤，以帮助孩子摄取足够的液体：

了解孩子每天需要多少液体。

跟营养师和护士讨论孩子每天需要喝多少液体以防止脱水。饮用量取决于孩子的年龄和其他健康状况，比如是否有因呕吐或腹泻而导致的脱水。

给孩子自主选择权。除了喝水以外，您可以给予其他饮品，如冰棍、果冻、布丁、冰淇淋或汤来帮助孩子补充液体。

循序渐进可能最合适。如果孩子胃部不适，先用少量透明液体（水、肉汤或果冻）。如果孩子能保持下去，您可尝试添加米粥、布丁、酸奶或奶昔等饮品，然后慢慢过渡到固体食物。

尝试制作奶昔或果汁。有些孩子对于富含营养物质的奶昔或果汁等食物比固体食物更容易接受，也可能是因为通过吸管喝有更多的乐趣。您可以与营养师探讨是否添加营养补充剂。

4. 疼痛

看着孩子经历疼痛非常令人难受，这部分内容可以帮助您学习如何与孩子的医疗照护小组合作，以预防或减少您孩子可能有的疼痛。

控制疼痛是治疗儿童肿瘤的重要组成部分。疼痛不是孩子必须要忍受的事，如果孩子没有疼痛，他会在治疗过程中变得越来越强大。疼痛会抑制免疫系统，延缓身体治愈的时间，影响睡眠，增加发生抑郁症的概率。

（1）疼痛是什么引起的？

在癌症治疗过程中，以下事件可能会导致疼痛：治疗（如手术），操作（如骨髓穿刺或腰椎穿刺），抽血或注射，治疗的副作用（如口腔溃疡、便秘或腹泻），癌症本身（如肿瘤压迫神经或身体的其他部位）。

（2）我怎样才能知道孩子处在疼痛中？

相信您作为父母的判断力和观察力。如果您认为某件事不对劲，您的孩子可能正在经受疼痛，您需要及时与医生沟通。疼痛的症状表现因年龄变化而异。

非常年幼的孩子：婴儿和幼儿在触摸时表现为哭闹不安，或者他们可能会哭得更频繁或哭泣的声音与以前不同。其他疼痛的症状包括不能得到安慰或孤僻或

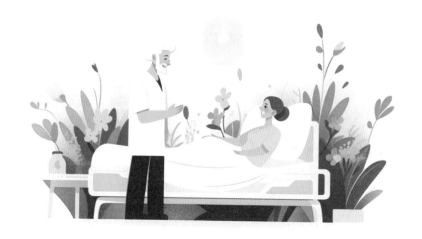

紧张，睡眠和饮食模式的改变，或拽着身体某一部分也可能是小儿疼痛的迹象。

大一点的孩子：通常会告诉您什么时候出现疼痛。然而，有些孩子不想让你知道他们处于疼痛中，因为他们不想让您难过。年纪较大的孩子遭受疼痛时可能会畏缩、呻吟或扮鬼脸，他们的眼睛可能是因为哭泣而变得红肿。鼓励孩子一旦有疼痛就告诉您和医生。

（3）谁来处理疼痛？

处理疼痛的可能是肿瘤专家、麻醉师、外科医生或其他医生，如精神科医生、心理学家、护士或药剂师等。运用音乐或艺术治疗，采用针灸、生物反馈、按摩疗法或催眠方式也有助于减轻疼痛。这些专家经常一起作为疼痛或姑息治疗小组的成员来评估孩子的疼痛程度，并制订一个控制疼痛的计划。

（4）疼痛是如何被控制的？

每个孩子都需要个性化的诊疗计划来控制疼痛，该计划综合考虑年龄、治疗和副作用等多种因素。您和您孩子的医疗照护团队人员将共同努力来控制您孩子的疼痛。

非处方止痛药，如布洛芬或对乙酰氨基酚，可以减轻疼痛，是很好的首选方法。如果非处方药无效，可以使用处方药阿片类药物。向医生咨询您关注的止痛药物是否会导致成瘾。止痛药给予不足会导致疼痛再次发作。

除了药物以外，一些方法也可以用来减轻疼痛：

分散注意力和放松。玩游戏、听读书籍，或看电影可能会分散注意力，或把孩子的注意力从疼痛中转移。音乐、呼吸练习，或吹泡泡等活动可能有助于孩子放松，它可以减轻疼痛、舒缓压力和放松肌肉。

补充疗法，如按摩或针灸，可能对减轻疼痛有效。

冷热疗法。热敷可以放松肌肉，有助于减少疼痛。冷敷也可能有助于减少肿胀和疼痛。

运动。散步等轻微运动可以增加血流量，提高内啡肽（身体自然制造的物质，可以减少疼痛和带来幸福的感觉）。

睡眠。良好的休息可以减少孩子的疼痛程度，提高他们的整体舒适感。

（5）在家里可以采取什么方法来帮助孩子减轻疼痛？

这里有一些方法可以帮助您减少孩子在家时的疼痛程度：

遵从医生的所有指示。您可能会被要求测量孩子的体温，在使用止痛药之前需要接受医生的检查。这是因为一些止痛药可以减少发热、降低体温，这可能掩盖或隐藏感染的迹象。

按规定给予止痛药。确保孩子在正确的时间服用正确的止痛药物，不要试图拖延或等待，直到孩子的疼痛变得很严重才给予疼痛药物。等待太久可能需要更长时间去缓解疼痛或需要增加止痛药的剂量才能减轻疼痛。

了解止痛药的副作用。治疗疼痛的药物可能会引起嗜睡、胃部不适、便秘或产生气体。这些副作用可能会随着时间推移而减轻，但应该及时告知孩子的医疗照护团队成员。

使用疼痛量表。咨询您孩子所在的医院，使用适合孩子年龄的疼痛量表。问孩子问题，如：哪里觉得痛？疼痛是什么感觉？疼痛有多糟糕？什么时候开始痛的？

监测并记录孩子的疼痛程度。保持书面记录疼痛，可以帮助孩子的医疗照护团队人员为孩子制订一个疼痛控制计划。拜访医生时带着它，您可以将其做成一张图表，或者是笔记，并写下相关信息，如：

孩子出现疼痛的日期和时间。

服用止痛药物时孩子的疼痛程度。

服用止痛药物的类型和剂量。

止痛药物的副作用或其他问题。

（6）在何种情况下给医生打电话？

如果孩子的疼痛非常严重，并且无法减轻，应立即与医生联系。难以控制的疼痛是一种医疗急症。

以下情况需要打电话给孩子的医生：服药后疼痛并没有好转或消失，疼痛使孩子难以吃饭、睡觉或玩耍，孩子出现新的疼痛。

5. 免疫接种

"我们与贾斯敏的护士交谈，了解她和姐妹们可以接种什么样的疫苗，当她正在进行治疗时，我们需要延迟哪些免疫接种计划。"

在癌症治疗过程中，接种疫苗前，请先与医生进行确认。

孩子不应该接种活病毒疫苗或与最近接种这种疫苗的人接触。麻疹、腮腺炎、水痘等疫苗都是活病毒疫苗。

孩子可以接受流感疫苗（这是一种灭活病毒疫苗），或者不含有活的病毒或细菌的疫苗，如白喉、百日咳和破伤风疫苗。

治疗后，医生会建议您什么时候接受一种活疫苗是安全的，这需要根据孩子的具体情况决定。

（三）癌症患者的疼痛管理

1. 癌症患者无需忍受癌痛

每一位癌症患者的癌痛都是不同的，并不是每位癌症患者都存在疼痛，但当患者出现癌痛时，应该明确不需要忍受疼痛。大部分癌痛都可以被控制和缓解。

癌痛治疗是抗癌治疗的一部分。

和医疗护理团队坦诚沟通癌痛，有利于他们更好地帮助管理癌痛。

控制疼痛最佳的方法是在癌痛发生前或癌痛加重前管理疼痛。

治疗癌痛的药物种类很多，每位患者的癌痛治疗计划是不同的。

做好癌痛记录有利于制订优化的癌痛治疗方案。

癌痛治疗的药物很少会成瘾。

身体不会对癌痛药物免疫，治疗癌痛效果较强的药物不应到后期才用。

2. 姑息治疗与疼痛专家有助于癌痛治疗

癌痛得到控制后，患者可以更好地享受正常的作息和睡眠。与姑息治疗和疼痛科专家交谈有助于控制癌痛。此外，还有肿瘤科医生、麻醉科医生、神经科医生、外科医生以及其他医生、护士、药剂师。一些癌痛治疗团队可能还包括心理学家及社工。

疼痛和姑息治疗医生是癌痛治疗领域的专家，姑息治疗医生可以治疗相关症状、治疗副作用、心理及情感问题。他们会与您合作，寻找最佳的方法控制癌痛。

如果癌痛没有很好控制，您可能会疲乏、抑郁、愤怒、担忧、孤独、压力。

如果癌痛得到很好控制，您将会很有活力、睡眠良好、享受亲情和友情、食欲提高、享受性爱、预防抑郁症。

3. 癌痛的类型和原因

癌痛的范围一般从轻微到严重，有时候会出现爆发痛的情况。癌痛的发生与癌症自身因素、治疗因素或者两者均有关系。

有些疼痛可能与癌症无关，比如有些非癌性部位疼痛、头痛或者肌肉拉伤。需要注意的是在服用任何非处方药缓解疼痛前，应与医生沟通，必要时进行相关检查，此外还应注意避免出现不同药物间相互作用等安全问题。

4. 不同类型的癌症疼痛

急性疼痛：范围可以从轻微到严重，疼痛发生迅速并且持续时间短暂。

慢性疼痛：范围可以从轻微到严重，疼痛时间持久（不容易消失），并且经常复发。

爆发痛：是突然发生的剧烈疼痛，这种疼痛发生时间很短。爆发痛可以自行发生或者与某些活动有关。即使您服用了正确剂量的镇痛药，爆发痛也可能会一天发生几次。例如，当镇痛药的药效渐消的时，可能出现爆发痛。

5. 导致癌痛的原因

癌症本身及其相关治疗是引起癌性疼痛的主要原因，引起癌痛的原因包括：

医疗检查相关疼痛。用来协助诊断肿瘤的一些方法可能会导致相关的疼痛，例如组织活检、脑脊液穿刺或者骨髓穿刺等。当您需要接受这样的检查时，不要过分担心疼痛会阻碍您做这样的检查，可提前和医生沟通相关情况，采取相关措施以利于提前减轻疼痛。

癌痛。如果肿瘤发生转移扩散或者体积变大，压迫周围组织可以引起疼痛，例如肿瘤压迫到骨、神经、脊髓或者其他器官会引起疼痛。

脊柱转移。当肿瘤扩散到脊柱时，可能会造成脊柱破坏或脊髓压迫症等，此时会出现背部颈部的疼痛、神经病理性疼痛，或两种疼痛同时存在。咳嗽、喷嚏等动作可能会加重疼痛。

治疗相关的疼痛。化疗、放疗、外科手术和其他一些治疗会导致疼痛。例如：

神经病理性疼痛。如果治疗损伤到神经，可能会导致烧灼痛、尖锐痛或者射击痛等神经病理性疼痛。癌症本身也会造成神经病理性疼痛。

幻肢疼痛。被切除的肢体仍感到疼痛或不适感。目前医学并没有明确病因。

目前疼痛感觉来自不同的因素，包括肿瘤发生在身体的不同部位、引起了不同的损伤、患者对疼痛的不同感受等。所以，所有癌痛都是有差异的。

遇到以下一些情况，应马上联系医生：

如果日常出现一些症状如咳嗽、打喷嚏、移动、站立或行走出现新发疼痛或者疼痛加重，应该立即告知医生。如果出现异常的皮疹、水疱及排便习惯改变也需要告知医生。

6. 坦诚地沟通疼痛

癌痛治疗是治疗的重要部分，坦诚地沟通疼痛相关情况非常关键。

"首先，我想要勇敢。现在，我意识到面对疼痛唯一的方式是与我的医疗团队公开、诚实地对待疼痛。这也是我掌控癌痛的唯一的方式。"——珍妮

控制疼痛是整体癌症治疗的关键部分，在治疗团队中最重要的就是患者自身，因为患者是唯一知道疼痛感觉的人。沟通疼痛相关的情况是很重要的，可以给医疗团队及时的反馈，有利于帮助患者感觉更好。一些癌症患者不想谈论痛苦，有时患者认为这样会分散医生治疗癌症的注意力，或者担心被当作"不好"的患者。有些患者担忧不能承担镇痛药物的费用。因此，一些患者习惯和"疼痛"生活在一起，甚至忘记了"无痛"的生活。

您的健康团队需要了解更多疼痛相关细节，以及疼痛是否变得更严重。这样会有利于他们了解癌症及治疗方式对身体的影响，并制订疼痛控制的最佳方案。您可以尝试讨论其他的医疗问题及相应的顾虑。

如果您存在以下情况，应告知医疗团队：服用任何药物治疗其他疾病，在规定范围内应用更多或更少的镇痛药物，过敏的药物，使用任何非处方药、家庭的补救措施、中药及非传统治疗。

这些信息可能会影响医生对您的疼痛控制计划。如果您觉得谈论疼痛会感到不安，那么可以让亲友代为谈论，或者让家人将疼痛记录下来并进行沟通反馈。坦诚地与医疗团队进行沟通，将有助于医疗团队为您制订更好的疼痛管理计划。

7. 谈论您的疼痛

想要很好地控制疼痛，第一步是坦诚地沟通，您可以尝试与医疗团队及亲友谈谈感受，包括如下信息：疼痛的位置，疼痛的感觉（如是锐痛、钝痛、抽痛、持续痛、烧灼痛或者放射性痛），持续多长时间，怎样会减轻或者加重疼痛，发生疼痛的时间（一天的时间点、当时的活动、如何去缓解），开展日常生活的方式。

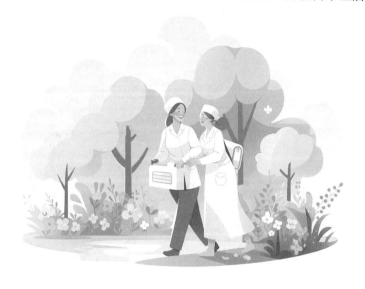

8. 描述和评估疼痛

您可以对疼痛进行描述及评估，这里提供一种方法评估患者对疼痛阈值以及评估疼痛治疗计划的实施情况。医生会要求使用一些方法来描述疼痛。疼痛量表是最常见的方法。量表分值为0～10分，其中0分是没有疼痛，10分是最疼。患者也可以用语言来描述疼痛，例如像捏痛、刺痛。有些医生给患者看一系列的"脸"，并让他们指出最能描述他们感觉的脸（视觉模拟评分，VAS）。无论您及医生怎么去保持您的疼痛记录，需要确保的是每一次应用同样的方式。您还要谈谈是否感觉有任何的新发疼痛，这样有利于记录疼痛。有些患者使用疼痛日记或者普通日记记录，有些制订列表或者电子表格。选择最适合您的方式即可。

您的记录可以列出以下内容：您应用镇痛药物的时间；镇痛药物的名称、剂量、副作用；镇痛药物的持续时间；其他缓解疼痛的方法；受疼痛影响的活动，可以影响其变坏或变好；受疼痛影响而不能从事的活动，爆发痛的次数、程度。

与医疗团队分享疼痛记录，有利于医疗团队明确镇痛药物的作用情况，或者改进您的疼痛控制计划。

以下是医疗团队可能用于描述或评价疼痛的一些方法：

0～10分数字疼痛强度量表、简易疼痛强度量表及视觉模拟量表（VAS）。

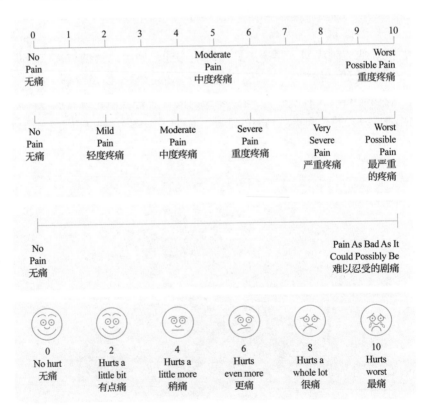

9. 分享您的想法

有些人不想吃药，如果您对镇痛药物有想法，需要及时与医疗团队进行反馈，或者安排一个亲友来沟通。与医疗团队开诚布公地谈谈您的想法，他们会帮助您制订出最佳的治疗方案。

"这是有道理的，如果您不告诉任何人疼痛的事，那么没有人能够帮助您，疼痛也不会自己消失。"

10. 疼痛治疗计划

"为了能够控制好疼痛，我多次拜访了医疗团队，通过尝试不同药物和剂量，目前有了一个比较适合我的疼痛治疗计划。"——米歇尔

（1）让您的疼痛治疗计划更好发挥作用。

您的疼痛治疗计划应是为您量身定制的，每个人都有不同的癌痛治疗计划，即使您和别人罹患了同样类型的肿瘤，癌痛治疗计划也是有所不同的。

服用镇痛药物的剂量应该从疼痛开始或加重时遵循疼痛管理的计划表。这是一种控制癌痛的好方法。不要忘了服用，不然一旦出现疼痛，将很难控制或者需要更长的时间来缓解疼痛。

以下是您可以完成的一些事情：

每次就医时带上您的药物清单。

如果您每次看一个以上的医生时，应确保每一位医生都看过您的药物清单，尤其当医生要更改您的用药方案时。

不要拿别人给的药物，别人的药物未必能帮到您。在未获得医生确认前，不要从别的国家或者互联网上获得药物。

不要等待疼痛加重。

如果疼痛控制不理想，应马上要求医生改变疼痛管理计划。

（2）控制疼痛最好的方法是在疼痛发生或者变得严重之前立即镇痛。

不要等到疼痛变得严重或者无法忍受时才开始应用镇痛药物。当疼痛不严重时，更容易得到控制。在出现疼痛前预防性地使用镇痛药物控制疼痛。按照医生给您的推荐剂量、频率服药，不要尝试拖延时间或是改变剂量。如果您拖延用药，可能会出现下列情况：疼痛变得更加严重，控制疼痛乃至无痛可能需要更长的时间，可能需要更大剂量的药物来控制疼痛。

（3）制订您的药物清单。

列出您所应用药物的清单，如果您需要，可以让家人或者医疗团队成员来帮助您。每一次治疗都需要拿出清单。您可以记录最常用的镇痛药物及其他药物，您的医疗团队需要知道您服用药物的名称及时间，告诉他们您服用的每一种药物，即便您觉得这种药物可能是无害的。即使是非处方药物，例如草药及补充治疗也

可能会带来严重的副作用，干扰到癌症的整体治疗。

（4）如何告知您需要一个新的疼痛控制计划。

当您需要制订一个新的疼痛控制计划时，以下几点需要注意并告知您的医疗团队：

疼痛并没有好转或者消失。

和您交谈期间，镇痛药物并没有很好地镇痛。

有爆发痛的情况。

出现镇痛药物的副作用且没有得到改善。

疼痛干扰了生活，如饮食、睡眠或者工作。

目前制订的疼痛控制计划并没有发挥作用。

如果您出现呼吸困难、头晕或者皮疹，或者对镇痛药物过敏，应及时给医生打电话。

（5）不要放弃希望，您的疼痛是可以被控制的。

如果您还有疼痛，并且没有很好地控制，您可以和医疗团队商议去请疼痛或者姑息治疗专家诊治。无论做什么，您都不要放弃希望。如果目前的药物控制不佳，那么可以尝试更换另一种药物。此外，新药的研发也一直在进行着。镇痛药物没有绝对统一的剂量，您的应用剂量可能高于别人，或者低于别人。合适的镇痛药物剂量可以减轻您的痛苦，让您感到舒适。

11. 癌痛的药物治疗

治疗癌痛的方法有很多种，医生会根据疼痛类型及严重程度选择药物，通过研究已经证实了这些药物可以有效地控制癌痛。

目前医生使用的药物主要为三种：非阿片类镇痛药物、阿片类药物、其他类型药物。您可能听说过这些镇痛药物，部分药物的药效比较强。以下内容有利于您了解不同种类的药物，如何应用镇痛药物，以及相关副作用。

（1）非阿片类药物——轻度到中度疼痛。

非阿片类镇痛药用于治疗轻度至中度疼痛，用于治疗发热及肿胀。如果疼痛评分按从0～10进行划分，非阿片药物应用在疼痛在0～4分。这些药物作用比大多数人认为的要更好。在多数情况下，非阿片类药物是控制疼痛的主要药物，您只需常规定期服用。

大多数非阿片类药物是非处方药物，但是在服用前还需和您的医生沟通。必要时治疗过程中可能还会联合一些阿片类药物，这类药物可能有一些副作用，例如恶心、瘙痒、嗜睡等，通常在服用几天后就会消失。请按说明书用药，如果医生告知您相关用法，请遵医嘱。

非阿片药物包括：

对乙酰氨基酚，即扑热息痛。对乙酰氨基酚可以减轻疼痛，无抗炎效果。大部分情况下，正常剂量的对乙酰氨基酚不会带来较重的副作用，但每天服用大量的对乙酰氨基酚仍然会损伤肝脏，应用药物时饮酒也会损伤肝脏。确保您在服用对乙酰氨基酚时已经向医生说明。有时您可能没有意识到正在应用其他镇痛药物，这将可能导致超量使用镇痛药物。此外，如果您正在接受化疗，医生可能不希望太频繁地服用对乙酰氨基酚，因为这种药物会掩盖发热等症状，有可能会掩盖感染的情况。

非甾体抗炎药（NSAIDs），例如布洛芬或阿司匹林等。非甾体抗炎药有助于控制疼痛和炎症。这类药物最常见的不良反应是胃部不适和消化不良，尤其是老年人群。可以选择饮食或者服用牛奶来缓解这种胃部症状。非甾体抗炎药有抗凝作用（阻止血液凝固），这就意味着当您受伤时，可能止血会更难。非甾体抗炎药还可能会造成胃部出血。

如果出现以下情况需要及时告知医生：大便颜色加深或黑便；直肠出血，如大便中有新鲜血液等；胃部不适；有烧心等症状；有咯血、呕血等症状。

对乙酰氨基酚及非甾体药物一览表

药物类型	药品名称	药理作用	副 作 用
对乙酰氨基酚（扑热息痛）	泰诺林	减轻疼痛和发热	大剂量会损伤肝功能。每天喝3次或者更多的酒，可能会对您的肝脏造成影响。 低热。如果您的体温超过37℃，应及时告知医生
非甾体抗炎药	阿司匹林 布洛芬 萘普生	减少疼痛、炎症（肿胀）和发热	可能会引起胃部不适 胃部出血，特别是饮酒后（如白酒、啤酒等） 引起肾脏损伤，尤其是老年人或者肾功能不全的患者 会引起心脏问题（特别是既往有心脏病史），但阿司匹林不会 当应用抗癌治疗时，需要避免应用阿司匹林，易造成出血的风险 低热：如果您的体温超过37℃，应用该药物应及时告知医生

使用非甾体抗炎药应避免的情况

非甾体抗炎药可能会造成患者病情加重。在以下情况应避免使用该类药物：对阿司匹林过敏，正在进行化疗，服用类固醇药物，有胃溃疡或溃疡病史，痛风或者出血性疾病，正在服用处方药物治疗关节炎，肾功能不全，心功能不全，手术前后1周，正在服用抗凝药物（如肝素或者华法林）。

（2）阿片类药物——中度至重度疼痛。

如果您出现中度到重度的疼痛，医生会建议使用作用更强的药物——阿片类药物。阿片类药物常被称为麻醉剂，必须在医生处方指导下应用。这些药物经常与阿司匹林、对乙酰氨基酚、布洛芬等药物联合。

常用的阿片类药物包括：可待因、芬太尼、氢化吗啡酮、左啡诺、哌替啶（如杜冷丁）、美沙酮、吗啡、羟考酮（如奥施康定）、羟吗啡酮。

阿片类药物的使用注意

随着用药时间延长，应用阿片类药物的患者会发现需要更大剂量的药物才能缓解疼痛。这种情况可能是由于疼痛的加剧、病情的进展或者阿片类药物耐药等。当一种镇痛药物不能很有效地控制疼痛时，医生可能会给您增加日常用药量，或者更改镇痛强度更大的药物。这两种方法都需要在医生的指导下安全有效地实施，不要自己随意增加药物剂量。

（3）管理和预防相关副作用。

一些镇痛药物可能会引起的副作用：便秘、嗜睡（昏昏欲睡）、恶心（胃不舒服）、呕吐。

镇痛药物的副作用因人而异，如果有必要，请医生及时调整用药剂量。他们可能会增加一些其他药物到疼痛控制的方案中，用来减轻相关的副作用。需要注意的是，便秘是必须经过治疗才会恢复的副作用，但不能因为副作用而妨碍相关的镇痛治疗，可以用其他方法来控制癌痛。

其他不常见的副作用包括：头晕、意识混乱、呼吸困难、瘙痒、排尿困难或尿潴留。

1）便秘。

几乎每位服用阿片类药物的患者都会出现便秘，这是由于阿片类药物会抑制肠道蠕动而使大便在肠道内停留时间延长，身体会从粪便中吸收更多水分，导致粪便变硬所致。

首次应用阿片类药物时，需要咨询医生是否需要应用泻药或大便软化剂，当您开始用镇痛药物时，以下这些措施可用于预防相关的问题。

喝大量的液体：每天喝8～10杯水可帮助大便软化。

吃高纤维的食物：包括带皮的水果、蔬菜、全麦面包和谷物。

尽可能地开展运动：任何一种运动（如散步等）都会有帮助。

如果您2天及以上没有排便，及时告知医生。

2）嗜睡。

一些阿片类药物会导致嗜睡，或者如果疼痛导致您不能入睡，初次服用阿片类药物可能会让您睡得更好，嗜睡症状可能会在几天后会消失。

如果您感到疲劳或者嗜睡：

不要独自步行上下楼。

不要做任何需要保持清醒的工作——驾驶、使用机械或设备，或者其他重要的情况。

如果嗜睡严重或在几天还未消失，请向医生咨询：可能需要采取减少剂量或改变药物；药物未能缓解您的疼痛，疼痛会让您晚上疼醒；其他可能导致嗜睡的药物；医生可能会增加一个新药，以保持清醒状态。

3）恶心和呕吐。

当服用阿片类药物几天后恶心呕吐可能会消失。然而，如果恶心呕吐导致您无法服用镇痛药，应立即打电话联系医生。此外，有呼吸问题也需要及时告知医生。

当您服药后不舒服，可以平躺在床上1小时左右。当您出现类似晕船等症状时，一些非处方药物可能会有用，但服用其他药物前需向医生咨询。医生可能会增加或更改药物，或增加某些止吐处方药。

咨询医生，是否有其他问题引起恶心。比如是否原发肿瘤或者其他药物引起的症状，此外便秘也可能会增加呕吐。

4）尝试新镇痛药物治疗。

有些镇痛药物第一次服用后会让您感到困倦，随后几天会逐渐变好。此外，有些人会感到头晕或者意识混乱。如果您持续存在这些症状，需及时告知医生，医生通常可以通过改变剂量或者药物类型来解决这些问题。

5）在服用镇痛药物时的注意事项。

所有镇痛药物在使用过程中都要十分小心，当您服用阿片类药物时需注意以下几点：

遵医嘱服药。除非医生进行指导，不要切开、咀嚼或者粉碎镇痛药物。

医生调整药物剂量以确保您服用的药量与个体情况相匹配。这也是仅由一名医生为您处方阿片类镇痛药物的重要原因。确保每次就诊时携带治疗药物清单，这样医疗团队可以清楚知道您的疼痛控制方案。

疼痛药物与酒精及镇静剂混合使用是很危险的。您可能会感到呼吸困难、焦虑或者头晕等，需向医生报告以下情况的频次：饮酒；正在服用的镇静剂、安眠药或抗抑郁药；使用任何可能使您昏昏欲睡的其他药物。

如何停止服用阿片类药物

当疼痛好转时，药物的剂量可能会变得更小，您甚至可以停止服用阿片类药物。但当医生建议停药时，需要逐渐地减量。长时间服用阿片类药物，您的身体已经习惯了这类药物，如果突然停药或者大量地减少，会造成戒断症状的药物反应，这就是为什么药物需要慢慢地减少，这和成瘾并没有直接关系。

如果您突然停止服用阿片类药物，可能会出现流感样症状，可能会有流汗、腹泻等其他症状。如果出现这种症状，需要及时告知医生及护理人员，并进行相关的治疗。

医生可能还会开具其他类型镇痛药物来缓解癌痛，这种药物可以和阿片类药物及非阿片类药物的联用，包括：

抗抑郁药。抗抑郁药物可以治疗抑郁症，同时还可以辅助减轻刺痛或烧灼样疼痛，这些神经病理性疼痛可由放疗、手术、化疗引起的神经损伤所导致。

抗癫痫药物。同抗抑郁药物类似，抗癫痫药物及抗惊厥药物也可以辅助治疗刺痛及烧灼样的神经病理性疼痛。

类固醇激素。类固醇激素类药物主要用于治疗肿胀引起的疼痛。

一定要咨询医疗团队这些药物的副作用。

（4）如何给药。

为了缓解癌痛，医生通常开具的药物以口服为主，同时还有如下的药物使用方法。

口腔：一些镇痛药物放在颊部或舌下给药。

注射：皮下注射，药物通过细针头直接注入皮肤下。静脉注射，药物通过注射器直接进入静脉。患者自控镇痛泵（PCA）经常应用这种模式，PCA主泵有一

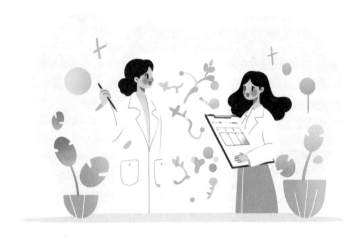

个按钮可以按照合适剂量给药。

皮肤给药：这类药物像贴片一样贴在皮肤上，可以缓慢稳定地释放药物。

直肠栓剂：这类药物可以为胶囊或者药片，直接塞入肛门，药物可以溶解并被身体吸收。

鞘内或脊髓神经周围给药：这类药物直接注射入椎管及骨髓内。

（5）可以向您的医疗团队咨询镇痛药物的相关问题，比如：

应该服用多大剂量的药？多长时间服用一次？

如果我疼痛得走不了路了，可以加大用药剂量吗？

可以增加多少剂量？在我增加药量前，需要先打电话告知您吗？

这类药物应该服用多长时间？如果忘记带药或者推迟用药怎么办？

我可以在进食时服药吗？我吃药时需要喝多少水？

服药后多长时间药物开始起效？

吃药后可以饮酒（葡萄酒、啤酒）、驾驶汽车或者操作机器吗？

有什么其他药物是可以和镇痛药一起服用的？

药物副作用是什么？应该如何预防或处理副作用？

出现什么情况应该立即通知您？

（6）缓解癌痛的其他方法。

有些时候药物未能缓解一些患者的癌痛。在这种情况下，医生可使用其他方法来缓解疼痛。

放射治疗：不同形式的辐射波能够用来缩小肿瘤、减轻疼痛。通常一种方法足够帮助治疗癌痛，但有时需要几种方法同时进行。

神经外科手术：神经外科医生通过毁损神经来切断疼痛信号传入大脑的通路。

神经阻滞：麻醉师往周围神经或脊髓注射药物，减轻疼痛。

手术：外科医生可以切除部分或者全部肿瘤来减轻疼痛。当肿瘤压迫神经或者其他部位的时候，这是特别有用的方式。

化疗：抗癌药物可以减轻肿瘤负荷（即缩小肿瘤体积），有可能帮助缓解疼痛。

经皮神经电刺激疗法（TENS）：应用一个经皮肤输出温和低频脉冲电流来缓解疼痛。电池功率较小，这种电池可以携带或者直接连接。

（7）药剂师的职责。

药剂师是整个医疗团队中的重要一员，药剂师可以解答您关于药物的很多问题。例如服用药物的方法、副作用等。药剂师的职责是了解癌症药物，确保信息及时更新。有可能的话，在同一家药房配药，这样您所有的处方信息就会在系统中显示。一些药房具有自动提示系统，在您服用有相互作用或相互影响的几种药物时会发出预警。

药物耐受与成瘾

（1）治疗癌痛时很少发生成瘾问题。

成瘾是指人不能控制自己对于某种事物的欲望，甚至在这种事物（或药物）对自身造成伤害时也要继续做（或服药）。患者常在其未出现疼痛时就开始服用镇痛药物，这种行为往往是源于心理而非躯体原因。癌症患者需要强力镇痛药物以控制癌痛，然而仍有很多患者由于惧怕成瘾而拒绝药物治疗。家属也担心患者会出现药物成瘾问题，但患者还是应该遵医嘱服药。

按时服药能最大限度地缓解癌痛。应按照患者实际情况调整用药剂量。虽然镇痛药物耐受很常见，但是服用镇痛药物似乎不会导致药物成瘾现象的发生。患者不会因服药而成瘾，即便患者曾经有过药物成瘾的问题，仍然应该接受规范的疼痛管理。患者应与医护人员交流自己困惑和顾虑。

"如果您担心成瘾问题，问自己一个问题：要是没有遭受疼痛，还会服镇痛药物吗？答案一定是否定的。"——罗宾

（2）镇痛药物耐受现象时有发生。

有人认为强效的镇痛药物应该留到最后应用，他们担心一开始就使用强效镇痛药物会使躯体习惯于该药物而不再起作用。但事实上，药物不会完全失效，只是药效会较前降低。随着服药时间的延长，患者可能需要更大剂量的镇痛药物，以维持相同的镇痛效果。这就是所谓的药物耐受，药物耐受现象在癌痛治疗中经常发生。

（3）耐受不同于成瘾。

如上所述，药物的耐受发生在躯体对使用的镇痛药物产生了习惯。由于个体差异，许多患者不会出现阿片类药物耐受，但即便出现了耐受现象，也不必担心。

在医生指导下，患者可以：增加药物剂量，或加用其他药物，或更换药物。

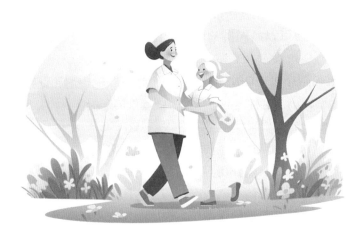

治疗目标是缓解疼痛，增加药物剂量不会导致药物成瘾。

（4）服用镇痛药物的感觉和"嗑药"不一样。

大多数患者按照医嘱服药都不会出现"失去自我控制"或者"嗑药"一样的感觉。某些镇痛药物首次服用时会出现昏睡的反应，这种作用在数日内即可缓解。患者服用镇痛药物时会有很多疑问，这时应该向医护人员求助。调整用药剂量或药物类型通常可以解决这些问题。

控制癌痛的其他方式

医疗团队在使用药物镇痛的同时，也会建议患者接受其他的控制方式，然而与药物镇痛不同的是，一些非药物手段尚未被癌痛相关研究所检验证实。但这些疗法可能帮助改善疼痛，同时缓解压力、焦虑，提高应对癌症的能力，以提高患者生活质量。这种方法也称为"补充疗法"或"整合疗法"。

冷敷、按摩、针灸、催眠、想象法、生物反馈法、冥想、治疗性触摸法等都属于补充疗法。患者在学会其中某些疗法后可以自行实施，那些不能自行实施的疗法，也可以由获得执业资格的专业人士为患者实施。

（1）针灸。

针灸疗法是中医治疗的一种，是将非常细的金属针具刺入患者指定部位的皮肤以达到治疗疾病的目的。

针具刺入患者皮肤时，可瞬间出现轻微疼痛、钝痛、麻刺感、触电样感觉，针具刺入后不适感即可缓解，15 ～ 30 分钟后可将针具拔出。刺入的时间长度也可以根据施针者的建议进行调整。

针灸已被证实能够改善患者治疗相关性恶心呕吐，一些研究也证实针灸能够缓解癌痛。在实施针灸治疗之前，患者应事先与医疗团队沟通，以确保所患癌种适合进行针灸。如果适合针灸治疗，医疗团队就会向患者推荐一位有执业资格的针灸师。许多医院和癌症中心有针灸师。

（2）生物反馈法。

生物反馈法是使用仪器来指导患者控制某些身体功能的方法，这些身体功能包括心率、呼吸、肌张力等。由于这些身体功能都是自然而然发生的，患者可能从未在意过这些。但是学习如何控制它们，有助于患者放松及应对疼痛。生物反馈法常与其他方法联合使用。如果患者有兴趣尝试该方法，可以向有职业资格的生物反馈技师求助。

（3）分散注意力。

分散注意力法是指将患者的注意力转移到疼痛以外的事物上，可以单独使用（轻度疼痛），也可以与镇痛药物联合使用（急性疼痛、手术相关性疼痛等），或者也可以在镇痛药物起效前尝试。

在很多情况下，患者都在自己没有意识到的情况下，自行实施了这种疗法。例如，看电视或听音乐都是很好的分散注意力的方法。事实上，所有需要集中注意力的活动都可以用于分散注意力。患者可以尝试唱歌、慢节奏呼吸或反复重复一句话，例如"我可以"。

患者可以做某些特定活动来分散注意力，可以试做手工或开展一些个人爱好，阅读、看电影、拜访朋友等。

（4）热敷法和冷敷法。

热敷法可以缓解肌肉的酸痛，冷敷法可以使疼痛减轻。实施之前，一定要向医生确认接受热敷或冷敷是否安全。每次冷敷或热敷不要超过10分钟。不要在血液循环不好的部位进行冷敷或热敷。

推荐使用在冷冻后仍然保持柔软的冰袋进行冷敷（一般能够在药店购买到）。也可以使用毛巾包裹冰块，或者将冰水放入纸杯中的方法进行冷敷。

推荐使用电热毯进行热敷。患者同样也可以尝试热水袋、热水瓶、热毛巾、热水浴等方法。不要长时间热敷，防止烫伤。

（5）催眠法。

催眠是一种放松且注意力集中的迷睡状态。很多接受催眠疗法的人把这种感受形容为像早晨刚醒来的感觉一样。紧闭双眼，却能感知身边正在发生什么。在这种放松的状态，思想变得更包容，更容易接受建议。催眠在认知程度上可以消除患者对疼痛的认识或者帮助患者减轻疼痛感。

患者需要看一位受过催眠训练的专业人员，通常是一位心理医生或精神科医生。催眠师会指导患者给自己积极暗示如何进入熟睡状态。

（6）想象法。

想象法就像做白日梦，患者闭上双眼进行想象，有助于放松压力，缓解焦虑，改善睡眠，可以动用所有的感官——视觉、触觉、听觉，嗅觉、味觉等。例如患者可以回想过去愉快记忆的场景以缓解疼痛。

假如患者卧床或无法离开家门，想象法可能会派上用场。想象法能够帮助患者释放由于长期在家，足不出户，而被压抑的情绪感受。

（7）按摩。

按摩可以改善患者疼痛和焦虑症状，也可用于缓解疲乏和紧张。按摩是用手或特定的工具按压、摩擦、揉捏身体的特定部位。在疼痛部位周围画圈按摩，能够很好地改善疼痛。按摩也可以缓解肌肉紧张，增加血液循环，但在未经许可的情况下，不要对癌症患者进行用力深压的按摩。

（8）冥想。

冥想是一种身心医学的疗法，可以帮助患者放松躯体，平静思维。对于缓解疼痛、担忧、紧张情绪或改善抑郁症状也有帮助。

冥想法是将注意力集中于某件事物，比如一个词、一个句子等。您可以坐下、躺着、走路，或者任何使自己舒服的姿势。冥想时的目标是尽量对分散了的思想或情感保持一个开放的态度，这时注意力就会渐渐地回到呼吸或者平静地重复某些单词上。

"我开始通过冥想缓解疼痛让自己平静。现在我感觉已经可以减少服用镇痛药物的剂量了。"——安娜

（9）放松法。

放松法通过缓解肌肉紧张来减轻疼痛。放松法可以帮助患者改善睡眠、提高精力、减轻焦虑，提高应对压力的能力。

视觉集中法：盯着某个东西看。

呼吸及肌紧张法：吸气时收紧肌肉，呼气时放松肌肉。

缓慢节律呼吸：将注意力集中在某一个事物上，慢节奏地呼吸。同时可以辅以想象法或听音乐减慢呼吸频率。

重度疼痛患者很难实施想象法。患者可以尝试一些快速简单的方法缓解疼痛，包括节律性按摩或呼吸及肌紧张法。有些人使用音乐或者其他艺术疗法来放松。

有时深呼吸可能导致气短，这时应转变为浅呼吸或者降低呼吸频率。同时感到放松且很容易入睡，但如果不想入睡，就应该尝试坐在硬椅子上或者在练习开始前设一个闹钟。

（10）其他方法。

以下是一些缓解癌痛的其他方法。

理疗：帮助患者改善体力，增加肌肉运动，缓解疼痛。

太极：一系列缓慢、柔和的身心运动，以使"气"在身体中流动。

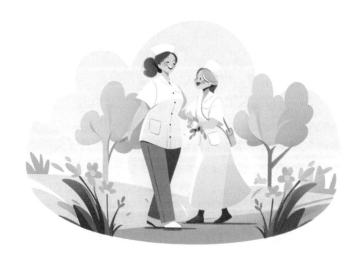

瑜伽：包含一系列伸展动作和姿势。重在调整呼吸。是一种达到身体、心灵与精神和谐统一的运动方式。有各种类瑜伽型适合不同的患者。

在进行理疗、按摩、催眠、针灸前，确保患者接受有执业资格的人员提供的服务。

记住：有些补充疗法会干扰患者的癌症治疗，所以在接受补充疗法前务必与医生充分沟通。

患者的感受和疼痛

"起初我的正常生活受到影响，我不能修剪草坪或打理花园，这非常令人沮丧。"——胡安

生活的各个方面都会受到疼痛和癌症的影响。这种影响不仅仅在于患者的身体，也影响了患者的思想和感受。只要患者感到持续性的疼痛，无论疼痛严重与否，都会使患者难以集中注意力到疼痛以外的事情上。患者难以和患病之前一样做事情或看待他人。这种感受很令人沮丧，像是进入了一个没有终点的恶性循环。

像做饭、穿衣、行走这样简单的事情都可能变得非常艰难。由于疼痛，一些患者不得不停止工作或者缩减他们的工作时间。患者也会有经济方面的压力。脱离工作和正常生活使社交能力减弱，患者也不愿意参加社交活动。

研究表明，疼痛使患者更易感到悲伤、焦虑、抑郁，也可以表现为急躁、易怒、沮丧。患者在有人陪伴的时候也会感到孤独。

罹患癌症和疼痛常会导致恐惧。对于大多数人而言，疼痛和恐惧会使患者饱受折磨。患者因对未来充满担忧而感到沮丧。患者常对很多事情感到恐惧，比如：病情恶化，疼痛难以忍受，工作和日常生活变得举步维艰，无法参加旅行等集体活动，对生活失去控制。

情绪的剧烈波动使得患者想要寻找罹患癌症和疼痛在他们生命中的意义。有些患者会质问为什么这些疾病会降临在他们身上。

（1）不要丧失信心。

如果您有这样的感觉，要明白自己不是孤独一人。许多癌痛患者都有过这种感受。有消极的想法是正常的。也有些患者能够积极地面对癌症。但如果您的悲观情绪一直持续，应该正视消极情绪，并且在痛苦和迷茫的时候积极寻求帮助。

（2）寻求支持。

有很多人能够帮助癌痛患者。患者可以与心理医生进行交流。医疗团队会为患者推荐一位受过慢性病方面训练的咨询师提供服务。咨询师会与患者进行探讨，并为患者解答困惑，同时推荐可以改善症状的药物。

患者也可以与社区中的朋友或其他人交流。您可以加入病友互助小组。癌症患者的互助小组是由共同分享应对癌症经验的一群人组成的。小组成员可以通过

面对面交流、电话或网络的方式进行沟通。

      "我无法控制自己对生活感到沮丧。由于肿瘤治疗和疼痛，我感到伤心和愤怒。有时候我真的非常需要一个了解我经历了什么的人跟我交流。"——卡洛斯

（3）疼痛是如何影响患者所爱的人的。

慢性或急性疼痛会影响关爱患者的每一个人。家属和朋友看到患者遭受疼痛，很难无动于衷。

患者的亲友同样也会感到愤怒、焦虑和孤独。他们可能由于无法帮助患者而感到无能为力，他们甚至会在患者疼痛发作的时候因为自己不会同样感到疼痛而感到负罪感。由于患者无法做以前喜欢做的事儿，亲友可能会有失落感。

亲友产生这样的感觉很正常，所以认识到并且直面这些情感很重要。

患者家属应该了解必要时他们应该向专业人士求助。同样，家属也可以与咨询师交流或者加入一个病友互助小组。鼓励他们向社工咨询，从那里获取一些帮助。

（4）与患者家属沟通。

患者可能会想让家人和朋友了解自己现在的感受，但这对于一些人而言难以开口。一些人表示不愿意与自己关系亲近的人之间产生尴尬，也有人说不愿意自己显得很消极，但是开诚布公对每个人都有利。让家人和朋友了解患者的疼痛，有助于他们了解患者的感受，他们就可能找到帮助患者的方法。家人和朋友在感到自己能够帮忙后，自己也会觉得好一些。

（5）患病前已经存在的家庭矛盾。

患病前已经存在的任何家庭问题在患病后都可能激化。如果家人之间交流不畅，可以请一位社会工作者为患者组织一次家庭会议。会议期间，医生解释治疗的目的和相关事宜，患者及家属可以表达自己对治疗的期望。这个会议也提供了一个开诚布公表达自己想法的平台。请牢记，在这种情况下患者可以向很多人求助。

二、预防和监测癌症复发

随访的主要目的之一是及时发现癌症复发。

1 什么是癌症复发？

复发就是癌症在治疗后再次发生。导致癌症复发的原因可能是较小的肿瘤在体内未被发现，或对抗癌治疗方案不敏感。随着时间的推移，这些癌细

胞数量增加，扩散到身体的其他部位，直到被血液学或影像学检查发现，或者引起相应的症状和体征。

② 什么时候会出现复发？

根据癌症的类型，诊断时的分期、治疗的类型、治疗是否成功，复发可能发生在初次癌症治疗后的几周、几个月甚至几年。在数年后一些癌症可以被认为已经治愈，还有一些仍然会出现复发，但是这种远期复发很罕见。

复发可以表现为局部、区域或远处复发。

局部复发意味着癌症又出现在原发癌症所在的部位。

区域复发意味着癌症在原发癌症附近的部位发生。

远处复发意味着癌症在身体的另一个部位出现，这通常也称为"远处转移"。

如果肿瘤在远离初次发生癌症的位置复发，与原发癌症具有相同的遗传/细胞特征，则它仍以原发癌症的部位命名。这可能会让很多人感到困惑。如果这种情况发生在您身上，您可能会认为您在其他器官上发生了新的癌症。例如，如果一名结肠癌的幸存者在肝脏发生肿瘤，医生们将称其为结肠癌肝转移（结肠癌已经扩散到身体另一部位），而不是肝癌。

③ 是否有预防复发的方法？是否有方法了解癌症复发的概率？如何监测复发？早期发现复发很重要吗？

虽然没有办法阻止癌症复发，但有一些有效的方法能显著降低癌症复发的风险，如健康的生活方式、压力管理、体重控制和规律的体育锻炼可以帮助您降低复发的风险。

在某些情况下（例如激素受体阳性的乳腺癌），可以通过使用药物（例如使用芳香化酶抑制剂）来降低复发的风险。但目前没有还没有数据支持采用化学性药物预防癌症的复发。

癌症复发的概率和复发的时间及部位取决于癌症的类型、癌症的分期和您所接受的治疗类型。

虽然已知大多数癌症复发的概率或统计概率，但无法预测某个患者的癌症是否会复发。

医生可以根据发表的统计数据与您讨论您的癌症类型和癌症复发的风险。

为了帮助您发现潜在癌症复发的迹象，医生会询问有关您健康状况的一些具体问题，做一个详细的体格检查，并定期进行随访检查（如血液学检查、影像学检查）。

如果怀疑或发现复发，医生将会进行进一步的血液学和影像学检查以及活检，以便尽可能多地了解复发情况。结合这些检查，医生会和您讨论这些结果及下一步的诊疗计划。医生会权衡并与您讨论全身扫描检查的潜在益处和不利因素。

如果在相关症状出现前通过特殊检查（如CT扫描或血液分析或结肠镜检查）发现癌症，将会得到更有效的治疗。同样，如果一项可以早期发现癌症复发的检查，对治疗没有任何影响，则是无效或无意义的检查。

在某些情况下，一些检查可能是不利的：

如果它会让您感到压力，那是因为您会想起过去的疾病。等待检查的时间和等待医生告诉您结果的时间对许多患者来说都很煎熬。

某些检查可能会有很小的副作用（如血管造影剂、放射线，或者仅仅是疼痛）。

如果检查的结果并没有预期的那么清楚，可能会在很长一段时间内让您和您的医生有更多的疑虑，这可能需要增加额外的检查。

推荐的检查项目和检查时机将取决于疾病复发的可能性，对于可能早期复发的患者，早期发现可提供的治疗选择也不相同。

这里有一个例子可以让您更好地理解这个复杂的观点：您曾因一个复发可能性很低的癌症而接受治疗，那么您可能会因为重复的CT扫描、内镜检查或其他检查而受到更多的伤害而非获益。

如果复发后治疗基本保持不变，并且治疗安全性好，不需要尽早发现癌症复发，这样的例子也很多。这就是为什么大多数乳腺癌患者的系统随访除了每年进行乳房X线检查外不包括CT扫描、骨扫描或其他影像学检查。这也解释了为什么随访间隔时间相对较长（建议每6个月复查1次）。

早期发现原发肿瘤非常重要，因为它将决定癌症的分期。初诊癌症的分期越早，治愈的机会就越大。

不幸的是，癌症复发大多是转移性的。在这种情况下，真正治愈的机会非常渺茫，而最好的长期生存机会往往与您的一般身体情况和转移的位置有关，而不是转移病灶的确切数量。

最后，我们并不能确切地回答筛检是否真的有用！我们需要研究来进行比较，而这需要时间，并且不容易明确。医学是一个快速发展的科学，如果我们能知道一切就好了！

另外，在进行系统的筛查时，您还需要注意一些特殊的症状或标志，这些症状可能出现在特定癌症复发的情况下。对于不同位置的癌症来说，是不一样的。癌症复发的症状当然可能在任何时候发生，不依赖于筛查的时间间隔。因此，一旦您有任何疑问建议与医生联系，这不依赖于您上次临床随访

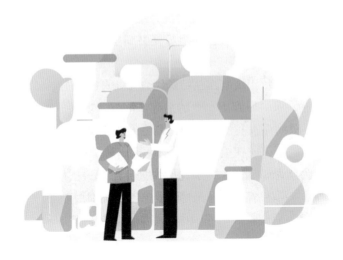

的时间。

请注意，所有的筛选检查只能在一定程度上有益于您的临床咨询，并不能保证您下一个时间段获得自由！

监测复发是很困难的，学习放松技巧来处理焦虑和（或）寻求心理咨询是很有帮助的，特别是完全被恐惧占据后（阻止您继续随访）。许多人发现，经过几次随访后，当他们确信没有复发的迹象，焦虑就会降低。

三、预防并及早发现第二原发癌症

当您经历抗癌治疗后，会增强预防癌症的意识。现在您拥有了生存权利，您可能会问自己能做些什么来防止出现另一种癌症。根据您自己的经验，您可能想鼓励朋友或家庭成员参加常规的癌症筛查，以便及早发现癌症。

早期预防发现癌症非常重要。近年来，人们提高了癌症预防及定期筛查特定癌症重要性的认知，以下是一些关于预防和早期发现癌症的有用建议！

1. 癌症的一般预防措施

在癌症预防方面，至少有四种不同的情况适合您：

（1）互相分享对整体人群都适用的并可以预防的风险因素。

吸烟：许多肿瘤的主要危险因素，如肺癌、头颈部肿瘤、胰腺癌、膀胱癌和其他许多肿瘤。

饮酒：被认为是乳腺癌、肝癌、食管癌、口咽癌、喉癌和直肠癌的危险因素。

体重管理：超重与许多癌症的发生有关。体力活动与患结肠癌和乳腺癌的风险呈负相关。

如果您还有以上的因素，那么戒烟，减少酒精摄入量，以及控制体重，都是现在需要改变的时刻！

定期进行体育锻炼：不仅会让您感觉更好，还会降低您癌症的复发风险以及发生第二种癌症的风险，无论您之前的健康状况如何。这些发现已经在大型研究中被证实。

紫外线辐射：会增加发生黑色素瘤和其他皮肤癌的可能性。因此，使用防晒霜和防护服以及避免长时间在阳光下照射都是重要的预防性措施。

总之，戒烟，控制或避免饮酒，维持或恢复正常体重，避免太阳暴晒和规律运动都可以显著降低患癌症的风险。

（2）不幸的是，您患第二种癌症的风险取决于您的原发癌症。例如，如果您因头颈部肿瘤而接受治疗，那么您在这一区域就存在患第二种癌症的风险，发生食管癌或肺癌的风险仍然很高（特别是如果您没有戒烟戒酒）。另一个例子是结肠癌，您再次发生良性肿瘤的风险很高，如息肉，这可能会演变为结肠癌。因此，医生可能会建议您接受更多次的结肠镜检查，若有任何疑问请咨询医生。

（3）有些人可能被诊断为遗传性癌症。这在一般人群中很罕见，但是您的家庭特征可能会有一些提示或证据。

（4）尽管没有遗传性癌症综合征的证据，但我们知道，在某些癌症类型中，家庭成员共患癌症的风险可能更高。例如：如果您患有乳腺癌，即使目前您是这个家庭中唯一的乳腺癌患者，您的孩子患乳腺癌的风险还是比普通人群要高。这就是为什么医生建议您的近亲在比您患癌症年龄小10年的时候就开始筛查的原因。

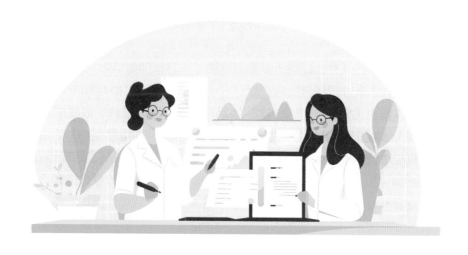

目前我们没有可靠的方法来早期发现所有的癌症。一些重要类型的癌症可以为大众提供非常有效的早期检测（"筛查"），这将极大增加癌症治愈的机会。筛查就是给大众提供一种有效的、经济实惠的、副作用小的方法，以试图发现更多的早期癌症。

（1）乳腺癌。

一般来说，专家对乳腺癌筛查有不同的建议。大多数正规筛查项目将从50岁开始。然而，在您40岁以后，您的医生可能会和您讨论筛查的益处和弊端。40～74岁的女性以及一些老年健康女性，可能会接受乳房X线检查。这并不意味着您不会在更年轻或年长时患乳腺癌。但对这个年龄段的女性来说，患乳腺癌是非常罕见的，也不会被认为是公共健康问题。然而，大规模的乳腺癌筛查过于昂贵（对整个社会而言），而且对少部分患者进行标准筛查方案会有太多的副作用。

（2）子宫颈癌。

人乳头瘤病毒（HPV）是一种常见的慢性感染，是发生宫颈癌的一个高危因素，也是宫颈癌的一个预后因素。每年进行妇科检查，包括宫颈刮片检查，可以降低发生宫颈癌的风险。最近发现疫苗可以保护妇女免受HPV的感染。

（3）前列腺癌。

对45～50岁及以上的男性，推荐通过直肠指诊检查和血液肿瘤标志物筛查发现早期前列腺癌。不幸的是，这些检查比宫颈癌的宫颈刮片更不可靠，而且存在过度诊断（检查提示前列腺癌，而真实情况并没有患前列腺癌）或漏诊（检查结果可能是正常的，但真实情况是患有前列腺癌）的风险。因此，专家们对于筛查的实际意义仍然存在争议。最好的做法是和您的医生讨论，您是否应该接受这个筛查，以及讨论这个筛查的益处和弊端。

（4）结直肠癌。

许多国家每年都会提供大便隐血试验（一旦检测结果为"阳性"，则需要结肠镜检查）来进行结直肠癌筛查。一些国家也建议直接对50岁以上的人进行结肠镜检查（每10年重复1次，如果在筛查时发现息肉，则要缩短筛查间隔时间）。结直肠癌最初主要源于良性肿瘤（息肉）的缓慢生长，因而大便隐血试验和结肠镜检查这是一种非常有效的预防或发现早期结直肠癌的方法。

近亲（如兄弟、父母等）患有结肠癌的人，患有遗传性综合征（与结肠癌高发病率有关）、溃疡性结肠炎、克罗恩病的人患结肠癌的风险要比普通人群高得多。理论上，在这些人群中的筛查应该更早开始，筛查的频率也应更高。建议与您的医生进行讨论、组织和管理个体化筛查。

（5）第二癌症。

虽然在治愈一种癌症的过程中，化疗或放疗可能会让您有可能患上另一种癌症，但幸运的是，这是非常罕见的。化疗和放疗会损伤骨髓干细胞，这可能会导致血液疾病，如骨髓增生异常或急性白血病。这些是恶性血液疾病，骨髓中的白细胞异常和不受控制的增生。其他癌症也可能在放射治疗部位产生。

一般来说，第二癌症的风险很低，而且没有特别的预防或筛查措施（注：血液疾病系统肿瘤一般会通过血常规体现）。现在医学统计学上增加了关于抗癌治疗引起的第二癌症的统计风险，如果有疑问，向您的医生咨询患有第二癌症的风险。

有一种特殊类别的癌症幸存者是女性霍奇金淋巴瘤幸存者，她们在童年或成年时期接受了对纵隔的放射治疗，从而增加了罹患乳腺癌的风险。在这些女性幸存者中，推荐每年检查乳房以及每年进行磁共振成像（MRI）或乳房X线检查。

（6）遗传性癌症。

癌症可分为偶发性癌症和遗传性癌症。偶发性癌症是指体细胞的随机性基因突变引起的癌症，而其生殖细胞一般不受影响；而遗传性癌症来自出生时的基因改变。遗传性癌症非常罕见，不到总癌症人群的5%。

什么时候应该考虑遗传性癌症？您的医生可能会考虑这样的情况：

多个家庭成员患有同一类型的癌症（特别是罕见肿瘤）。

发生癌症的年龄较小（如20岁就罹患结肠癌或乳腺癌）。

在同一个人身上同时患有多种癌症（如患有乳腺癌和卵巢癌的女性）。

成对器官同时罹患癌症（如双眼、双肾或两侧乳房）。

兄弟姐妹中不止一种儿童癌症（如兄弟姐妹都患有肉瘤）。

癌症发生在不受性别影响的情况下（如男性的乳腺癌）。

癌症发生在几代人中（如祖父、父亲和儿子同时罹患癌症）。

在这些病例中，虽然不能说一定是遗传性癌症，但相当大程度上怀疑这是一种遗传性癌症，这应该通过特定的遗传咨询和分析来确诊（肿瘤学家和遗传学家已经做了很多这方面研究和工作），检测癌症患者的组织标本或血液有助于确诊。如果该患者的遗传情况得到证实，那么就必须对其家庭成员进行癌症监测（尽管其家庭成员不一定是遗传性癌症基因的携带者）。

以往，您可能会犹豫是否应该知道自己是否携带遗传性癌症的致病基因以及特定癌症的患病风险，因为就算你知道了自己携带相关致病基因，也无

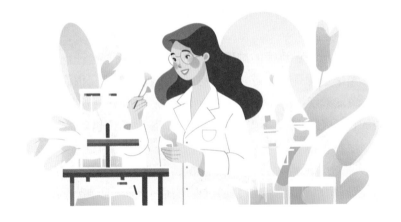

法对此进行早期干预——许多患者不想知道他们的风险，感觉是否罹患癌症是"命中注定"。但是现在随着医学进步，某些遗传性癌症可以进行早期预防，例如女性遗传性乳腺癌、遗传性卵巢癌、遗传性宫颈癌、遗传性男性前列腺癌、男女性遗传性结直肠癌和遗传性肺癌。

（7）遗传性乳腺癌。

目前，对于遗传性乳腺癌，建立了一个非常明确的"高危人群"筛查程序：与一般人群的筛查不同，一些预防性治疗选择（如预防性手术）也适用。

如果您携带的基因会增加患乳腺癌的风险（或卵巢癌），比如BRCA基因（这意味着您已经使用一种非常昂贵的检查通过血液或组织来检测这种情况）。BRCA基因突变意味着您遗传了一种特定的突变基因，它会让您和其他家庭成员（前提是他们也是基因携带者）患乳腺癌、卵巢癌和其他一些癌症的潜在风险显著提高。总的来说，这是一个相当罕见的乳腺癌类型，大约5%的欧洲人是这种基因的携带者。

专家们一致认为，应该有一特定标准来检测这种突变。如果有以下一些情况，建议您应该进行BRCA突变的基因检测。

家庭中有3个或更多的乳腺癌和（或）卵巢癌患者，且至少1人的发病年龄早于50岁。

家庭中有2位年龄小于40岁的女性乳腺癌患者。

有1位男性乳腺癌和1位卵巢癌或早期女性乳腺癌。

您是年龄小于60岁患有乳腺癌的犹太人。

年轻的双侧乳腺癌患者。

同时患有乳腺癌和卵巢癌。

如果您有上述这些风险情况，且经过检测并确认有BRCA基因突变，并不意味您这一生一定会患乳腺癌、卵巢癌或其他癌症，但您患这些癌症的风

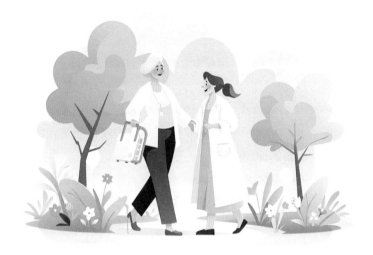

险比其他人会更高。

　　和一般人群相比，您需要从更年轻的时候开始进行高频率的筛查，包括采用一些非常规的检查（如乳房磁共振）。

　　这里提供了几种可以显著降低发病风险的治疗方法，包括药物治疗或乳房（卵巢）的预防性切除术。医生会与您单独讨论，并根据您的价值观、经济水平以及发病风险共同作出预防策略。

　　如果您的家庭成员被检测出具有 *BRCA* 基因突变，此时为查明您是否也具有 *BRCA* 基因突变，您也需要进行同样的基因检测。

　　如果有近亲（如母亲、姐妹或女儿）在年轻的时候就患有乳腺癌，您患乳腺癌的风险也会比一般人更高，在这种情况下我们建议您在亲属发现罹患乳腺癌的年龄的前 10 年开始接受筛查。

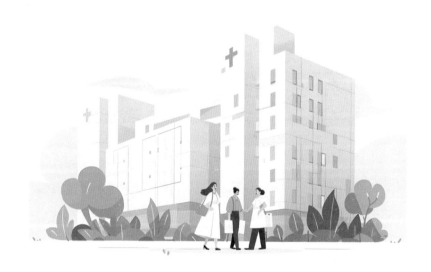

四、伴随疾病及其管理

第一次癌症治疗并不是癌症治疗和护理全程的开始和结束。应该考虑到，许多癌症患者在罹患癌症前就有一些伴随疾病，也有些癌症患者可能是由于癌症治疗或癌症本身而产生了新的伴随疾病。

应该考虑到的一些伴随疾病：糖尿病，最终需要血液透析的肾衰竭，心力衰竭，行动障碍，关节炎，有时在手术治疗后身体部分的缺失/截肢（例如切除乳房或睾丸后）。

癌症治疗前后医护人员都会对癌症幸存者的伴随疾病进行有效监测和管理。

这些伴随疾病不仅包括医疗方面，也包括心理方面。心理方面的并发症可能体现为情绪低落。如果出现这种并发症，请记住，不要放弃，因为您已经经历了九九八十一难，马上就要成功了！

为了帮助您恢复正常生活，伴随疾病的管理通常需要不同专业的医生共同合作，例如家庭医生、肿瘤科医生、肾内科医生、心脏科医生、内分泌科医生、物理治疗师和心理学家合作。

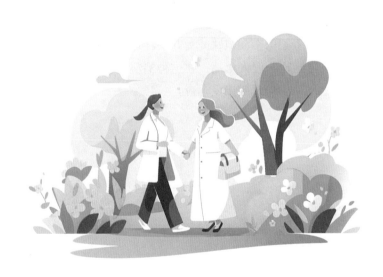

第四篇

写给癌症照护者

第十五章 如何成为优秀的照护者

一、什么是照护者

您是否正在照顾身患癌症的爱人、亲人或朋友？如果答案是肯定的，那么您就是照护者。

您可能不认为自己是照护者，或许认为自己只是做了分内之事。您只是照顾您所爱之人。有些照护者是家庭成员，有些照护者是朋友。

1. 成为一名照护者意味着要做些什么呢？

帮助患者每天的日常活动，如去见医生或者准备餐食。

帮助患者服药、理疗或者其他治疗任务。

帮助患者日常生活，如上厕所或洗澡。

通过电话或邮件为患者远程协调医疗服务。

为患者提供心理和精神上的支持等。

在亲人接受癌症治疗时给予他们陪护和支持并不是一件容易的事情，多数癌症照护者自然而然地将自身感情和需求放置一边，将全部精力放在与癌症做斗争的亲人身上。这样做短时间内也许可行，但是无法长期坚持，这样的压力会对身体和心理健康不利。如果照顾不好自己，也很难照顾好其他人。照顾好自己对每个人都很重要。

2. 如何成为一名合格的癌症照护者？

（1）转换角色。

无论年纪大小，癌症照护者对您可能都是一个全新的角色。尽管支持亲人的方式各有不同，但对抗癌症您需要扮演积极的角色，感受也可能会因人而异。也许您没有太多经验，或者觉得压力很大。很多癌症照护者一开始对这个角色感到陌生，但在经历了照顾亲人抗击癌症的过程后感觉自己学会了很多。甚至您对自己成为癌症照护者感到有些新奇。许多癌症照护者在陪护亲人经历癌症种种过程后感觉自己学到了很多。

以下情况是作为一名癌症照护者经常遇到的：只有伴侣的照顾才让患者感觉

到舒服；有孩子的癌症照护者很难兼顾照顾父母；年迈的父母心理上一时难以接受成年子女的照顾；成年子女罹患癌症时不希望依赖父母的照顾。

癌症照护者如果自己本身有健康问题，身心层面都无法长期照顾他人。接受"癌症照护者"这个新角色确实比较困难，您常常会感到困惑或是压力很大，这是非常正常的。如果可以，试着向其他亲人倾诉或是加入相关患者家属组织可能会有帮助。当然也可以向专业的心理医师寻求帮助。许多癌症照护者认为咨询对他们有帮助，因为可以向心理医师倾诉一些不能向亲人说的话。

（2）控制情绪。

照顾一名罹患癌症的人要求是相当高的。照顾亲人时您可能会有很多情绪，就像坐过山车一般，您可能会感到悲伤、害怕、生气和焦虑。这些情绪都是正常的反应，不能简单地用对错来判断。

下面将列出癌症照护者常常经历的一些情绪变化，也许您经历了其中的一些或所有情绪都有经历。给自己一点时间了解以及应对这些情绪变化。

生气：很多癌症照护者说他们经常会对自己、其他家庭成员，甚至是患者生气。有时生气只是一些无法言语表达情感的表现方式，如恐惧、心痛或担忧，也可能是对正在经历事情的怨愤。如果可能的话，要尽量避免向其他人宣泄情绪。生气有时候也是有好处的，促使一些主动的改变。如果持续有负面情绪，那么你可以向身边的朋友倾诉或者咨询专业的心理咨询帮助。

忧伤：您会为亲人失去健康而难过，您会为失去曾经拥有的幸福生活而难过，这是正常的反应，应该允许自己为失去曾经美好的过往而忧伤，因为接受现状确实需要一定的时间。

负罪感：癌症照护者常常有强烈的负罪感。有时是因为觉得自己没能尽全力照顾，或是工作在外地无法兼顾亲人，有时因为自己不够乐观积极的陪护，甚至有时因为自己健康家人患病而有深深的负罪感。这些都是正常的情绪和反应，将这些情绪隐藏起来反而可能会使其他人不能理解您。

焦虑和抑郁：焦虑意味着处在非常担心，无法放松，压力巨大或是心痛无比的状态中。许多照护者担心无法支付高昂的治疗费用、担心癌症对家庭的影响、担心患病的亲人，如果这种不安的状态持续超过2周时就是抑郁。如果上述任何症状开始影响您的正常生活时，就有必要进行心理健康咨询。

希望与失望：在亲人接受治疗的过程中，希望与失望的感觉会不断交替。您的希望会随着时间不断变化，最大的希望仍然是治愈疾病。当然您也会有其他希望，如平安与快乐。如果始终处在失望之中，要多和您信任亲人朋友或者医生等多交流，"抱有希望"能帮助癌症照护者度过每个艰难的日子。

孤独：即便许多人围绕在身边，作为癌症照护者的您仍会感到孤独，觉得没人能理解您所经历的一切，这种感觉很常见。感觉孤独可能是因为您没有时间去做过去常做的事情。无论怎样，您其实并不孤独，其他癌症照护者与您有着同样的感觉。

（3）其他控制情绪的办法。

让错误过去吧。您并不完美，也没有人是完美的，您能做的是从错误中吸取教训并继续前进，继续做您能做的事情，不要对自己要求过高。

哭出来或者将自己的情感充分表达出来。您不必假装总是处于积极向上的状态，给自己时间消化处理您正经历的一切变化，哭泣也是一种表达悲伤的方式。

把精力投入到重要的事情中。专注于您认为值得投入时间和精力的事情，放开其他小事情。例如不必强迫自己在疲劳时还要叠衣服，要注意劳逸结合。

了解生气的原因。患病的亲人向您发泄怒气很常见，因为您是他最亲的人，他们的压力、恐惧和担忧也是通过生气来表现的。有时患者并未意识到他们的怒气对其他人的影响，当他们平静下来后，和他们交流您的感受可能会有帮助。切记他们的怒气并不是专门针对您。

原谅自己。这对于癌症照护者来说是最重要的一件事情。在那个当下，您已经做到了力所能及的一切，只要有机会，您就还可以重新尝试。

（4）了解自己的长处与短处。

癌症照护者应该专注做自己能够掌控的事情，包括：帮助挂号就医，负责饮食起居，承担亲人本应承担的责任，了解更多关于癌症治疗的知识以及做其他力所能及的事情等。

许多癌症照护者回忆自己的经历时说，他们强迫自己做了太多的事情，而事实应该衡量一下哪些事情是能做的？哪些事情是需要或想要做的？哪些事情是应该放弃或请求别人帮忙做的？

（5）安排事情的先后顺序。

把每周的任务和活动列出来，根据事情的重要程度分配时间，如果事情并不重要就先把它放一放，这会让您有更多时间去做您真正想做或需要做的事情。

二、寻求帮助与支持

许多曾经有看护经历的人往往表示独自承受得太多。一些人渴望他们在进行看护之前可以得到专业的帮助。

接受他人的帮助并不总是那么容易。当艰难的事情发生时，许多人都倾向于独自承担。他们自认为"我可以自己承担全部事务"。但结果往往是患者在治疗过程中，事情变得更加纷繁复杂。结果，许多照护者说："我只是手头上的事太多了。"

1 寻求帮助同样也是对您关心的人的一种帮助

不要因寻求帮助而感到焦虑，您应该考虑寻求帮助后的好处：

也许您能保持更好的健康状态，有更良好的精神面貌和体力。

您所关心的人对您的付出可能会减少负罪感。

其他帮助您的人可以为您提供您所没有的相关技能。

2 其他人如何帮助您？

人们也许想帮助您，但他们不清楚您的需求是什么。以下是您可以向其他人寻求帮助的内容：

帮您处理以下事务：做饭、整理庭院、打扫卫生、儿童看护、购物、照顾老人。

帮您完成一些需要驾车完成的内容：医疗随访、接送孩子。

与您交流，排解情绪。寻找您需要的信息。

告诉他人您所爱之人的近况。

3 您需要意识到有些人可能会拒绝

一些人可能无法为您提供帮助，原因主要有以下几点：他们正因处理自己的问题而自顾不暇，他们目前可能没时间，他们也许不知道如何帮助您，他们也许会因为在患者周围感到不适。

4 知道自己的优势和极限

你可能会面临新的挑战和担忧，因为你所爱的人已经患上了癌症。随着疾病持续的时间越来越长，这些挑战也将渐渐把你耗尽。当回头看这段往事的时候，有的人觉得当时自己背负了太多压力。他们希望当初能在更早的时候可以寻求更多的帮助以分担职责和获得支持。

很多人都可以帮你，但不知道你的需求或者是否接受帮助。随着癌症的进展，你可能会看到别人对你的支持发生了变化。例如：以前帮过忙的人可能现在帮不上了。以前帮过忙的人以新的方式帮助您。以前没有帮过忙的人开始帮助您。以前不能提供帮助的机构现在可以了。

5 获得帮助很重要

很多人在最需要帮助的时候，并没有寻求帮助，这种反应是很常见的。

当您照顾癌症患者时，有时不得不暂时远离社会和大众生活。您也许会觉得寻求帮助需要做很多工作。照护者觉得在开始的时候提供帮助的人很多，但是随着时间的推移，会越来越少。

接受别人的帮助通常也不是那么容易。当困难发生的时候，有人倾向于躲避，有人想独自去处理。他们认为自己能够解决这些问题。但当治疗持续比较长的时间，情况会越来越困难时，您需要重新制订计划和开始新的任务，而许多人会感到任务太重无法承受。

请记住，帮助自己也就是帮助了患者，以及家庭其他成员和朋友。

您可以更加健康。

您所爱的人可能会对您所做的一切感到不那么内疚。

可以帮助您弥补时间和经验的不足。

获得支持系统也是照料家人的一种方式。它可以减轻你的负担，从而让您更专注于您能做的事情。

与您信赖的人交流，比如朋友、专业顾问，可以帮您梳理思路和感情，他们可以帮您从其他途径获得支持。

6 如何处理来访者

这时您会接到更多电话，家中出现更多的来访者。尽管您对别人的爱心和支持表示衷心感谢，但有时您可能也需要自己的空间。您可能想为自己和家人留下私人的时间。建议您可以这样做：

电话可以留言，将电话转到其他家人或朋友那里。

在病房或家门口悬挂"请勿打搅"的牌子，让人们知道患者正在休息。

留一张能让客人留言的便条。

让朋友帮忙接待，到一个私密的地点独处一小会。

7 别人从哪些方面帮助您

当有人帮您准备了晚餐或是帮您完成了某项任务时，您是否感受到了被帮助？虽然癌症照护者也需要帮助，但其他人并不知道您需要哪些帮助，更不知道以怎样的方式给您提供帮助。因此作为癌症照护者应当迈出第一步，首先学会向其他人请求帮助。

8 寻找临时帮手

很多人都可以帮助您，除了朋友、家庭，还有邻居、同事。

临时帮手可以帮您照顾患病的亲人，可以是付费的护工也可以是志愿者。

许多癌症照护者说他们希望能够尽早找到帮手，这样自己可以有时间休息，和朋友小聚，完成已确定的任务，或是做任何想要做的事情。临时帮手还能帮助您解决一些体力上不能胜任的工作，如将患者抬上床和椅子等。

如果您需要临时帮手，您可能需要做如下准备：与患病的亲人商量可否请人来家里临时帮忙；从朋友、医务工作者或当地政府处获取相关信息；询问临时帮手都可以做哪些工作。获取临时帮手的途径包括家庭、朋友、政府机构或是非营利团体。无论怎样，应当牢记寻求临时帮手这并不意味着您作为照护者是不称职的。

⑨ 做好被拒绝的准备

有时人们并未能如您所愿提供帮助，这可能会伤害您的感情或让您感到生气，尤其是您寄予了很多希望的人拒绝您。您也许想知道，为什么这些人不能提供帮助呢？

不愿帮忙的常见原因如下：

忙于解决自己的问题，没有时间或没有办法帮忙解决问题。

惧怕癌症或对癌症有不好的经历，既往有照顾癌症患者的经历不愿再去做。

与濒临死亡的人保持距离。

有时人们意识不到这件事对您有多困难，或别人不知道您需要帮助或者如何去帮助您，除非向他们直接请求。

不知道如何去照顾晚期癌症患者或家属。

如果别人没有给予您需要的帮助，要直接沟通告诉他您的需要。这样有助于缓解不满情绪或压力。这些负性情绪如果得不到抒发将会破坏彼此的关系。

⑩ 远程看护

不在罹患癌症的亲人身边让您觉得痛苦，您会觉得总是处于后知后觉的状态。不过其实即便不在亲人身边，您也有可能给予亲人支持、帮助亲人解决问题并协助陪护。远距离的癌症照护者通常是依赖电话、微信或网络与患病亲人建立联系，不过这些方法所能提供的帮助是有限的。除了医疗紧急状况，远距离癌症照护者总是需要判断发生的事情是否可以远程解决还是要亲自去亲人身边才能解决。

（1）在亲人身边寻找适合的联系人。

在亲人旁边寻找一两个可以信任的联系人很有必要，比如志愿者，护工或者其他朋友等，这能帮助你快速解决很多问题。尽量建立能够提供支持的关系网络，选择距离亲人较近、能随时打电话帮助解决一些突发事件的人。当然也可以寻求其他帮助，如日护中心、送餐服务等，都对解决问题有帮助。可以将可能的联系方式做成通讯录方便使用。另外，要让联系人、护工或者相关人员知道自己的手机以及家里、工作地点的固定电话，以防万一。

（2）其他建议。

请求亲人身边的联系人每天通过短信、微信或QQ等网络工具向您发送患者的情况，或是通过其他方式比如视频分享患病亲人的情况和需要。如果去探访亲人，一定合理安排好航班或开车的时间，尽量留够休息时间，千万不要把自己弄得太疲劳；可以考虑办理适合的电话优惠套餐，以便节省相应费用。

（3）寻找联络人。

许多照护者觉求助于付费的医疗支持或志愿者支持可以提供很大的帮助。您需要在患者周围建立起支持的人员网络，这些人可以白天或夜间随时电话沟通并能处理紧急情况，也可以不定期去照看患者。

您可以浏览相关网站，将您的电话留给患者的护理团队，以及其他相关人员。

关于癌症照护者的一些建议

困　　惑	建　　议
确诊为肿瘤是很私人的话题，是否应当告诉他人以寻求帮助？	您可以和您的亲人共同决定让哪些人知晓患病的消息、知晓的程度、时间以及方式。如下选择可供参考： 仅告知与你们关系密切的人。 只让别人了解大概，您可以说他生病了，或是他今天感觉不太好。 与家庭成员、朋友分享您的状况。 从当地有关机构获取帮助，而不是向熟人获取帮助。
每个人都有很多事情要做，是否应当打扰他们？	当您害怕成为别人的负担时，您应考虑如下几点： 其实很多人可能很想提供帮助。 如果让更多人帮您，会减轻您的工作量。 您会帮助一个与您处于同样情况的人吗？ 您会拒绝他们向您伸出的求援之手吗？
无法解释这种感觉，就是觉得不应该向其他人伸出求援之手。	很多人在最需要帮助时反倒不愿意寻求帮助，甚至可能会因此远离以往的社交圈子，觉得别人为你提供帮助可能给别人造成很大的负担。 您可以与信任的人交流，他们能帮您梳理情绪和想法，也能帮您寻找支持和帮助。
照顾患病亲人是我的责任，请别人帮助是否合适？	寻求帮助很有必要，因为别人替您分担可以帮助您专注做那些您觉得应当亲力亲为的事情。

三、协助您所爱之人看病

亲人在接受治疗期间可能会请求您帮忙，其中最重要的就是协助亲人看病，与主管医生团队长期沟通磨合等，以下一些小建议可能对您有用。

1 每次看病前做好准备

您关爱的人可能会希望您陪伴他前往医疗机构就医，这是您非常重要的一份责任。以下是为您前往医疗机构做准备的相关建议：

准备好患者的医保卡，以及医疗信息档案，包括既往各种检查与治疗的信息。

将所服用的药物名称和剂量列好供医生参考。

将自己所需要问的问题列出来，并按重要性排好顺序。

提前挂号并做好预问诊工作。

了解医院附近的住宿、交通等信息。

如果有许多问题与医生交流，应该预留出充分的时间，有时护士也能回答您的问题。

见医生前与亲人充分沟通，以免对问题的理解不一致导致信息沟通有偏差。

2 与医护人员进行交流

有时照护者在参与诊疗过程陪伴时会遇到困难，他们可能不理解医生所说的内容，或者会遗忘医生所说的内容。以下是一些同医护人员进行交流的技巧：

向医生提问后，如果对答案不十分清楚，可以请医生再次解释，以便理解。

与医生交流您自己对疾病诊治的想法和意见，即使这些想法可能不对或者与医生的建议相悖。

如果您担忧的问题没有得到回复，可以试着换一种方式再次提问，帮助医生更好地理解您关注的事情是什么。

记录每次您与医生的交流情况，或是征求医生是否可以录音或做笔记。

如果您的亲人感觉自己的需求没有得到满足或感觉就诊过程不顺利，您可以试着换一位医生问询。

在结束诊疗过程时，确保您知晓您所关心之人下一步癌症治疗的相关内容。让医生知晓您所关心之人的症状及身体状况发生的改变。

③ 向医生或治疗团队提问的内容

您需要我们每次就诊带什么检查或者就诊记录复印件？

在治疗过程中我们可以做哪些准备？

这个治疗过程将会需要多长时间？

患者可以每次自己来医院接受治疗吗？或是每次需要陪同？

在治疗过程亲人能否陪伴在旁？

治疗的副作用有哪些？

治疗结束后需要观察哪些症状，什么情况下需要来院复诊？

如何申请医疗保险？如何处理医保相关内容？

④ 了解如何对抗疼痛

缓解癌症患者的疼痛可以帮助他们更好地专注于治疗，并提高生活质量，享受生命。虽然癌症治疗中会有各种不同副作用发生，但疼痛是最让人痛苦的事情。许多癌症照护者说，疼痛是他们最不知道如何照顾和管理的问题之一。如果亲人正在经历严重的疼痛，他可能会出现个性改变，包括人际疏远、失眠或无法专注日常活动。

看病时也许医生会常规询问患者疼痛的程度，您和您的亲人应当如实相告。如未提及，您可以主动问询医生如何进行更好地管理疼痛。有些人认为癌症治疗全程就应该充满痛苦，其实这是错误的。疼痛完全可以控制，关键是要与医生或其团队充分沟通。除了疼痛，其他对亲人造成严重影响的症状也应当告知医生。

有时癌症患者不想让医生了解他正在经历疼痛，他们担心医生会认为他们是在抱怨，或是疼痛意味着病情正在恶化。有时他们觉得疼痛就是患癌时应该有的表现，有时他们会习惯疼痛，甚至忘记没有疼痛的生活是什么样子。因此要告诉患病的亲人，一定要如实地告诉医生它对日常生活产生了怎样的影响。应定期随访，与医生交流疼痛相关信息，这样当药物疗效欠佳或是产生副作用时，可以及时调整剂量或是换用其他药物。

不要害怕向医生要求更加高效或更大剂量的镇痛药，有时，更大的剂量才可以达到镇痛效果。这些镇痛药很少会引起癌症患者成瘾，相反，它们能使得患者有更好的精神状态。这样，患者就可以更多地关注日常生活而非他们的疼痛感。

四、写给晚期癌症照护者

1 帮助患者面对晚期癌症

"当忙于照顾别人时我很充实，当需要改变时会感到茫然不知所措。"——Joe

当家中患者正与晚期癌症或癌症复发做抗争，医生可能宣布目前的治疗方案对癌症已无效，并且您被告知癌症的长期缓解已不再可能。又或许您的亲人决定放弃治疗，在他/她的有生之年去充分享受生活。

这是需要重新去做一些决定的时刻，看护的方式也将随之改变或已经改变。共同做出这些决定的负担似乎比以往重得多。因为这时的选择可能充满沮丧、愤怒和对未知的恐惧，伴随而来的还有患者能生存多久的问题。

思考或讨论这类问题有可能让您感觉您似乎正在放弃，但事实上并不如此，因为这并不意味着放弃希望。当人们拥有更多选择时，他们往往能处理得更好。在这种艰难的时刻，获得更多信息是颇有裨益的。即使治疗方式已经改变，但患者仍可从医疗团队那里获得好的护理以及支持。

（1）携手应对。

"有人不愿意获取太多的信息，因为他们不确定是否能承受所有的可能性。但知道的越多，越可能做出正确的决定。我们必须提出很多问题，因为我们可能并不清楚我们所有的选择。"——Beth

看护癌症患者可能是短期或长期的，其间您很有可能会面临帮助患者做出一系列与治疗相关的决定。它们往往包括以下内容：治疗目标、何时开始临终关怀、财务相关的决定、如何获得家庭其他成员支持。

当面对晚期癌症时，家庭成员的想法可能会有所不同，有的想再去进行积极的治疗，有的想更保守一些。您可能会问："我们是否已经尝试了所有的治疗手段？还有其他治疗方法吗？"希望尽一切努力是自然而然的反应，但同时您也需要将这种心情与这些治疗方式可能对患者产生的积极和消极影响进行权衡。

（2）提出问题。

选用另一种治疗手段能得到的最好结果是什么？

这种治疗会减缓癌症扩散或减轻不良反应吗？

在我们尝试旧的治疗方案的过程中，会不会有新的治疗方法出现？

该治疗可能的缺点和不良反应有哪些？出现的概率有多大？

是获益更大还是风险更大？

与家人和朋友一起讨论这些问题，了解彼此关心的问题和需要，问题的答案将有助于决定是继续治疗还是开始新的治疗。咨询医生将来可能出现的情况，这对您和患者都很重要。

（3）理解患者的意愿。

有的治疗选择由患者自己决定，还有的患者则希望由家属或照护者决定，这对您是件困难的事情，原因如下：

您本身压力就很大，导致决定困难。

您对下一步安排及决定与其他家庭成员或朋友不一致。

医生的意见与您或患者的想法不一致。

有时会出现这种情况，患者已经丧失自主决定的能力，作为家属的您不得不做出决定。为了避免这种情况，最好提前了解患者的想法，知道他的真实想法。有时需要您放弃自己对于治疗的想法（例如，家属想无论如何都要维持患者的生命，但是患者本人希望到某个阶段能停止支持生命的治疗），尽量提前安排并尊重患者的选择。

（4）姑息治疗。

多数人仅仅关注于癌症本身，但是姑息治疗能够提高生活质量。所有患者在被看护的整个过程中，享有保持舒适和良好生活质量的权利。让患者感觉更舒适而不是治疗疾病本身称为姑息医学，包括治疗或减轻癌症相关症状和治疗相关不良反应，以及帮助患者解决治疗中和治疗后的情感和精神问题。

姑息医学不是简单安慰将要病逝的癌症患者，贯穿于癌症诊断、治疗、随访、终末期和对治疗相关不良反应的处理。医护人员可以提供相关支持，但姑息医学专家是处理该阶段患者的最佳人选。

（5）治疗的选择。

"医生要让患者及家属真正理解的是，即使他们选择不再进行化疗或其他积极治疗，还有其他的方法可以让他们得到支持，帮助他们保持舒适的生活。"——Dr. Hauser

癌症患者有许多治疗选择。根据癌症种类和患者对治疗的预期选择治疗方案。可能的选择如下：临床试验，姑息放疗、化疗或手术，临终关怀，家庭护理。

患者和家属可能有多种选择，根据治疗获益风险以及他们对生死的理解来决定。可以根据需要提出所有希望了解的问题。当然如果选择不再接受任何更积极的抗癌治疗，并不一定意味着病情的迅速恶化和死亡。患者仍可以持续获得姑息性照料，维持舒适感。医生也会继续提供治疗建议和信息。

（6）临床试验。

如果有机会，晚期癌症患者可参加早期临床试验，试验目的是研究新疗法的安全性和寻找最佳剂量。

在试验中，真正从新的治疗方法获益的患者比例较低，但还是有很多人愿意加入试验，因为希望新的治疗方法能减缓肿瘤生长。临床试验另一个重要目的是让未来的患者获益。临床试验的获益和风险并存，在加入研究前医生会详细地解释，以帮助你做出决定。

（7）姑息治疗。

在癌症治疗期间，许多治疗癌症的方法，例如一些药物或其他治疗方式，也可以用于缓解疼痛或其他症状，帮助患者感觉舒适。在癌症晚期，即使治疗本身不是为了根治癌症，也可以让患者感觉更加舒适。例如，姑息性化疗可以缓解患者因癌症生长导致的疼痛，姑息性手术切除癌症可解除神经压迫性疼痛。

（8）临终关怀。

选择临终关怀不意味放弃希望，而仅仅代表着治疗目标的改变，您需要调整您的期望值以适应这种改变。

临终关怀的目的是帮助患者保持舒适、没有症状地生活好每一天。

有人认为临终关怀仅仅指的是患者生命的最后几天或几周时间，但其实它能够提供比数周时间长得多的关怀。许多护理人员表示，在体验到了专业的护理与更多的理解之后，他们很遗憾临终关怀没能早点参与到护理过程中来。改善症状往往不仅可以提高生活质量还会适当地延长生命。在选择临终关怀医疗机构前，需要了解相关的治疗措施和服务，以及相关费用能否获得医保报销。

当患者疾病严重到预期生存期不超过6个月，就符合临终关怀的范围。患者需要定期评估是否进入临终阶段。临终关怀提供的服务包括：医生服务、护理服务、医疗用品与设备、缓解癌症症状和疼痛的药物、短期住院治疗、家政和家庭健康助理服务、让您从照顾患者的工作中抽离片刻、咨询、社工服务、精神关怀、居丧咨询和支持、志愿服务。

（9）对临终关怀的期待。

临终服务的地点可以是家中、医院和疗养院，会有社会工作者的上门拜访及医护人员提供相关专业支持。如果需要，可以拨打24小时电话向临终关怀机构寻求建议。志愿者为家庭成员及照护者提供帮助。某些临终关怀服务可提供在家中的姑息性化疗。寻求治疗癌症并不是此阶段的治疗目的。但如果需要的话，可以通过短暂的住院治疗来治疗可治愈的并发症，比如肺炎或膀胱感染。

医疗保险和大部分商业保险都涵盖临终关怀的相关服务。

（10）家庭医疗。

家庭医疗保健服务除了提供姑息治疗，也可以为不适合住院的患者开展抗癌治疗。如果患者具备接受家庭医疗保健服务的条件，服务内容应该包含如下部分：症状处理、病情监测、理疗及其他治疗、提供医疗设备。

要与保险公司核实是否可支付家庭医疗保健服务的费用。医疗保险、医疗救助和商业保险有时会支付医生服务的费用，但可能会有一些制度的限制。您可以求助于社会工作者和医疗团队的其他成员来获得更多有关家庭医疗的信息。

（11）没有人知晓未来。

准确地知道患者还能活多久是家属关心的问题，这是人之常情。这样他们可以在感情上有准备，提前做好安排和计划。

然而预测患者能活多久是很困难的。医生需要综合考虑癌种、治疗、既往病史和其他很多因素。医生可能会给出一个时间，但是要记住这只是猜测，每个患者都是不一样的。有的患者比这个预期时间活得长，有的却更短，另外可能有感染或其他不可预期的并发症会出现，从而改变预期生存的时间。

实际上没有谁知道我们何时离去，不可预测的事情时时发生，最好的办法是向死而生，做好眼前的事情，享受当前的时光。

2 与医疗团队协作

现阶段，你的处境可能发生了很大变化。建议您向医疗团队尽可能提问，可能一开始感觉信息已足够多，但到后来却发现往往不够。了解这些未知的护理知识和治疗措施会让您倍感压力。

和医疗护理小组坐下来讨论很重要，需要讨论将来的安排和预期的结果。您在开始时可能害怕去倾听，但是当了解更多信息时，很多照护者又重新恢复信心，这有助于提前安排计划。

有的患者希望对任何事情了如指掌，但有的患者因为文化差异或个人性格原因，愿意让家人来帮助决定。患者、家人和照护者需要做出决定，谁是与医疗团队进行直接接触的人。

（1）疼痛咨询。

"隐瞒病情让医生很难去处理。实际上，患者对自己身体十分清楚，知道自己的身体发生了什么。有时会有这种情况，每个人都清楚事实真相，却因为试图保护对方的感受而做无谓的隐瞒。这种处境很尴

尬。"——Dr. Crawford

只有很好地控制疼痛，才能更好地享受生活。疼痛是照护者最关心的问题之一，如果患者面临疼痛的困扰，会变得冷漠、难以入睡、注意力下降、失去对生活的热情。

没必要忍受疼痛或其他不适。癌症必然伴随严重疼痛的观点是错误的。有效的治疗可以控制疼痛。与医生充分、及时交流疼痛和其他症状很关键。必要时咨询专业的疼痛专家。

鼓励患者主动说出来或由家人帮助说出。向医生真实说明疼痛情况及对患者日常生活的影响。有时需要多次交流才能找到止痛药物的最佳剂量。您可能会担心药物过量，但这种情况很少发生，直接告诉医生您的担心和顾虑。

与医疗团队讨论如何让你所爱的人尽可能舒适。尽可能包括你可接触到的任何临终关怀人员。多种药物可以缓解疼痛，当药物不起效或者毒性不能耐受时可以调整剂量或者换药。不要害怕咨询是否需要更强效或更大剂量止痛药物。对于晚期癌症不需担心成瘾问题，相反它可以帮助患者保持舒适。如果患者有药物成瘾的病史则需要与医生进一步探讨。

（2）患者的饮食。

为患者提供合适的食物，但不要强迫他去吃。我们常常认为，好的饮食可以带来健康，但这对于晚期癌症患者并不适用，因为患者已经丧失食欲。同时，患者身体需要的食物量较过去也下降了，一日少量多餐比既往一日三顿的正餐更容易接受。

当患者感到饥饿时会主动进食。相信他明白如何去做是对身体最好。如果担心患者吃饭不合理或量太少，可咨询医生或护士。

（3）咨询其他改变。

"没人事先告诉我服用了激素会怎样。当我的爱人服用激素后变得情绪不稳定，不明原因发火。后来护士才告诉我这是药物原因。可我之前怎么可能知道这些？"——Pat

罹患癌症后患者会发生很大的变化，有的因癌症本身，有的因治疗的不良反应，有的由其他药物引起。一些照护者说，如果他们提前知道将要发生什么，就能更好地做好准备。

可能的变化如下：外貌、情绪或性格、记忆力、睡眠、食欲或营养需求。

患者不一定会经历以上所有的变化，您要向医生咨询注意哪些方面，如果发生，您该如何处理。这样做，会让您觉得这些变化是正常的且早有心理准备。家属或照护者可能咨询死亡前的征象，以便减少恐惧或担忧。

"在治疗早期妈妈就情绪低落，而我以为这是因为癌症的原因。事实

上并不是这样——是药物导致了她的这些变化。我如果能早些知道，会比现在处理得更好。"——Debbie

（4）与医生护士交流的小技巧。

如果去看门诊或拜访医生，要注意以下几点：

在见面前把问题列成表格。

做笔记，或询问医生是否可以录音。

留下电话方便后续咨询。

把报告和化验结果做成文件或笔记，方便复诊。

记录就诊结果，列出患者使用的药物和检查。

记录任何令人烦恼的症状或不良反应，并标明时间和地点。

知道病情危急时该做什么，比如与谁联系，如何联系，以及去哪里合适。

（5）了解治疗的权利。

患者随时可以拒绝治疗。有时医生认为治疗无效时可以终止治疗。如果患者住院，照护者和医务人员都要清楚他的意愿，提前知道如果病情改变，患者想采取或不想采取的任何措施。

填写一些表格，这些信息对家属或照护者可能十分有用，它能帮助您处理患者的个人事务。定期更新妥善保管，保证只有信赖的人才能找到。

银行、储蓄和贷款	工会和友好组织	养老金或退休计划
联系信息	联系信息	联系信息
该做什么	该做什么	该做什么
人寿保险公司	律　师	退伍军人管理部门
联系信息	联系信息	联系信息
该做什么	该做什么	该做什么
健康保险公司	会计师	投资和抵押公司
联系信息	联系信息	联系信息
该做什么	该做什么	该做什么
残疾保险公司	遗嘱执行人	信用卡公司
联系信息	联系信息	联系信息
该做什么	该做什么	该做什么

房屋业主或租房保险公司	税务部门	所有借款人
联系信息	联系信息	联系信息
该做什么	该做什么	该做什么
葬礼公司	**社会保障办公室**	**雇　主**
联系信息	联系信息	联系信息
该做什么	该做什么	该做什么

临终前的征兆与应对

当患者即将去世前，会出现某些症状和体征帮助照护者来判断。需要注意的是，不是所有患者都会出现这些症状和体征，即使出现相关表现，也不会提示患者将很快死亡。医疗团队成员可以为您提供更多关于预期情况的指导。以下为临终前的表现及处理措施：

困倦、睡眠增多和反应下降：当探视时发现病情出现变化，最简单的方法就是和患者说话，观察患者是否能够听到，有无反应。多数患者能听到但不能够说话。如果患者没有反应，请不要大声呼唤或摇晃患者。

不能分辨时间、地点，认不出家人、朋友和家庭成员：患者烦躁不安，对看到、听到的东西出现混淆，答非所问。患者可能用力地撕扯床单或衣服。轻轻提醒患者时间、地点以及有人在身边，试着去安抚让他平静下来。这些不能作为幻觉治疗，不要尝试说服他的幻觉是不真实的。

变得更孤僻和活动变少：和患者说话，让他知道您在身边，患者可能有意识并能听到，但无法表达。

进食和饮水减少、没有食欲：让患者自己选择是否，以及何时吃喝东西。冰水或果汁可以提神，润唇霜能保持口腔和嘴唇的湿润。

大小便失禁：尽可能保持干净和干燥，让患者保持舒适。可使用一次性垫子，脏了就可以扔掉。

尿色深或尿量减少：看是否使用导尿管，如果需要，医疗护理团队会告诉家属如何护理。

皮肤变凉或出现青紫：可以用毛毯给患者保温。避免使用电热毯或者加热垫，很容易烫伤。有时尽管皮肤变凉，但患者并不会感觉到冷。

呼吸时发出金属音或咕噜声：呼吸不规律且变浅，或变得时快时慢，呼吸过程中出现杂音。帮患者将身体转向一侧，并在头部和腰部垫上枕头。尽管这种呼吸方式让您害怕，但患者并未感到什么不适。吸氧或加湿器可能有帮助。

将头面向有光的一侧：保证房间光线柔和，不要直接照射到患者脸上。

疼痛不易控制：继续使用镇痛药物，联系医生药物是否管用，您可以试试按摩能否缓解疼痛。

五、写给癌症患儿家长

1 和孩子交流

本节主要是如何与您的孩子进行交流的建议。从您最了解孩子的方面开始。您的孩子需要依靠您提供有益、准确和真实的信息。在这段恐惧期，与您的孩子直接平静地对话。

坦诚是建立信任的基础。告诉孩子疾病和后果是什么。这将有助于孩子信任您和医疗护理团队。如果孩子没有被告知会发生什么及为什么会发生时，他们往往会感到恐惧，并且会朝最坏的方面去想象。

与孩子的医疗团队人员一起协作，他们可以是社会工作者（社工）和儿童生活专家等。社会工作者会与癌症患者及其家庭讨论情感和身体的需求，并帮助他们找到能够为他们提供一切支持帮助的资源。儿童生活专家接受过儿童发育和心理需求方面的培训，他们是能帮助儿童理解和处理医疗问题的医疗保健职业者。

（1）不同年龄段儿童的信息。

把您已有的有关孩子的知识和见解，与孩子医疗护理团队的专业知识相结合，可以帮助孩子：了解癌症如何治疗和在治疗过程中会发生什么，应对和处理痛苦的治疗或操作，调整情感并寻求社会支持，对即将面临的处境有一定的控制力，告知他们被周围的人所爱护、支持和关心。

如果您的孩子不到1岁	抱着孩子，并轻轻抚摸，会让他感到舒适。皮肤与皮肤的直接接触是最理想的关爱。从家里带来熟悉的东西，如玩具或毯子。熟悉的景物和气味可以让宝宝感觉更安全。对孩子说话或唱歌，因为您的声音有安抚作用。尽可能多地让孩子进食及睡眠。

"在抽血过程中我发现仅对我的宝宝哼着歌，轻轻地按摩她的脚就能让她平静下来。"

如果您的孩子 1～3岁	非常年幼的孩子通过看和触摸来了解事物。他们害怕远离父母，想知道某物是否会伤害他们。幼儿喜欢玩，所以寻找安全的方式让您的孩子玩。幼儿也喜欢开始选择，因此尽可能让您的孩子选择一个标签或一个有味道的药物。在孩子可能受到伤害前要做出预判。不要做可能会使孩子感到恐惧和焦虑的事。

"在等待医生接诊时，医院娱乐室的玩具可以帮助孩子分散注意力。我们还带了一个背包，里面装了一些他喜欢的玩具和毯子。"

如果您的孩子 3～5岁	为了帮助孩子更好地了解他即将接受的治疗，可询问医生孩子能否提前触摸模型、机器或辅助材料（导管、绷带或引流管）。如果一项检查或治疗可能造成伤害，事先让您的孩子有所准备。您也可以通过讲故事或让她抱住一个毛绒动物玩具来分散孩子的注意力。

"我们找到了一本关于医院的图画书。杰米想让我们一直读它。即使他已经完成了治疗，我们仍然保留着这本书。"

如果您的孩子 6～12岁	让学龄儿童了解药物和治疗能帮他们变得更为合作。他们能够配合治疗，但想知道会发生什么。这个年龄段的孩子常有许多问题，所以要准备回答他们，或与他们一起找到答案。对难以回答的问题或情况可以向医生或护士寻求答案。情感关系是很重要的，因此请帮助孩子保持与朋友和家庭的联系。

"约翰刚满11岁，他对治疗如何进行很有兴趣，他总是问问题。他告诉他大哥不要担心，他会好的。医生说他有一天会成为一个优秀的医生！"

如果您的孩子 是一个青少年	青少年会更多关注疾病对他们生活的影响——友谊、外表及日常活动。由于疾病改变了他们的日常生活并且可能使他们远离朋友，可能会使他们感到害怕和愤怒，并与朋友们分离开来。在这个年龄段友谊是非常重要的，所以寻找多种方法来帮助您的孩子，可以通过发微信、发电子邮件、在线视频聊天、写信件、拍摄照片和拜访来保持与朋友的联系。一些青少年使用社交媒体保持与朋友的联系。 孩子可能会觉得癌症已经剥夺了她的自由和隐私权。当她努力成为原来的自己时，某些时候她可能要依靠您的帮助。请在治疗前给孩子一些空间和自由，并鼓励其独立。确保孩子参与治疗计划的制订和其他关键选择。 一些患有癌症的青少年认为他们可能会遭遇不测，有些青少年对死亡怀有恐惧。孩子会试图通过控制自己的情绪来保护您和他爱的其他人。不要想当然地认为您了解孩子的想法，请多花一点时间观察和倾听。包括青少年在内的许多人都难以分享他们的想法和情感。有时孩子向朋友或医疗保健团体的成员倾诉比向您倾诉更容易。

"杰基14岁，爱社交。他会在两个化疗周期之间看望他的朋友。他们做正常青少年常做的事——看电影、玩电子游戏和闲逛。这个周末，他们通过拍摄照片和使用杂志上的照片制作了一张海报。我们把它粘贴他卧室的墙上。听到笑声再次从他的卧室传来，非常美好！"

（2）来自父母方面的问题。

虽然您期望对孩子开诚布公并有所帮助，但您可能不知道该说什么或什么时候说。孩子会从您说话的音调和面部表情学到很多东西，所以当您和孩子说话时要保持平静，态度轻柔、公开和真诚。开诚布公的交流将让孩子信任您，和您交流感到舒适。您可以尝试使用如下建议。

"在我自己不能坚强的日子里，我得为我的孩子保持坚强。"

谁告诉孩子？	许多父母从医生那里得知他们孩子诊断的同时，孩子也会知道诊断情况。如果您选择自己告诉孩子，医生或护士可以教您该说什么和如何回答孩子的问题
什么时候告诉孩子？	您应该尽快告诉孩子，这有助于建立您和孩子之间的信任。但这并不意味着孩子要一次性听完所有的一切
我该告诉孩子什么？	您与孩子讨论的信息取决于他的年龄和理解能力。所有年龄段的孩子需要能够简单易懂的信息。尽可能用孩子能理解的想法和词汇让他知道发生了什么。告诉孩子治疗会让他感觉如何，并且有时也会造成一些伤害。告诉他，强有力的药物和治疗已经帮助了很多其他孩子。告诉他，治疗可能会导致他作息时间改变，以及如何去应对
我该跟孩子讲到什么程度？	帮孩子了解有关疾病的基本常识、治疗以及即将发生什么。对许多孩子来说提前告诉太多的细节或信息让孩子明白是很困难的。从孩子能理解的少量信息开始，随着时间的推移，如果孩子将来能够理解和吸收更多信息，您可以分享更多 鼓励孩子提问，用孩子的问题作为一个引导，了解他心中所想。孩子们常常利用他们的想象力来弥补没有答案的问题，并且会害怕最坏的结果。回答孩子的问题，开诚布公可以帮孩子。说谎会使孩子对您和他们的治疗护理团体不信任
孩子反应如何？	每个孩子的反应都不相同。有些孩子会担心，有些孩子会生气或安静、害怕或反抗。有些孩子用言语表达他们的感情，有些孩子用行为表达。有些孩子会回归到他们更小时候的行为。这些都是生活变化导致的正常反应，因为他们知道，他们的作息时间、外表、感受及友谊都可能发生变化。未来的日子里有时会很乱，但其他时候会很平静。告诉孩子，并通过各种方式表明您将永远陪伴他
我能做什么来帮孩子应对？	孩子常常会从父母那里获得暗示，因此作为父母，保持冷静和乐观的心态能帮助您的孩子。表达您的爱，想想过去孩子和家庭是如何渡过难关的。有些孩子交流后感觉会更好，有一些孩子喜欢画画、写作、玩游戏或听音乐

（3）来自孩子的问题。

"保持诚实，保持简单，说起来容易做起来难。但如果您专注于这些，您和孩子的一切都将变好。"

孩子可能想知道他为什么会生病，需要多长时间才能治好。如果孩子长大了，他可能听说过癌症或祖父母死于癌症。许多孩子问他们在治疗过程中会发生什么以及他们感觉如何。社会工作者、儿童生活专家、护士或心理学家可以告诉您答案，这将对孩子最有帮助。

什么是癌症？	您的孩子通过已知的癌症相关知识来了解自己所患的癌症。因此从发现您的孩子知道的或可能听说过的癌症开始，然后帮助孩子减少恐惧心理，明白正在发生的事情 当与孩子谈论癌症时，从简单的词语和概念开始。年幼的孩子可能会明白他们身上的一个肿块（肿瘤）会使他们生病或他们的血液不按应有的方式工作；大一点的孩子可在前文所述的"儿童肿瘤类型"的部分发现癌细胞的介绍。告诉孩子他们所患的确切肿瘤类型，如"白血病"或"尤文肉瘤"。随着时间推移，可以向孩子使用更多的医学术语
我为什么得了癌症？	有些孩子认为他们得了癌症是由于做了坏事或错事。其他人也想知道为什么他们生病了。告诉您的孩子他或其他任何人得癌症并不是做了坏事或错事，医生正在努力研究什么导致儿童癌症 您可以告诉您的孩子：我不知道为什么会得癌症，甚至连医生都不能完全明确为什么一个孩子得癌症，而另一个孩子没有。但我们知道你没有做错任何事情，不是从别人那里传染来的，也不可能传染给任何人
我会治好吗？	住院或许多医疗检查会让一个孩子害怕。一些孩子可能知道或听说过一个人死于癌症。孩子可能会联想到他自己能否被治好 您可以告诉孩子：癌症是一种严重的疾病，医生和护士提供的治疗方法已经帮助了许多其他孩子。将竭尽所能把你治好。让我们与医生和护士一起交流以了解更多
在治疗过程中我会感觉如何？	孩子可能会想知道他在治疗过程中可能会有什么感觉。患有癌症的孩子经常看到别人掉头发或非常虚弱。与孩子的护士或社会工作者交谈，了解孩子的治疗对孩子的外表和感觉可能会产生什么样的影响 您可以告诉孩子：即使两个孩子患上同一类型的肿瘤，在一个孩子身上发生的事情不一定会发生在另一个孩子身上。父母和医生将共同努力帮助你，让你在治疗过程中尽可能感觉良好

② 帮助孩子去应对

治疗给孩子的生活和外貌带来了许多变化。孩子的日常生活、外貌和友谊被改变对他们而言可能特别有挑战性。不能去上学或做其他的正常活动会让孩子感到孤独。长期住院和长时间远离朋友和家人也会让他们感到忧伤。

您可以通过尽可能让他们过上正常的生活来帮助孩子。虽然许多活动可能需要改变，但会出现新的活动和人际关系。与其他正在经历类似事件的家庭沟通，可能也有获益。

这里有一些方法来帮助您的孩子：

*了解即将发生的影响。*了解孩子要接受的治疗类型是如何影响其他孩子的，这样您可以为孩子做好准备。

*让孩子感受到您是坦诚的并是为他随时做好准备的。*鼓励而不是强迫孩子主动与您分享他的感受。当孩子来找您时，您就在那里。

*了解在医院进行的事项。*了解孩子所在医院需要进行的事件和流程。

*照顾好您自己。*孩子们是能够感觉到父母所承受的压力的。让孩子们知道父母和兄弟姐妹正在获得支持可帮助他们更好应对。

（1）在外貌上的变化。

当孩子感到失落和厌倦的时候，帮助孩子保持外在感觉良好是有帮助的。孩子们可能对外表和其他人对他们做出的反应很敏感。

这里有一些方法来帮助孩子：

*为脱发做准备。*如果治疗会使孩子掉头发，让孩子提前挑选一个有趣的帽子、围巾和（或）假发。在头发掉下来之前，试着去挑选一个假发，您可以选一个与他们的头发颜色差不多的假发。有时在治疗前剪短头发有助于减少孩子对治疗后脱发的不安感。

*注意体重变化。*一些治疗可能会导致体重减轻，有些治疗会导致体重增加。咨询营养师以获得建议，让您知道可能会发生什么以及如何能帮助孩子准备和（或）应对身体的变化。

*主动改变。*可以和孩子一起去购买孩子喜欢的衣服。有时一件很酷的T恤或有趣的帽子有助于建立孩子的自尊。

（2）友情的变动。

孩子的友谊可能会经受考验，并且在这个漫长而严重的疾病期间可能会发生改变。不管是什么原因，同学和朋友表面上的冷漠是有伤害的。有时孩子的朋友似乎正在继续他们的生活，而您的孩子被排除在外。如果您的孩子主动迈出第一步向朋友伸出手来，可能会对改善这些情况有所帮助。

从好的方面来看，孩子可能会通过癌症这方面的经历结交新朋友。参加病友互助团体的活动是与他人联系的一种方式。社会工作者和儿童生活专家也是获得支持和指导的重要来源。例如，他们可以与您的孩子人机对话、角色扮演，这可能有所帮助。

以下一些方法可以帮助您的孩子：

帮助孩子与朋友保持联系。 您可以鼓励和帮助孩子通过书信、微信、电子邮件、在线视频聊天、电话或社交媒体网站与朋友联系。如果可能的话，当孩子可以上传相关图片或信息，他的朋友可能会访问和了解他们。

帮助孩子知道如何回应。 有时人们会盯着孩子看，或对孩子性别判断错误，或询问孩子个人问题。和孩子谈谈，想出解决办法。孩子可能会选择回应或忽视评论。

（3）情感的变化。

虽然随着时间推移，许多孩子应对得很好。对于孩子来说，感到焦虑、悲伤、有压力、害怕或变得孤僻是很常见的。和孩子谈谈他们的感觉，并帮助他们找到解决的方法。您和孩子也可以会见社会工作者、儿童生活专家或心理学家，谈谈难以解决的或者随着时间延长变得越来越差的情感变化。这些专家可以帮助孩子应对情感上的问题，从而防止这些情感问题引起身体症状、睡眠障碍、饮食习惯变化，最终导致焦虑或抑郁等。

明确地告诉孩子，他们可以随时来找您。倾听孩子说的话并敞开心扉。有些孩子喜欢通过绘画、写作或播放音乐来表达自己的情感。

尝试以下这些技巧，以帮助您的孩子应对情绪问题：

寻找方法让孩子放松。 玩电子游戏或看电影可以帮助孩子放松。进行肌肉放松的练习、接受图像训练和生物反馈也会有所帮助。

保持冷静。 孩子能感觉到大人的情绪。如果您经常感到悲伤或焦虑，您可以和孩子的医疗照护团队成员或医生谈谈管理这些情绪的最佳方法。然而，如果您经常隐藏您的感情，孩子也可能隐藏他们的感情。

如果发现孩子有抑郁症状，要及时寻求帮助。 孩子有时感到沮丧或悲伤是正常的，但如果这些感觉持续太长，在大多数日子里均有这种情绪反应，可能是抑郁的征兆。抑郁症是一种可以治疗的疾病。

临床抑郁症的迹象。如果孩子有以下任何症状，请咨询医生：

不再感觉以前的活动有趣。

饮食或睡眠习惯改变（例如睡眠不好）。

感觉或表现悲伤、紧张、呆滞或疲劳。

感觉没有价值或有负罪感，即使是那些没有人为错误的事情。

注意力不能集中。

谈论到死亡或自杀。

（4）调整医院和学校的日程安排。

在治疗期间，孩子可能会在医院里花费更多时间，在学校的时间会更少。这里有一些方法可以帮助孩子应对长期住院和离开学校时间过长的问题。

（5）住院。

对任何人来说在医院里都是困难的，尤其是孩子。环境的改变，与陌生人接触，和日常安排差别巨大的改变，众多奇怪的机器，有时是痛苦地与各种检查或操作打交道。

尝试以下技巧，让孩子在远离家里的这段时间可以轻松点：

带来舒适的东西。让孩子从家里选择最喜欢的东西，如照片、游戏和音乐。这些东西可以安慰孩子，并帮助他们放松。

访问游戏室或可以玩的房间。许多医院都有可供住院孩子玩乐和放松的地方，这些地方经常有玩具、游戏、工艺品、音乐和电脑等。鼓励孩子参加医院提供的社会活动和其他活动。

装饰孩子的房间。向医院询问是否可以装饰孩子在医院里的房间，如海报、照片和其他装饰等，并帮助孩子振作。窗户贴花是一种装饰窗户的有趣方式。检查看看有什么物品可以带进孩子的房间，因为有时会受到医疗限制。

寻找新的活动方式。如果运动受限，了解其他活动方式可以帮助孩子保持活跃。孩子也可能喜欢听音乐、阅读、玩游戏或写作。一些患有癌症的孩子会找到新的技能和兴趣，有时甚至连他们自己都不知道。

（6）缺课。

大多数癌症患儿在治疗期间会缺课。有些孩子能够间断参加学习，而有些孩子则需要请假。

与医生交流。从医生那里了解治疗对孩子的精力和做功课能力的影响程度。从医生那里得到一份书面说明，描述孩子的医疗状况、限制因素以及孩子可能会错过多少课程。

了解能从医院和孩子的学校得到的援助。一些医院有教育协调员或专门的护士，他们会告诉您相关的教育资源和援助。

及时向孩子的老师更新信息。告诉孩子的老师和校长关于孩子的医疗情况，分享医生的信件。了解孩子会错过什么功课，以及通过什么方法帮助孩子学习。与学校和医院人员交谈，列出一个计划，以满足孩子的治疗期间或之后的教育需求。

（7）重返学校。

对大多数患癌症的孩子来说，尽快回到学校是最好的。它有助于回归正常生活，并与其他儿童一起成长。不过，适应学校的生活学习可能具有挑战性。孩子在学业上可能已经落后，有一定负面影响。同学之间的友谊可能已经改变。孩子们会经常为外表和体重上的变化自卑。

如何帮助孩子回归正常学校生活：

重返校园的预先安排。许多医院会提供相应情况介绍，这些可以帮助孩子的同学和老师了解癌症，让孩子重返校园变得更容易。

　　跟孩子的学校交流。如此他们可以尽可能提供给孩子任何所需的支持。老师也可以和孩子的同学交谈，并帮助他们欢迎您的孩子回来。学校辅导员和学校的医务人员可能也会在这方面提供很大帮助。

　　跟孩子同学的父母沟通。让他们知道您的孩子又回到了学校。安排时间为孩子与同学举行聚会，给出孩子时间让他重新融入同学中，帮助孩子赶上学校的正常教学进度。

3 帮助患儿的兄弟姐妹

　　作为父母，您希望为所有孩子恪尽职责，但当您的一个孩子正在接受癌症治疗时，全面照顾到所有孩子可能很困难。您可能会发现您的其他孩子会面临一个困难时期，但却不知道该怎么办。您可以简单地告诉其他孩子，您知道对于他们来说这种局面是多么困难，但您爱他们，这样可以使他们获得安慰。

　　尽管许多甚至可能是大多数的癌症患儿的兄弟姐妹都能应对得很好，但部分孩子却做不到。您需要主动与孩子的学校辅导员、儿科医生或在医院的社会工作者交流。

　　（1）您健康的孩子可能会有怎样的情感变化。

　　众所周知，癌症患儿的兄弟姐妹也要面临许多困难。许多人会有悲伤、害怕和困惑的感受。虽然许多孩子试图变得勇敢和乐于助人，但他们可能会感到孤独、被冷落忽视。

　　这些兄弟姐妹可能会感觉到：

　　害怕：害怕他们患病的兄弟或姐妹会发生什么不测。

　　罪恶感：因为拥有健康和有乐趣的生活而感到罪恶。

　　崩溃：因为疾病发生在他们的家人身上而感到濒临崩溃。

　　悲伤：为他们患病的兄弟姐妹感到悲伤。

　　担心：他们自己也会患上癌症。

　　孤独：因为他们更少见到他们的父母和朋友，常会感到被忽视或被冷落。

　　尴尬：因为人们会关注或谈论他们的兄弟姐妹。

　　嫉妒：他们的兄弟或姐妹会得到更多的注意和礼物。

　　忧虑：关于他们的家庭发生了什么事。

　　不知所措：对所有的变化感到局促不安。

　　除了这些感觉，您也可能注意到他们的行为变化。您健康的孩子睡眠出现问题了吗？您以前喜欢外出的孩子现在似乎很安静或经常待在家里吗？您注意到孩子成绩的变化了吗？从前的好学生突然停止做作业，是否得到您的关注，还是因为他有很多麻烦呢？

定期观察孩子，看看他们是如何应对的，并谈谈您观察注意到的任何变化。探寻他们面临的或正在发生的最困难的事情。讨论您和孩子们互相帮助的方式。从儿科医生那里寻求帮助，尽快解决问题，防止随着时间延长而使问题变得越来越糟糕。

（2）帮助患儿兄弟姐妹的方法。

以下这些建议已经帮助了很多家庭：

倾听并与其他孩子交谈。 每天留出一些时间，即使只是几分钟，和您其他的孩子在一起。告诉他们，让他们知道他们也是被爱的。即使您现在没有一个很好的解决方案，也要问问他们感觉如何，有时仅仅是倾听。

让他们知情和参与。 和您的其他孩子谈论他们兄弟姐妹的疾病，并告诉他们，无论治疗过程中发生什么，您都会尽您所能。如果可能的话，找到一些方法，包括带他们到医院去探望。如果医院离家很远，您也要通过电子邮件、微信和电话与他们保持联系。

尽可能地保持他们的生活正常。 安排其他孩子参与学校相关的活动和其他活动，这对他们很重要。

从医疗照护团队专业人士处寻求支持。 在孩子正在接受癌症治疗期间，要主动跟儿科医生以及社会工作者交流。获得医院当地的资助计划、活动和咨询服务的建议。

跟朋友、家人、老师、教练和其他人交流。 请求您家庭生活中其他亲近人员给予患儿兄弟姐妹额外的支持。大多数人都愿意提供帮助，并乐于接受请求。但请记住，部分青少年可能不希望家庭以外的人知道家里发生了什么。如果您计划去接受他人的帮助，如老师或教练，事先跟您的孩子谈谈。

可以帮助患儿兄弟姐妹的人包括：患儿的祖父母、阿姨、叔叔、表兄弟，朋友和邻居，学校医务工作者，您孩子朋友的父母，学校里的辅导员，老师和教练。

当孩子彻底结束治疗时您应该了解的问题：

关于治疗

我们应该和谁谈谈孩子在治疗过程中所接受的治疗和药物治疗的综合记录？

关于在家里采取的实际措施

我们应该注意孩子的哪些健康问题？

如果健康问题发生了，我应该与谁联系？

我的孩子需要继续服用药物吗？如果是这样的话，服多久？

什么类型的活动可以帮助我的孩子？有什么需要避免的活动吗？

我的孩子可以接受什么样的疫苗？应该什么时候接种？

关于后续护理（计划和进度表）

我应该和谁交谈以得到孩子后续的随访计划和时间安排表？

关于后续随访，孩子应该看什么医学专家？

在后续的随访期间将做什么检查？多久需要做一次？

我的孩子应该在哪里进行后续的随访？随访的日程安排是怎样的？

关于可能的长期和（或）远期的毒副作用

孩子发生长期或远期毒副作用的风险增加了吗？如果是这样，有哪些副作用，可以如何处理？

孩子在以后生活中发生远期毒副作用的风险增加了吗？如果是这样的话，是哪些副作用？这些副作用发生的可能性有多大？治疗可能需要多长时间？

我们应该去看什么类型的专家来处理这些副作用？

关于支持和应对

哪些癌症幸存者互助小组对我的孩子和家庭是有帮助的？

接受专业咨询对孩子有什么好处？您有什么样的建议给我们呢？这些建议推荐或不推荐的理由是什么？

六、照护者的权利

有权照顾自己，这不是自私，只是为了让自己能更好地照顾患病的亲人。

即便患病的亲人反对，也有权利从他人处获取帮助，因为每个人的耐力和能力都是有限的。

有权利保留部分自己的生活，为患者做的每一件事是合理的，为自己做一些事同样是合理的。

有权生气、抑郁，偶尔表达一下不良情绪。

有权拒绝患病亲人的无理要求，以免因愧疚或是愤怒做一些不应该做的事情。

有权获得喜爱，关注，原谅和接纳，因为您也曾对亲人付诸过这些情感。

有权为自己所做的事情骄傲，有权为自己的勇气喝彩。

有权维护自己的个性，有权在亲人不再需要您的陪伴时继续好好地生活。

第十六章　照护者的自我关爱之道

一、关注自身的情绪与身体状态

①　您的感受

照顾患者时，感到压力巨大或心情压抑是正常现象。例如您关心的患者，此时可能经常感到愤怒、忧愁或沮丧。这时，您需要与可以帮助您舒缓情绪的人沟通交流，他可以了解您的感受并尝试帮您排解。您还可以咨询相关人士或咨询机构。

（1）理解您的情绪。

当您在照顾您心爱之人时，也许您的内心情感十分复杂。

理解您情感的第一步就是正视您的不良情绪。您需要一段时间来仔细考虑相关问题。以下是可能会出现的不良情绪：

内疚感：内疚感在照护者中很常见，担心自己做得不好或者住得离患者很远。您甚至可能因为自己是个健康人而内疚，或因为没有表现得积极向上而感到内疚。这些都很正常，您有权利、有理由感到烦恼，但隐藏情感别人就不会知道您的需求。

希望与失望：在癌症治疗过程中总是充满希望与失望，随时间变化而不同，持续时间长短不一。作为癌症患者的照护者，心怀希望能帮他度过接下来难熬的几分钟或是几天。

悲伤或担心：当家中有患者与癌症斗争时，您会感到担心或悲伤。可能为患者的病情、治疗不良反应、花费、家庭关系及患者即将死去而担心。没有必要假装乐观，当您一个人或面对信赖的朋友时，可以大声哭泣来发泄自己的情感。您需要时间来面对患者及自己的变化。

焦虑或抑郁：焦虑说明紧张或惶恐不安，不能放松下来。治疗的花费、对家人的影响和面对患者对治疗的反应让您感到担心。抑郁是指悲伤持续2周以上的时间。如果这些症状影响到您日常生活的能力，请联系心理医生。寻求专业的帮助能缓解您的不良状况。

悲痛：当亲人离去及面对过往的失去会感到悲痛，您可能会过度伤心。为过往的失去感到伤心，也包括您既往生活的失去。但是悲痛可能不是您想象的方式。每个人悲痛的时间和方式不同，您可以用您自己的方式表达。悲痛可能在猝不及防时就奔涌袭来。悲伤可能会来势汹汹，但并不影响它可能会持续数月。记得从临终机构员工、心理医生或支持小组那里寻求帮助是十分重要的。

负面情绪：疲倦和压力让您比平时更加紧张，更加敏感，在感情上也更容易受到伤害。您会感到无助或者没有人能感同身受您的经历。最让您伤心的是患者向您发火，患者感到压力、疲倦、害怕，把火气发到照护者的身上。有时某些治疗让患者比以前更容易烦躁易怒。不要归咎于患者本人，咨询医生患者烦躁的情绪是否和药物有关。您会发现和患者分享您的感受是有帮助的，有时患者并未意识到发火对别人造成的影响。更重要的是，记住要常常对我们最爱的人表达自己的情感，不论是正面的还是负面的。

气愤：很多事情都让您生气，包括自己、家庭甚至您照顾的患者。起初，生气能帮助您采取适当的行动，促使您了解更多的治疗选择或医疗措施。但如果生气时间太长或者把愤怒转移给别人，这种情绪就是有害的了。有时愤怒是其他一些难以表达的情感的发泄，例如害怕、愤怒或担心，有时愤怒来自怨恨。如果长期生气就要咨询精神健康专家。

孤单：作为照护者的您也会感到孤单，甚至在周围有很多人的时候，因为感觉没有人能够理解您在经历什么。可能因没有时间去社交或做曾经做的事情而感到孤单。无论处境如何，您都不是一个人。与您相似的照护者懂得您的感受和心情，试着与他们交流。

否认：不能接受朋友或家人的病情已经到了无法治疗的程度，希望继续治疗或期盼治疗显效，或新的治疗出现。这些都没有错，但您要去认真倾听患者和医生都说了些什么。您的想法可能和患者的真实感受不同，没能理解将要发生什么。按照自己方式处理事情没错，但要注意对其他人的影响。

（2）可能有帮助的建议。

要知道您并非孤身一人，您可以与其他照护者进行交流，分享感受。当您感到日常生活中的某些困扰，可以尝试着与他人进行交流。也许可以与您的家庭成员、朋友交流。医护人员也能为您提供帮助。

以下是一些可以帮助您的提示：

与自己和解。无论何时，我们大脑中充斥着多种思维，因而犯错也是不可避免的。没有人是完美无缺的，最重要的是自己做好当下的事。

通过哭泣或倾诉来表达自己的情绪。您不需要假装自己很精神振奋，可以适时表达自己的沮丧和忧伤。

抓大放小，专注于自己最关注的事情上。

不要随意地对关心自己的人或自己心爱的人发泄情绪。生活中，很多人会对与自己关系亲密的人发火。他们的压抑、恐惧或担忧可能以愤怒的形式表达。但请适当控制自己的愤怒情绪，以免对关心自己的人或自己心爱的人造成伤害。

充满希望。也许您所希望发生的事可能会随着时间的推移不断发生变化，但是您可以一直期许快乐、舒适、包容和平静。

2 关爱您自己的心灵并寻找安慰

把您的思想从繁重的照顾患者的想法中抽离片刻，考虑一下如何安慰或放松自己。很多照护者发现，一天中哪怕只留出不被打扰的短短几分钟来与自己独处都能让自己更好地应对现状和恢复注意力集中状态。每天拿出15～30分钟来为自己做点事情，无论大小。例如，可以抽时间去散步、跑步、骑自行或做温和的舒展动作，小强度的身体锻炼会让您的疲倦和压力减轻。如果没有时间去放松，做伸展动作或瑜伽也很有帮助，其他活动如深呼吸或静坐也可以。

关注自我的一些误区：

误　区	事　实
关注自己意味着可能要远离患病亲人	您可与亲人一起或是单独活动，重要的是您不应当忽略自己
关注自己会占用很多做其他事情的时间	有些自我关注的行为只需几分钟，比如看一些让自己开心的视频或文章。其他的可以在闲暇之余完成
不知道什么是关注自己	只要是让您觉得快乐、轻松或充满力量的事情，这些都是自我关注的行为。仔细回想一下哪些事情会让您产生这样的情绪

（1）积极往前看。

当您忙于照顾患者时，很难找到积极的时刻。在日常生活中寻找美好的东西会让您感觉更好。每天试着找出在陪护中能让你开心的事，也可以花一点点时间试着发现一天中美好的事物，例如美丽的落日余晖、一个温暖的拥抱、听到或看到有趣的事情。

（2）学会接受。

慢慢地，您将接受患者可能死亡这个事实。尽管需要时间，但接受它会使您的内心变得平静。癌症帮助我们更加珍惜生命。即便未来是未知的，您也会感到生活的每一天都更加充实。

（3）心存感激。

感谢能和心爱的人在一起。也许您从未料到，您能够为另一个人奉献和给予那么多，这使你感到由衷的开心。同时，它也是维系和加固一段关系的良机。当然，这并不意味着陪护是一件轻松无压力的事。可是找到其中的意义会让您的工作变得不那么艰辛。

> "在陪护她的过程中，我变得更加有耐心。我能坦然接受自己在这过程中所有的正面和负面情绪，也能接受她的一切情绪。经历这些让我们共同成长了很多。"——Esther

（4）联系其他人。

有研究表明，与其他人保持联系对照护者来说非常重要。特别是当您感到无助时。有时有些事情不能同患者说，但可以和信赖的人谈论您的感受或担心，也可以通过网络与其他人进行非正式的交流。还可以和医生、健康管理团队交流您关心的问题，护理知识的增加对减轻恐惧是有帮助的。

（5）让自己笑起来。

面对癌症患者很难笑得出来，然而笑是正常的，也是有益健康的。微笑可以放松紧张的心情让您感觉更好。可以阅读有趣的漫画、看喜剧或和乐观的朋友聊天、回忆以前有趣的事情。保持幽默感是处理事情很好的技巧。

（6）做记录。

做记录有助于减轻负面的想法和情绪，有助于健康。可以记录任何话题的内容，包括您最痛苦的经历、内心最深处的想法和情感。可以把让您感觉好的事情或顺利的一天记录下来，也可以把想到的任何东西都写下来。它不一定要有意义，也不一定要语法正确。

（7）面对自己的愤怒或失落。

随着患者病情愈发严重，您变得愈发愤怒与失落，试着不要压抑情感而是去解决。寻找生气的原因，是否因为疲劳还是对治疗失望？患者的要求是否很难满足？如果可以，尽量多留出一点时间宣泄您的情绪。可以去运动、作画甚至击打床或枕头来释放愤怒。

（8）不要再内疚。

原谅自己所犯的错误，没有人是十全十美的。我们要从错误中总结经验继续前行。继续尽自己最大的努力去做，不要抱太大期望。

将时间和精力放在重要的、有价值的事情上，不重要的先放放。

原谅自己和其他人。别人很有可能已经尽到了他们的全力，包括您在内。

每一天，每一刻您都有机会重新开始。

（9）加入患者组织或亲友群。

您可以线下或者通过电话微信等方式与患者组织或亲友群建立联系。患者组织或亲友群可以让您对正在发生的事情产生新的看法，知道如何应对目前发生的事情，让您知道您不是孤独的。患者组织或亲友群使照护者们有了更多倾诉自己情感、获取建议的机会，也能让照护者有机会参与帮助与其处境相同的需要帮助的人。有些人喜欢加入患者组织，而另一些人则对此不屑一顾，甚至有些人对同其他人分享自己的情感感到不适应。如果在自己的居住地没能发现合适的患者群，可尝试通过网络与其他患者组织建立联系，很多照护者认为远程的患者组织或亲友群同样给予他们很多帮助。

（10）利用临时工或钟点服务。

很多照护者希望能早点得到这种短期帮助，但有些人出于面子或内疚感没有及时提出来，也有人之前没有考虑到能有这种服务形式。当有人帮忙时，您可以休息、会客、处理事务或做任何您喜欢的事情。

告诉患者有人要进入房间。如果患者不同意，可以让朋友或家属来解释这样做对你们都有好处。

告诉钟点服务人员需要做哪些工作。

从朋友或健康护理专业人员、老年机构获得推荐或建议。

从家庭成员、朋友、邻居、工友、政府机构或非营利机构获得额外的帮助。

（11）我可以为自己做的小事。

每一天，保证自己能有短暂的休息时间：小憩，运动，做喜欢的事，兜风，看电影，整理院子，购物，回复电话、信息及电子邮件。

（12）为自己预留时间。

这时您可能觉得自己的需要不再重要。或者有时间还要忙其他事情，而没有给自己留下个人的时间，或者对自己还能享受生活而患病的亲人却不能享受而感到内疚。很多照护者都有类似的感受，但您应该清楚，满足自己的需求，让自己保持愉悦，是作为照护者长期坚持下去的必要动力。

花点时间给自己的身体、思想和精神充电，这样可以让您成为更好的照护者。如果您生病了或者情绪低落更要照顾好自己。

给自己一个出口去解决思想和感情的问题十分重要。想想有什么能够帮助您，与别人谈心是否能减轻您的负担？或者您更愿意与自己独处一段时间？也许您的处境不同，您想要的也不同。花点时间考虑真正要的是什么很重要。

（13）寻找有意义的事情。

很多照顾癌症患者的人会让他们思考生命的意义。花时间思考您的生命和与爱人的关系会让您更有亲密感和有意义。您可以与患者和其他人分享您的想法，也可以仅仅为自己记录或者录音。

这里有一些问自己或爱人的问题：

我们在一起时有哪些是最快乐或最痛苦的事？

在一起的生活中最有决定性意义的事或最快乐的时刻是什么？

我们相互教会了对方什么？

作为照护者，对我生活的影响有多大？

当你们做好思想准备，你们就可以从现实生活中抽身出来，一起规划将来的生活。当您爱的人患上癌症，您开始反思什么对您而言是最重要的。有的家庭将他们一直以来计划做的事付诸实践，也有的家庭希望维持现状，并更加珍惜彼此相守的时光。你们可以把对生活的注意力关注到人而不是疾病上面。您可以和患者一起做以下事情：做有纪念意义的视频，翻阅或整理家庭照片，写下家庭历史或家谱，记录日常的情感和经历，做剪报，帮着给其他朋友或家庭成员写信或留言，写诗或读诗，创作艺术品或纺织品和制作珠宝，为其他人选择有意义的纪念品，记录过去有趣或有意义的事情。

"在我的妻子患癌症前，我没有好好过我的生活。但当我有机会照顾我妻子时，我和她的关系变得非常紧密。我在她身上发现了许多以前从未发现的东西，而我们也变得更加亲密。知道吗，如今我对生活的态度截然不同了，我更加敬畏生命了。"——Armando

（14）精神的探索。

现在有关生命和死亡的问题会经常出现在您面前。关于您自己、患者及亲密的朋友，您可能会考虑：

我们为什么在这儿？

对我而言好的生活是什么？

作为一个照护者意味着什么？

当我回顾过往，什么是我生活中最积极的事情？什么又是最消极的？

目前我有哪些问题还不能回答？

在这期间是什么或谁在精神上支持我？

（15）关注自己的身体。

您可能集中精力忙于照顾患者，无法关注自己的健康。但是照顾好自己很重要，只有这样才能让您有力量帮助别人。

不断增加的压力和日常工作对照护者的健康不利，特别是以前的旧疾可能更容易加重。可能出现以下一种或多种问题：乏力（疲倦），睡眠障碍，免疫力下降（抵抗力下降），伤口愈合缓慢，血压升高，食欲和（或）体重改变，头痛，焦虑、抑郁或其他情绪改变。

（16）照顾好自己。

照顾好自己看起来很容易，但对于照护者却是一个挑战。即使把患者需要放在第一位，您也需要关注自己身体和精神的变化。

注意自己的健康检查结果并及时就医，按时服药。

饮食良好。吃得好可以保持好的体力。如果患者住院，可以在家里准备饭菜。

充分休息。听柔和的音乐或做呼吸运动有助于睡眠。短时间的小憩可以补充睡眠的不足。但是如果持续缺乏睡眠就建议咨询医生。

运动。可以散步、游泳、跑步、骑车，也可以修理花园、打扫、除草或者爬楼梯，任何形式的运动都能让您保持身体的健康。每天运动15 ～ 30分钟会让您感觉更好和有助于缓解压力。

抽时间去放松。您可以去健身房、阅读、看电视和电话聊天。只要能让您放松下来就可以去做。

（17）寻求专业咨询。

您可能非常想与您生活圈子外的人交流，一些照护者发现与咨询师、社工、心理医生交流受益颇丰。这些人远离您日常的生活圈子，与其交流可能对您有帮助，您可以向他们学习如何表达自己的感情，学习如何处理您从未处理过的事情。以下都属于人的正常情绪反应，但当面对巨大压力时，这些情绪反应就表现得尤为突出。如果如下表现持续超过2周，您应该重视并寻求治疗帮助。

错误的观点	事　实
自我照顾就意味着不能照顾患者	您可以选择在有或者没有朋友或家人陪伴的房间里，做点对自己有帮助的事情
照顾自己花费很多时间	读一段让人兴奋的新闻或做做舒展活动不需要很多时间，也可以利用工作的间歇期来照顾自己
我要去学如何照顾自己的健康	很简单，做任何让你感到放松、高兴或让自己充满活力的事情，选择那些你已经知道能让自己放松的事

（18）写作。

写作能帮助您舒缓负面情绪和想法，并且对您的健康有益。您可以写任何想写的内容，可以是最压抑的经历，也可以表达内心深处的思想和情感，或者写让您感觉愉快的事情，如好天气或是和蔼亲切的同事、朋友。另一种方法就是随时记录所思所想，不需要有任何的意义，也不需要注意语法是否正确，目的只是帮助您摆脱负面情绪。

在癌症治疗过程中重拾生活的意义

癌症使得许多照护者对生活产生了新的看法。他们会重新考虑生活的目的是什么，会思考自己在哪方面最有价值。

您可能会不停地问为什么罹患癌症这种事会发生在您所关爱的人身上。您也可能会希望一切恢复到在确诊癌症之前的生活状态。但同时，您也会发现癌症给你们带来的积极的方面，例如会让你们的关系更加亲密。同时以积极和消极的态度看待疾病，这是正常的情况。

癌症可以通过多种方式影响一个人的人生观。在您的亲友患病期间，质疑信念的真实性这一情况非常常见。对于一些人来说，寻找生活的意义是解决问题的方法。

看护晚期癌症患者对有的人来说是经历最困难的时期，但世界没有抛弃他们。无论经历是好还是坏，人生境遇的改变总是给人们提供了成长、学习以及领悟生命中最重要东西的机会。很多人把照顾癌症患者看成一段人生的旅程，这段经历将对他们的一生产生巨大影响。这不一定是护理人员自己选择的旅程。但我们可以利用自己的技能、力量和才能来支持我们所爱的人，同时在这一过程中更多地了解自己。

"当你开始从内心深处关爱另一个人，你就已经获得了成功。"——Maya Angelou

二、与家人和朋友沟通

谈论死亡从来都不是一件容易的事。一起讨论患者离世后的安排是让人感到不适和沮丧的。但是现实使您不得不面对患者及讨论相关问题，例如癌症严重程度、将来的打算、对死亡的恐惧和临终的愿望。有的家庭可以做到公开交流，有的家庭则做不到。交流方式没有对错之分，有研究表明家庭成员之间的相互交流可感受彼此更多的关怀，更好地做出决定。

1 您的伴侣或同伴

几乎所有照护者和他们的伴侣比以往任何时候都感到两人关系间的巨大

压力。一些夫妻发现他们在肿瘤治疗过程中关系更加亲密，有些人则发现他们的关系变得脆弱。社会生活状态发生改变，日常生活发生变化，夫妻生活不如从前等。

为了减轻压力，您需要铭记每个人处理事情的方式千差万别。对压力和造成压力的原因保持开放的心态。您可能需要做以下工作：谈论你们各自的感受，分享你们解决问题的经验，关注造成压力的事情，谈论可以共同做决定的事情，对他人常抱感恩之心，花时间关注肿瘤以外的事情。

尽管有上述困扰，您仍可以作为亲密的伴侣陪伴患者左右。关系密切也意味着分享彼此的感受并相互理解。你们可以：谈论你们的亲密时光和性生活，讨论你们对未来的规划，不要相互指责对方，珍惜共处的时光，放慢脚步，对周围事情有耐心，向提供咨询者或支持团队咨询。

（1）和亲人交流痛苦的话题。

交流那些痛苦的话题其实是情绪发泄的出口。您可能觉得亲人应当尝试新的治疗手段或是换一家医院或医生看病，但是患者可能会担忧失去独立性，或是被当作弱者看待以及成为别人的负担。以下建议可能有帮助：提前演练一下要说的事情；了解亲人是否想听您想说的事；冷静的时候问亲人是否可以交流；清楚自己谈话的目的；谈话应发自肺腑；给亲人时间说话，仔细倾听，不要打断；不要自说自话；不要总是说"一切都会好的"。

有时最好的交流方法就是倾听，这表示您一直在亲人身边，鼓励亲人说出自己想说的事，这可能是您能做的最有价值的事。人们需要时间用自己的方式慢慢消化所经历的事情。

有些人不会主动开始交流，但如果您先开始他们也会配合，以下是一些开始的方法："我知道聊这些事情有点儿难，但我愿意随时与你交流""我觉得聊聊现在的治疗情况以及我们如何克服困难对我们有帮助，你愿意和我谈谈吗？"您还可以向其他照护者取经，当面对如此多的情感变化时，其他人是如何关注别人的感受的，以及其他人是如何聊那些痛苦的话题。

如果您一直没有办法与您的伴侣进行关于疾病的深度交流，也可以试着寻求专业人士的帮助，向医生学习一些提出有关癌症话题的方法，当然也可以谈论您正在面对的其他问题。

（2）增进交流的方法。

让您和伴侣产生压力的事情可能不会立刻得到解决，但讨论这些事情会有帮助。您可以先说："我知道现在不能解决这个问题，但我还是想谈谈这件事情将会如何发展，我们将会有什么样的感受"。

谈话一旦开始，接下来需要探讨的主题包括你们应当怎样处理事情的变化和未知的事情，成为照护者和被照护者的感觉，如何调整你们两个人或家庭角色的转换，如何与其他人联系，哪些话题有助于加强你们的关系，感受对方的关爱和欣赏，对他人常怀感恩之心。

和伴侣的密切合作可以帮助你们一起度过困难，你们要一起协商需要共同做哪些决定，哪些决定应由各自决定，哪些事情需要共同分担，哪些事情对你来说更容易，哪些事情更难，你们各自的需要以及希望对方做哪些事情。

也许在过去的岁月里，患病的一方为家庭的付出更多。现在因为生病，您不得不自己独立做许多事情。因为忙碌有时甚至很难觉察伴侣仍在为您做的一些小事，如果您能觉察，一定要向伴侣说谢谢，感恩能让你们感觉更好。

许多伴侣发现偶尔约会能让生活变得更有意义。不需要花费很高，只要两个人在一起看看电影，吃吃饭或者一起看老照片或者任何你想要做的事。当然如果你们想见其他人，约会也可以有其他人参加。

您可能发现你们的性生活不同以往，因为很多事情可能对性生活产生影响。比如伴侣很疲劳、疼痛或者不舒服，或者您很疲劳，夫妻关系有些冷淡或是紧张，您或您的伴侣对治疗产生的反应还不适应等。也有可能是您害怕伤害伴侣，或者治疗可能会影响伴侣的性趣或性能力。

尽管存在上述问题，您仍可以与伴侣保持亲密的关系。亲密不仅是生理的，还可以是情感上的。

② 其他家庭成员和朋友

任何家庭问题都可能因为癌症这个疾病的出现，变得比之前更加复杂更加严重，这也是为什么您要格外关注孩子、父母和伴侣的原因。照护会导致您情感和角色的变化，也可能会影响到家庭，这些都可能是始料未及的。素未谋面或者一些远亲，朋友可能会频繁造访，这也会让生活变得更加混乱。有些人当看到自己已经成年的孩子生病时，会有强烈的想要保护他或帮助他的想法。如果是自己的父母生病了，把父母当作需要帮助的人来对待也有点困难。照顾公公婆婆或者岳父岳母，有时会让人觉得付出太多，因为自己的小家庭也需要照顾。

尽管大家都愿意为患者竭尽全力，但是在很多事情处理上意见是不一致的，因为每个人都有自己的想法和价值观，导致决定困难，这时可能需要专业的健康护理人员一起参加家庭会议。

（1）召开家庭内部会议。

家庭内部对治疗方式或者治疗选择产生争议很常见，也有时争议是因为一些照护者做得太多，其他人没有机会提供陪护。每个人都在努力做他们认为对亲人最好的事，但对别人来说这可能并不重要，这同样也会产生争议。每个人都有自己的价值观，这可能会让整个家庭在某些问题上无法达成共识，这就需要召开家庭内部会议。

询问患病的亲人是否想要召开家庭会议。会议前可以事先可以将要讨论的内容列出来，请家庭成员分享自己的想法，表达自己的感情，明确每个照护者的责任。确保每个人能发挥自己的优势且分工明确。

如果有需要，可将需要商议的问题进行列表。在会议末尾，由健康护理人员总结和安排下一步的计划。

（2）保持信息更新。

选一个负责向大家更新亲人近况的联系人，并定期向患病亲人询问想要向亲友更新哪些内容，向谁更新，什么时间更新等。联系人可以通过微信、电话让亲友知道患病亲人的情况，也让亲友知道什么时候可以问候，什么时候可以探望等。

（3）面对不需要的帮助时应如何沟通。

如果人们提供的帮助并不是您需要或想要的，首先要感谢提供帮助的人，并让他们知道当您需要这些帮助时会联系他们。您可以告诉他们，简单发个祝福消息对亲人也很有帮助。

有时候人们乐于帮助您，是因为做这些让他们能感到自己的价值，但您可能并不需要帮助，或者仅仅只是想和患者单独待在一起。

如果别人的帮助不是您想要的，也要感谢他们的关心，让别人知道目前您还能处理好当前的事情，但如果有需要可以随时联系他们。

人们往往提供不切实际的建议是因为他们不知道还能做些什么。他们通过这种方式来表达自己的关心，消除自己的无助感。尽管他们的出发点是好的，但对你而言可能感受并不好。您决定如何处理这些建议，如果不同意可以不回应。

关于如何照顾孩子最好和教育顾问或老师进行商议，治疗安排可以和医护人员沟通。

③ 与儿童或青少年交流

18个月大的孩子便已经开始思考和理解周围的世界。如果家中有与他们亲近的人患有晚期癌症，孩子们的世界可能在短时间发生改变。因此，必须对孩子坦诚相待，让他们知道将会发生什么。需要让孩子知道，不论发生什么，他们都依然会得到关心。

您在生活上的压力和精神上的恐惧会影响到孩子。陪孩子和照看患者都需要时间，您会感到力不从心。要让孩子知道您目前的情况，关心孩子的感受。永远不要臆想您知道孩子所有的想法，您也无法预测他们会如何应对这些信息。专家建议为避免过度的猜疑和担心，请告诉他们癌症的真相。

尽管这对家庭来说是一段困难的时期，但孩子依然在成长，也会从中学习。以真诚和开放的态度面对癌症，教会孩子生命的意义及在他们以后的生命中如何处理很多不确定的事情。珍惜当下的人和事，对孩子来说这段时光将会是人生的重要一课。

"这是他们唯一的一次童年，也是至关重要的发展阶段。试着不要将疾病看作是一个障碍，而是一个强大的平台，帮助你放大你想表达的东西。帮助你的孩子理解你，信任你，感受你强大的爱。当你所传递的充满爱和希望，你就能指引你的孩子形成对现实乐观的人生态度。"——Wendy Harpham, MD

（1）保持顺畅的沟通渠道，理解孩子的行为和情感。

孩子对于病重的癌症患者，表现不一样。他们可能：

迷惑、害怕、生气、孤独或不知所措。

看到药物对人身体的影响时，感到害怕或不知道该做什么。

更加依赖别人或怀念过去被大人关注的时光。

感到对患者的生病负有责任或有罪恶感。

如果要求去做很多家务，会感到气愤。

学业陷入困境，不能按时完成作业。

吃饭、睡觉、学业和交友上遇到困难。

当照顾自己的人更换时感到生气。

无论孩子如何反应，最好在问题出现之前关注他们的感受，等问题严重后处理会困难很多。如果孩子不愿和您坦诚交流，他们可以选择和其他人交流，如信任的老师或教练。如果孩子发生很大变化或出现问题，向儿科医生、学校辅导员、社会工作者或儿童生活专家寻求帮助，有必要的话也可以去找心理医生。

（2）其他行为。

在这个时期，孩子可能出现行为的退化，行为能力比实际年龄要小，重新开始过去的行为，例如儿语或尿床，或者孩子不能完成最近掌握的技巧，这些都是孩子有压力的表现。孩子的行为退化暗示着他们需要更多的关注。这是他们表达自己感受的独特方式，以此寻求支持。需要意识到他们的这种需求，耐心地帮助他们回到正常行为状态。不要忘记在您需要建议或支持时，向社会工作者或其他专业人员求助。

孩子们的反应及应对方法

如果孩子看起来很困惑或是害怕：提醒他们你爱他们；尽量留出时间与孩子共处，比如在一个房间里各自做各自的事情；尽量维持生活节奏不变，如一起读书或为他们检查作业；告诉孩子治疗可能带给亲人的变化，避免孩子过度惊讶；提醒孩子患病的亲人在一段时间内可能会看起来很差，不过会慢慢好起来，并向孩子解释这是治疗的一部分，这会让孩子感觉更好一些。

如果孩子看起来很孤独或是很怀念他们曾经得到过的宠爱：让孩子说出他们的感觉和心中的困惑，让他们知道您始终在关注他、重视他的情感；从其他方面给孩子关注，如果您因照顾亲人而不能回家，可以给孩子留个字条或是有计划地保持电话联系；准备一次丰盛的、孩子喜欢的饭菜；鼓励孩子与其他孩子或成人交往，以减少其孤独感。

如果孩子停止日常活动：如果孩子因为亲人患病治疗而停止其日常活动或是不再与同学朋友交往，这可不是一件好事。要了解孩子为什么停止日常活动，原因可能是疲劳、不高兴、与朋友交往困难或是不能集中注意力。此时应告诉孩子自己也需要根据变化做出相应的调整，询问孩子您能做些什么帮助他们恢复日常活动和社交。

如果孩子有负罪感认为是他们造成了亲人患病：清楚并反复地告诉孩子，他们与亲人患病无关，无论他们做什么也不能导致亲人罹患癌症。用最简单的方法向孩子解释癌症是怎样产生的，给孩子读一本儿童书，书中应有描述亲人罹患癌症的事情。

如果孩子的怒气已经影响到他们的生活：了解是什么导致孩子发怒，虽然您知道怒气是来自恐惧，但听听孩子们说什么并承认自己的情绪也很重要。让孩子知道他们的怒气只是对其他事情反应的一种表现形式，可能是害怕、担忧或者悲伤，也可能真的是对疾病本身的怒气。尽最大努力不要对孩子们生气，因为您的怒气也会影响到他们。

如果孩子开始叛逆：告诉孩子您懂他们的感受，您也了解他们所处的状况。了解他们是否是因为害怕、生气、孤独或是烦躁而叛逆，无论什么情况，这种感觉都是可以接受的。但是以叛逆的形式表现出来您是不接受的，必要时您可以向老师、儿科医生咨询获得帮助。

与不同年龄孩子交流时的注意事项

10～12岁孩子：可以和他们进行一个略长的谈话，但应由孩子掌握你们谈话的节奏。了解孩子关于癌症都知道什么，确保他们所了解的与亲人目前所处的情况相符，如果不匹配就告知孩子正确的信息。要了解孩子可能会因为害怕而故意忽略或是回避疾病相关的交流内容。告诉孩子相关信息时尽量简化，譬如您可以说在亲人的身体里有一个包块需要切除。不但要谈现在，还要谈未来，例如告诉孩子癌症可能怎样影响生活或即将发生的事情。告诉孩子您会尽量回答他们的问题，让孩子知道只要他们想随时都可以交流。

13～18岁孩子：可以计划一次较长时间的谈话，不过应由孩子掌控节奏。谈话前应该有准备，如果亲人罹患乳腺癌或是其他性器官肿瘤时，他们可能会害怕或是感觉尴尬。对于十几岁的孩子，需要时间来面对自己的情感，他们有时想与朋友相处，有时也想一个人独处，应该给他们时间。十几岁的孩子应当知道癌症相关的事实，这会帮助他们修正错误认知，可以给孩子相关图书或是网站进一步了解疾病本身。有时他们会想自己做研究，确保他们获取信息的来源可靠并且贴近亲人的实际情况。这个年龄的孩子常常会问"如果这样那又会怎样"，他们可能想要对未来知道得更多，尽可能回答他们的问题，并让他们知道您很愿意与他们进一步交流。孩子可能还会想知道癌症究竟会怎样影响他们，是否癌症对他们的社会生活造成影响，是否会影响做家务，这一切都是正常的，应该诚实回答。

（3）提出开放式的问题。

在有的家庭，讨论这些严肃话题是困难和富有挑战性的，但不交流的结果会更糟。尝试提出开放式的问题，代替回答"是"或"不是"的问题。以下是与任何年龄段孩子交流时的小技巧：

无论发生什么，都会有人照顾你。

癌症不是你带来的，你也不能做什么把它赶走。

最近周围有很多人会对你表现得和以前不一样，因为大家担心你，也担心我们每个人。

任何时候有问题都可以找我。

您愿意和我说话吗？还是愿意和学校的老师交流？

对于眼前所有的事情，你感到失望、愤怒、害怕或伤心都是能理解的。

这个时期你会经历复杂的情感，有时开心有时悲伤。这些都是正常的反应

（4）鼓励孩子说出自己的感受和问题。

让孩子认识到存在复杂情感是正常的，也不是只有他一个人有这些感受。寻找方法让孩子主动说出来。年龄较小的孩子可以通过和洋娃娃玩耍或画画表达出来。鼓励孩子向照护者提问，记住孩子可能反复提问同样的问题，这很正常，每次都平静地回答孩子问题。

（5）找到交流的时间。

寻找新的交流方式，可以是与他们依偎在床上时，一起吃饭或阅读时，也可以通过电话或邮件进行。当然，在您叠衣服或刷碗时也可以交流。当孩子在做作业时，您可以安排自己恰好在同一个房间内做其他事情。可以一起散步，去杂货店的时光也可以作为"特殊的亲子时光"。在没有外界干扰的情况下与孩子共度5分钟的时光可能都会大有不同。

（6）寻求他人帮忙。

这个时候很难有足够的时间和精力陪伴孩子。孩子正在成长，需要尽可能保持正常的生活，孩子需要洗澡、吃饭、做游戏，以及和其他孩子玩耍。向孩子亲近的人如老师、教练或其他人寻求帮助，如果他们乐意帮忙，您可以有时间做其他重要的事情。

（7）与青少年交流。

青少年经常会问些难以回答的问题。他们可能会问"当时如果……会如何"，"癌症对将来的生活意味着什么"。同往常一样保持坦诚，可能说什么不重要，重要的是去倾听。

大点的孩子，特别是青少年，可能不愿和您交流感情，他们会试着避免或忽视某些话题。鼓励孩子与别人交流，同样也让他们知道，如果他们无法表达自己的感受也很正常。许多年长一些的孩子喜欢和同龄人待在一起，即使一句话不说也让他们感到舒服。不要吝啬拥抱，让孩子知道大人能够理解他们的感受。相对于儿童，青少年的情感问题可能更加隐晦也可能更复杂。

青少年应该开始更加独立于家庭。癌症使这一点变得更难做到，导致一些青少年采取行动或退出。青少年可能会表现得自我封闭，但其实他们仍然需要并希望得到家长的关注和支持。

即使是在正常的环境和家庭中，青少年的成长依然是充满压力和挑战的。有些表现出来的情绪波动并不一定与家庭成员的疾病有关。

青少年想要"正常的生活"，保证他们定期的运动和社交活动。

保持开放的交流，尽可能让他们参与家庭决策。确保他们能在一个感受到安全的地方谈论他们生活中的改变。如果您无法参与他们的活动或倾听他

们的感受，最好另外找一个与孩子亲近的家庭成员与他交流。

（8）为孩子的来访做准备。

如果孩子没有与癌症患者生活在一起，在孩子到来之前最好提前准备好。是否让孩子来，需要家长、患者和家庭其他成员决定。然而，孩子自己也应该有选择权。如果患者在医院或其他机构，要向他介绍对方的情况，告诉孩子将要看到什么，并要解释患者的身体及性格可能因疾病发生了改变。

您可以向孩子这样说：

奶奶病得很重，当看到她时，她正躺在床上，没有力气陪你玩或说很多话。有些地方可能和你以前看到的不一样。

当你到那儿时，妈妈可能正在睡觉，或者醒着但不能说话，因为她需要休息。但妈妈知道你来了心中很高兴，她很爱你。

去看叔叔时，别担心如果他说一些你听不懂的话，有时可能是药物引起的。如果出现这种情况，我们可以去告诉医生，确保他没事。

有时孩子可能不愿去或因为别的事情不能去，在这种情况下，可通过其他方式表达孩子的关心，例如写信或拿着孩子做的艺术品，给患者打电话或留言，或用复读机录下唱的歌。鼓励他们用任何方式表达他们对患者的爱心和支持。

（9）与孩子讨论死亡。

告诉孩子真相。隐瞒真相让孩子对亲人的死亡毫无准备，可能造成长期的悲伤。如果不告诉孩子患者的真实情况，他们长大后可能很难去相信别人。通过让孩子共同感受这场家庭危机，您可以指引孩子以一种健康的方式应对即将发生的事，以一种自愈的方式对失去亲人怀有心理准备。

所有年龄段的孩子都可能对死亡、失去亲人后的生活以及身体会发生什么感到好奇。要认真去回答这些问题。

如果回避问题，他们胡思乱想可能更加可怕。让孩子知道现在做的所有事都是使患者更舒服，并常常告诉他们事情的发展。给孩子说再见的机会。

回答有关生命的问题。您希望什么？将会发生什么？您可以让他们感受，怀抱最大的希望，做最坏的打算（死亡）。如果您保持诚实和积极的态度，您就教会了他们死亡是生命的一部分。让他们知道谈论死亡是正常的。这也可以提醒他，在他需要帮助的时候，他永远不会孤单，因为有您始终和他在一起。学校辅导员和社会工作者会帮您解决部分问题，会建议你看哪些书籍、视频，浏览相关主题网站。

4 **与晚期癌症患者交流**

患者和家属都惧怕死亡，想彼此保护对方，但是讨论死亡并不总是糟糕的，一个人去承担也不会延长患者生存。

患者或家庭成员可能还抱有活得更久或出现奇迹的希望，这不妨碍讨论发生了什么和对未来不确定性的判断。回避重要问题会导致后期处理更加困难，最好对所有问题都相互交流，通过直接交流了解彼此相同或不相同的想法。开诚布公地交流所有的想法和顾虑对每一个人都有积极的作用。

倾听别人往往是交流的最好方式。这是表明你始终在他身边最有力的方法，也可能是你能做的最有价值的事。无论患者说什么，都要去支持和鼓励。他是患病的人，这是他的人生，他需要以他的节奏和方式来表达他的内心想法和恐惧。可以问他是否愿意交谈或确定交谈时间，喜欢和谁说话，喜欢一个人还是有人陪护。

❺ 如何面对困难话题

提出困难的话题是非常沉重的。例如，您也许希望患者换用另一种治疗方式，或拜访不同的医生。患者担心因病情加重，失去自主能力，虚弱到成为家庭负担。要记住患者本人有权利选择如何度过生命最后阶段。尽管您对他的决定有不同意见，但是患者有最大的决定权。

很多人不知道如何开始一段谈话，但如果您先开口，对方可能会做出回应。您可以向有经验的照护者请教学习。向专业人员咨询疼痛的问题，心理医生（精神健康专家）能帮您解决本身的情绪问题。医生会给一些交流方面的建议。

尝试使用沟通的语句	
当您想说	**试试这样说**
爸爸，您会好的。	爸爸，您有担心的事情吗？
别那样说，您可以战胜癌症。	要说起这些一定很难。
没有人能够帮助我们。	我们永远和您在一起。
我不想谈论这些。	目前我有点不知所措。我们晚上再谈好不好？
医生知道什么？您会永远活着。	您认为医生说的对吗？您如何看？
不要放弃，我需要您。	我需要您。我会非常想念您，这些都会过去的。
一定还有其他办法的。	我们已经得到最好治疗，当尽力以后我们还能在一起。
不要闷闷不乐，您会好起来的。	这一定很难。我能陪您坐会吗？

三、制订生活计划

因亲人罹患肿瘤导致生活方式发生改变，您会觉得悲伤、生气和担忧，这是正常的。您可能会做出对工作、经济等影响较大的决定，做好规划会让您的生活过得更平和一些。

1 生育问题

有些人很关注肿瘤治疗对生育能力的影响，这个问题应在治疗开始前与医生好好讨论。您可能很想知道如何保留生育能力，通常医生能向您推荐相关人士解答您的困惑，他们会提供多种选择，帮助你们做出合适的选择。

2 工作问题

照护者在工作和陪护亲人之间难以平衡因而压力会很大，陪护工作通常会对工作有一定影响。可能影响照护者工作的因素包括：

情绪不稳定，导致同事的误解，或不愿与您共事。

让您心烦意乱、工作效率低下。

迟到、因压力过大生病。

如果您的伴侣或家人无法工作，您可能因为成为家中唯一的经济来源者而感觉压力倍增。

即使退休年龄临近，您仍需继续工作，从而感受到压力。

作为照护者的您应当了解公司相关政策，是否公司对员工家属生病有相应的福利或支持政策。许多公司为家中有亲人患病的员工提供援助程序，包括工作咨询、照顾、有薪资或无薪资病假等。如果公司没有相关政策，应尽量正式申请调整自己的工作内容。

如果单位没有任何相关政策，可以试试非官方的途径，如灵活的上班时间、与同事调班、调整工作安排或远程办公。

3 生活安排

有时候看护患者会面临一些具体的问题，比如患者是自己住还是和其他人一起住。在做出决定前，请回答以下问题：

患者需要什么样的帮助，需要多长时间？

您是否能对房间重新改建或是搬到一个更小的地方居住？

把患病亲人一个人留在家里是否安全？

需要看护的频率如何?

同时您还要考虑患病亲人的感受,他可能会担心无法独立生活,害怕成为您的负担,害怕离开家里去疗养院或者医院住。

搬到医疗保健或其他类型的辅助生活设施听从健康专家的建议和协助下,生活安排会变得轻松点。社会工作者、访视护士可以为患者服务,给家属或照护者帮助。

④ 预立医疗指示

晚期癌症患者可以提前填写预立医疗指示、生前预嘱及医疗授权委托书等具有法律效力的文书。如果此时您还没有做,请和患者一起商讨他的愿望,不要等到病情发展到不能表达自己想法。有些人喜欢让医生或家人为他们做决定,但多数癌症患者还是希望家人和医生知道自己的愿望及临终前安排,知道得越多,您的准备将会越充分。

预立指示是为自己准备的一份医学法律文书。让患者事前决定如何被救治,以防病重时无法表达。包括生前预嘱和健康护理永久授权书。

生前预嘱:指人们在健康或意识清醒时签署的,说明在不可治愈的伤病末期或临终时要或不要哪种医疗护理的指示文件。

医疗授权委托书:指定一位家人或朋友替自己在病重无法表达时做决定如何救治的法律文件。由患者来决定授权人,也叫医疗授权书。授权人是获得患者充分信任,能代表患者意愿做决定或选择的人。

建立预立医疗指示并不意味着放弃。目前患者能够自主决定,保证别人知道自己的意愿并遵从。这样做会减少患者以及照护者对未来的担心,没有后顾之忧地过好每一天。

把患者的预立医疗指示副本交给医护人员及医院的医疗记录部门,自己手中也预留一份,这样做可以确保每个人知道患者愿望及安排。

医学法律文书一般不需要律师来执行,但需要有一个公证人。向律师或社会工作者了解更多的细节,或者浏览当地政府的相关网站。

患者的预立指示有时会和家属、照护者的意见不一致,可以进行交流沟通,但最终由患者决定。如果双方不能达成一致,可以求助于社会工作者、治疗癌症相关人员或临终机构工作者进行协调解决。

⑤ 其他法律文书

遗嘱:继承人如何分割财产。

律师授权委托书:指定一个人在患者无法做出财务决策时为其做出财务

决策。

6 其他计划

在面对患者死亡时，制订详细的计划会帮您减轻经济、法律和情感上的负担，对许多人来说，制订这些计划是不容易的，但把这些问题提上议事日程会避免将来产生一系列问题。

这个过程可能让您感到不适或者家人不愿讨论这些问题，可以向医疗团队寻求帮助，帮您及家人认识到提前安排的重要性。

解决保险问题。若患者需要新的治疗或开始临终关怀，咨询保险公司，多数保险公司都能报销临终治疗的费用，也会涵盖每周几次护士简单家庭访视或家庭康复护理。建议提前咨询，避免后期报销困难问题。

合理安排事务。帮患者组织记录、了解保险政策及相关文件和说明，电话咨询银行流程是否正确。

讨论葬礼安排。有人希望场面宏大些，有人更愿意简单点，让患者参与葬礼的设计，这样做可以符合患者自己的风格和愿望。

7 患者事务清单

列出患者需要的重要文件。

将重要文件保存在律师那里或防火袋内。

把重要文件保存在银行保险箱里，但要保证信赖的人能够拿到它。

给予法律需要留存文件原件，但家人可以保留复印件。

根据家庭需要建立患者个人事务表。

参考文献

［1］ 蒋国梁.质子重离子放疗———一把"利刀"向肿瘤[J].抗癌，2015，28（2）：1-3.

［2］ 上海市医学会，上海市医学会肿瘤放射治疗专科分会.肿瘤克星·精准放疗[M].上海：上海科学技术出版社，2017.

［3］ National Cancer Institute. Immunotherapy to Treat Cancer[EB/OL]. (2019-09-24). https://www.cancer.gov/about-cancer/treatment/types/immunotherapy.

［4］ （美）DongHaidong，Markovic S N.肿瘤免疫治疗概要[M].殷保兵，彭智，译.北京：北京科学技术出版社，2019.

［5］ 中国临床肿瘤学会指南工作委员会.中国临床肿瘤学会（CSCO）免疫检查点抑制剂相关的毒性管理指南[M].北京：人民卫生出版社，2021.

［6］ National Comprehensive Cancer Network. (NCCN) Clinical Practice Guidelines in Oncology. Management of Immunotherapy Related Toxicities, Version 2.2023.

［7］ 鲍柏屹，汤贯光，王兴伟，等.新型抗肿瘤免疫治疗药物研究进展[J].中国药物警戒，2021，18（8）：719-724.

［8］ 中华人民共和国国家卫生和计划生育委员会.中国临床戒烟指南（2015年版）[EB/OL].（2015-04-30）.

［9］ 姜立，文政伟，高国栋，等.公立医院实施多学科诊疗模式的SWOT分析[J].中国医院管理，2017，37（8）：30-31.

［10］ 王成锋.应对胰腺癌专家谈[M].北京：北京协和医科大学出版社，2014.

［11］ 复旦大学医院管理研究所.2021年医院排行榜（综合）[EB/OL].

［12］ 复旦大学医院管理研究所.2021年医院排行榜（专科综合）[EB/OL].

［13］ National Cancer Institute — Caring for the Caregiver, 2014.

［14］ National Cancer Institute — Eating Hints-Before, During and After Cancer Treatment, 2022.

［15］ National Cancer Institute — When Cancer Return, 2019.

［16］ National Cancer Institute — Taking Part in Cancer Treatment Research Studies, 2016.

［17］ National Cancer Institute — When Someone You Love Has Advanced Cancer, 2014.

［18］ National Cancer Institute — Support for Caregiver-When Someone You Love is Being Treated for Cancer, 2014.

[19] National Cancer Institute — Pain Control-Support for People With Cancer, 2014.

[20] National Cancer Institute — Children with Cancer-A Guide for Parents, 2015.

[21] National Cancer Institute — Surgery to Treat Cancer, Posted: 2015. https://www.cancer.gov/about-cancer/treatment/types/surgery.

[22] American Cancer Society — Cancer Surgery. https://www.cancer.org/cancer/managing-cancer/treatment-types/surgery.html.

[23] National Cancer Institute — Targeted Therapy to Treat Cancer, Updated: 2022. https://www.cancer.gov/about-cancer/treatment/types/targeted-therapies.

[24] American Cancer Society — Targeted Therapy. https://www.cancer.org/cancer/managing-cancer/treatment-types/targeted-therapy.html.

[25] American Cancer Society — Targeted Drug Therapy for Cancer.

[26] National Cancer Institute — Angiogenesis Inhibitors, Reviewed: 2018. https://www.cancer.gov/about-cancer/treatment/types/immunotherapy/angiogenesis-inhibitors-fact-sheet.

后 记

　　作为一个临床医学背景又在医疗行业深耕的从业者，每年我都会收到很多亲戚、朋友寻医问药，特别是关于肿瘤方面的咨询。我自己也深有感触，第一，感受到身边朋友对健康的关注度越来越高；第二，大家对肿瘤诊疗过程中的很多问题，缺乏专业知识，也难以理解。我也深深感觉到，如果患者在寻医问药的道路上少走弯路，或者避免踩坑是多么重要，由于错误的决策而导致治疗效果不佳，或者浪费大量金钱的人比比皆是。

　　随着我们生活水平的提高和人口老龄化的加剧，肿瘤疾病的防治已成为医学界和全社会关注的焦点，和我们每个人息息相关。同时，由于医学的专业性和复杂性，医生和患者的沟通往往耗时耗力，但效果不佳，沟通不畅造成的误解、纠纷、不信任也层出不穷。

　　良医汇，作为针对肿瘤专业医生的学术内容学习和交流平台，始终致力于推动肿瘤前沿学术的普及和肿瘤诊疗水平的提高。今天，我们荣幸地向您呈现这本精心编纂的写给癌症患者和家属的科普书，旨在为广大读者提供权威、系统、易懂的抗癌相关知识。希望患者在寻医问药的路上少走弯路，在医患沟通的过程中提升效率，减少误解和不信任。

　　本书的编写，得到了国内众多一线肿瘤领域专家的大力支持。我们希望通过这本书，为癌症患者及其家属提供一丝光，助力他们在抗癌路上前行，帮助他们更好地理解癌症，更好地和专业医生沟通，参与治疗决策。同时，我们也期待这本书能够成为公众了解癌症、预防癌症的窗口，提升社会对癌症防治工作的认识和支持。

　　在此，我要向所有参与本书编写的临床专家和良医汇的同事们表示最诚挚的感谢。他们的专业知识和无私奉献，使得这本书得以问世。同时，我也要向所有即将阅读本书的读者表达最诚挚的感谢，是你们的关注和支持，赋予了我们前进的动力。愿这本书成为您了解癌症、战胜癌症的有力助手，愿我们共同努力，为癌症患者带来希望。

王　珏

良医汇医学团队

2024.04.11